時代를 따라 떠나는 體質鍼 旅行

시대를 따라 떠나는 체질침 여행

....

임상8체질연구회

이강재 지음

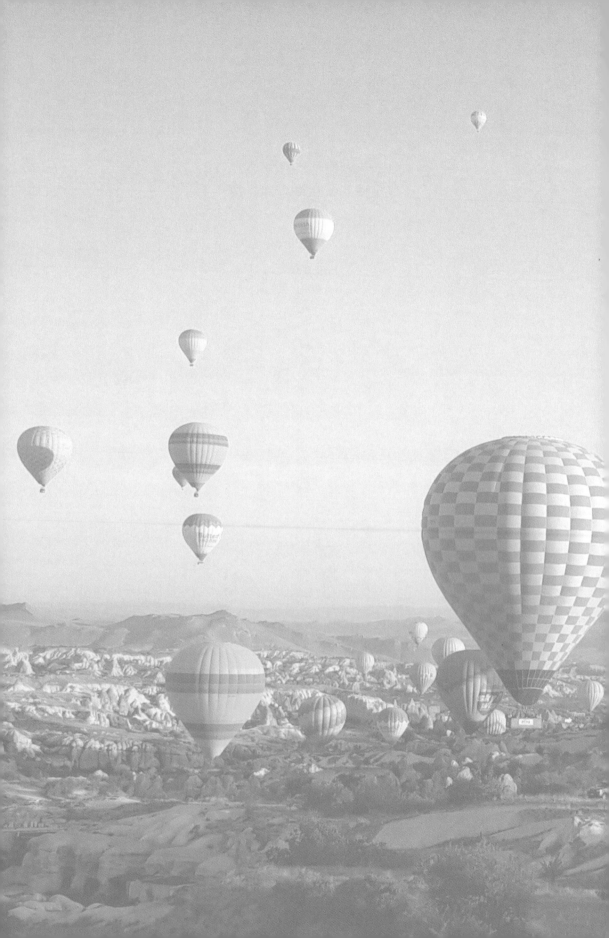

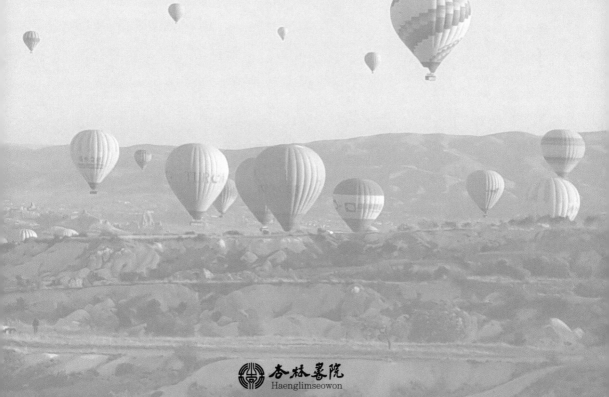

時代를 따라 떠나는 體質鍼 旅行

시대를 따라 떠나는 체질침 여행

임상8체질연구회

이강재 지음

杏林書院
Haenglimseowon

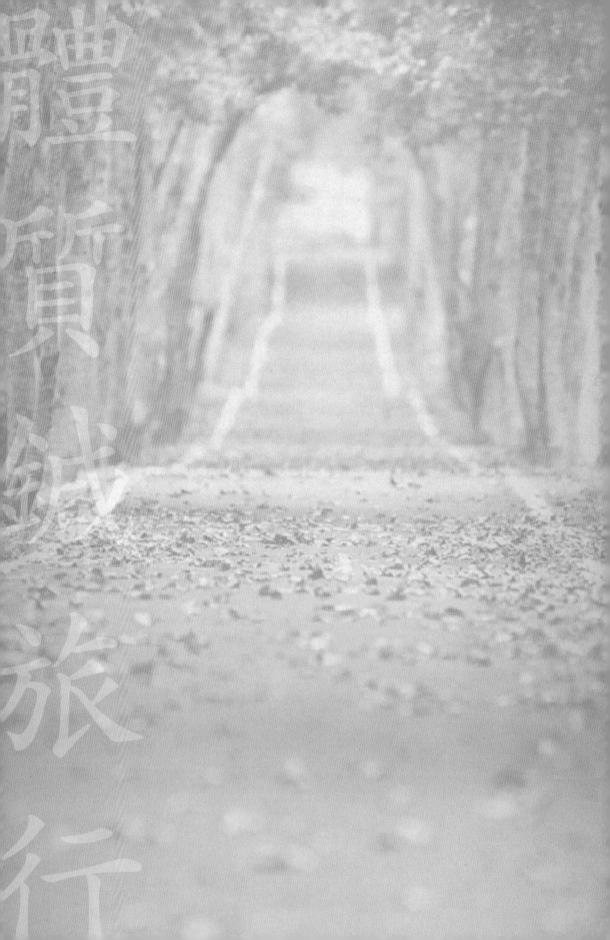

體驗須鍼旅行

8체질의학의 信實한 獻身者

나는 어떤 학문도 해당 학문의 역사적 맥락을 모른 상태에서 잘 연구되는 경우를 본 적이 없다. 모든 학문은 태동과 발전, 융성의 시기를 겪는다. 학문이 시작되는 과정에서 생겨난 각종 갈등과 그를 통한 정리의 과정은, 그 학문의 진실한 잉태와 태교의 프로세스로서 현재 학문의 모습은 모태로부터 양성되어 온 것이다. 이번에 이강재 원장이 펴내는 『시대를 따라 떠나는 체질침 여행』은 8체질의학이 형성되고 발전하는 과정을 객관적인 시각에서, 이야기하듯이 때론 논문의 형식을 적절히 배합해가면서 설득력 있게 서술하고 있다는 점에서 높은 점수를 주고 싶다.

한의학의 근현대 인물에 대한 자료수집과 연구를 오래전부터 진행해온 나의 입장에서 8체질의학 연구자인 이강재 원장은 중요한 연구주제 중 하나였다. 수년 전 그가 근무하고 있는 경기도 시흥시 희망한의원을 방문하면서 한의사로서 그의 삶에 몰입했던 기억이 있다. 그때 나눈 이야기를 중심으로 아래에 이강재 원장에 대해서 소개하고 싶다.

이강재 원장은 아버지께서 교직에 계셨던 관계로 전근을 많이 다녀서, 충북에서 출생하였지만, 전학을 자주 하면서 대구에서 계성고등학교를 졸업하였다. 그는 어릴 때부터 문학을 좋아하여 국어선생님이 꿈이었다. 그러나 고등학교 시절 문과, 이과를 선택할 때 아버지께서 이과반을 주장해서 이과반에서 공부하게 되었다. 일제 강점기에는 외증조부, 이어서 외조부께서 한약업사로 활약하셨기에 그의 집안은 한의학에 대해 상당히 우호적인 분위기였다. 고3 때 대학입시가 진행되면서 외숙께서 가업을 계승해야 한다고 경희대 한의대 입학을 권유하였다. 그가 경희대 한의대에 들어가게 된 것은 이와 같은 단순한 이유에서였다.

입학 후에 경희문학회, 한의대 문학회 '어름' 등 문학 관련 동아리에서 활동하였다. 어름에서는 전창선 선배, 이경호 선배에 이어 3대 회장을 지냈다. 어름에서 같이 활동한 멤버로 어윤형, 윤한룡, 강재훈, 김상수, 권병삼 등 지금도 한의계에서 문학에 조예가 깊은 인물들이 포진해 있었다.

한의대를 졸업하고 10년이 되던 해에 그의 한의사 인생을 완전히 바꿔놓은 사건이 벌어졌다. 1997년에 8체질의학을 만나게 된 것이다. 일곱 명이 모이는 고등학교 동문 모임에서 1년 선배인 정인기 원장이 8체질의학을 소개하여 이 학문에 깊이 빠져들게 되었다. 때 마침 그 무렵에 배철환 선배가 펴낸『8체질 건강법』을 사서 읽고 있었던 상황과 절묘하게 맞아 떨어졌다. 이때부터 그는 권도원 선생의 8체질의학에 심취했다.

2001년부터 그는 인터넷 8체질 커뮤니티인 Onestep8.com을 만들어 정보를 나누었고, 2011년부터 관련 강의 등 학술활동을 이어갔다. 그리고 2016년 1월에는 임상8체질연구회를 창립하여 정례화 된 모임을 진행하면서 많은 회원이 활동하고 있다.

8체질의학과 체질침이 우수한 점은 무엇보다 치료효과가 뛰어나고 재현성이 높으며, 한 명을 치료하는데 침이 한 개면 충분하고, 진료공간이 협소해도 되어 아주 경제적이라는 데 있다. 치료할 수 있는 영역은 단순한 염좌에서부터 암종까지 두루 가능하다고 한다.

그는 이미 8체질론과 관련한 책을 8권이나 내었다.『학습 8체질의학』,『개념8체질』,『체질맥진』,『임상 8체질의학 Ⅲ』등이다. 이와 같이 저술욕은 타의 추종을 불허한다. 그럼에도 이번에『시대를 따라 떠나는 체질침 여행』을 저술하여 출간하게 된 데에는, 그가 드디어 역사적 맥락에 대한 정리가 필요하다고 느끼게 된 것이라고 본다.

이제 그는 하나의 학문의 시작과 발전 과정을 역사적 맥락에서 바라보는 객관적 시각을 완성해낸 것이다.

의사학을 전공하고 있는 처지에서 보기에 이강재 원장은 8체질의학의 진실한 헌신자이며 후대의 연구를 위해 하나의 밀알이 될 인물이다. 그의 겸손한 학문적 자세와 자신만만한 떳떳함은 건전한 발전을 거듭할 이 학문 분야의 미래를 보여주는 것이라고 생각한다.

한의학의 위기를 이야기하는 요즘 그의 연구를 읽는 것은 하나의 기쁨과 감동이다. 나는 8월 19일부터 전북대학교에서 열리고 있는 '제15회 국제 동아시아 과학사회의(ICHSEA)'에 참가하고 있다. 이 책은 동아시아 과학사의 한 부분으로도 충분한 가치가 있다고 평가한다. 그의 연구가 보다 더 알려져서 한의학의 학문적 힘을 보여주는 계기가 되기를 기원하면서 축하의 말씀을 올리는 바이다.

2019년 8월 21일
한국의사학회 회장 김남일
(경희대 한의대 의사학교실 교수)

나는 길 위에 있다_On the Road

이 책에 실린 내용 중 많은 부분은 2012년 말에 '8체질의학의 뿌리(Root of ECM)' 라는 제목으로 먼저 기획되었다. 제목을 '시대(時代)를 따라 떠나는 체질침(體質鍼) 여행' 으로 바꾼 것은 2017년이다. 체질침의 탄생 시기로부터 현재까지를, 8체질의학의 역사 속에서 집어낸 이야기를 재료로 여행기 형식으로 써 보려고 했던 것이다. 짧은 시간에 집중해서 책을 만드는 과정이 몸에 큰 부하로 남는다는 것을 깊이 깨닫고, 이 책은 좀 여유를 갖고 써야겠다고 마음을 바꾸었다. 그래서 책으로 엮을 내용을 언론매체에 칼럼 형식으로 연재를 하면 좋겠다고 생각했다. 2018년 1월 5일에 민족의학신문사에 제안서를 보냈는데, 16일에 검토해보겠다는 답변이 왔고, 29일에 칼럼 게재가 결정되었다. 칼럼은 2018년 2월 1일에 나온 민족의학신문 1128호에 첫 편이 실렸다.

글을 구성한 기본적인 아이디어는 2012년과 큰 변화는 없는데, 그때부터 써놓았던 글을 신문에 실을 만한 내용과 형식으로 바꾸면서 새로 손 본 곳들이 많다. 간혹 당시에는 살피지 못했던 오류를 발견하여 수정하기도 했다. 무엇보다 원고 분량이 정해져 있으므로 매번 송고하기 전에 덜어내는 작업이 힘들었다. 그래서 그동안 연재한 글을 순서에 맞게 편집하면서 다시 보충한 내용이 있다.

창시자의 표현대로 8체질의학은 새 의학(New Medicine)이다. 하지만 그것은 그저 뚝 떨어진 새 것은 아니다. 8체질의학의 많은 요소에는 뿌리가 있다. 뿌리는 근거(根據), 기반(基盤), 기원(起源), 근원(根源), 토대(土臺), 기초(基礎)를 모두 포괄한다. 나는 그런 부분에 관심이 많았다. 그래서 창시자로서는 좀 거북할 수도 있는 사실들을 알아냈다. 그런 내용을 감추지 않고 썼다. 그분께는 죄송스런 일이지만 이것은 내가 할 일이다.

2010년부터 한의사를 대상으로 8체질 강의를 했던 경험에서 보면, 수강자 중에서 역사 얘기에 흥미를 가진 사람은 별로 없다. 시대의 흐름 속에서 숨겨진 것을 파헤치고 앞뒤의 맥락(脈絡)을 짚어내는 일은 나 같이 8체질 골수연구자에게나 재미있는 일이지, 치료법에 목마른 현장의 임상의들에게는 그저 따분한 옛날 얘기일 수도 있다. 다만, 뿌리 없는 가지는 의미가 없듯이 이런 사실과 자료들이 모두 오랜 변화의 과정을 거쳐서 지금 이 시기에 당도했다는 것을 독자들은 항상 명심해 주기를 바란다.

창시자의 시대에 완성되는 학문은 없다. 8체질의학의 창시자 권도원 선생의 시대는 저물었다. 이제는 후학들이 이끌어가야 할 새로운 시대이다. 새 시대에는 무엇보다 옛 것에 얽매이지 않는 새로운 생각이 필요하다. 새로운 생각은 홀로 침잠(沈潛)하며 묵묵히 견뎌낸 시간 속에서 탄생하는 법이다. 이렇게 저마다 품은 깊고 신선한 생각과 의견들이 어떤 것에도 묶이지 않는 자유로운 분위기에서 활발하게 표출되어야만 한다. 그래야 8체질의학의 미래가 있다. 구성원의 생각을 속박(束縛)하는 집단에는 미래가 없다.

나는 8체질의학의 길잡이이다. 나는 삶에서 흥(興)이 일어나는 모든 일에 관심이 있고, 연(緣)이 닿은 사람에게 정성을 다하는 태도를 늘 유지하자는 것이 삶의 지향이다. 그리고 8체질론과 8체질의학을 공부하는 학인(學人)으로서는, 먼저 안 자의 권세를 드러내기보다는 뒤에서 출발한 사람들을 위한 선보(先步)의 책무(責務)를 항상 명심하고자 노력하고 있다. 그래서 책을 쓴다. 이것은 이강재라는 한 사람이 지극히 주관적인 시각과 안목에 따라 쓴 것이다. 역사를 대하는 평정심이 유지되도록 노력했지만 때때로 대상을 향한 사적인 감정을 드러낸 곳도 있다.

체질론이 발상(發想)한 우리 한반도는 귀한 땅이다. 권도원 선생의 시대에 이 땅에 태어나서 삶을 영위하고 있음에 감사한다.

2009년에 『학습 8체질의학』을 펴내면서 인연을 맺고 지난 10년간 나의 특별한 동지(同志)였던 행림서원 이갑섭(李甲燮) 사장께서 2019년 6월 5일에 영면(永眠)하셨다. 고인의 영전(靈前)에 이 책을 바친다.

2019년 8월 3일
임상8체질연구회 이강재 씀

차 례 ··

1

체질침의 탄생

일제강점기와 한국전쟁을 거쳐 왔고,
허술하고 느슨한 시대였다.
廢墟로 변한 땅 위에서 사람들은
저마다 치열하게 살아남아야 했다.
나는 白巖 유석형이 남긴 자료에서 蠹溝를 발견했다.

1. 체질침의 탄생

 사상의약보급회(四象醫藥普及會)**에서**
사상의학회(四象醫學會)**로**

이요한(李要漢)[1]은 대한독립촉성국민회 소속으로 전북 옥구군의 제헌국회의원[2]이 되었다. 한국전쟁 중에는 자유당 전북도당위원장으로 활동하다가 1952년 9월에 전북도지사에 임명되었다. 1954년에 비공개로 개회된 전북도의회에서, 농민에게 배급할 비료의 처분과 관련한 문제로 도지사 파면건의안이 가결되었고, 1955년 9월에는 잡부금 징수사건으로 일대 파문을 일으킨 '순창군사건[3]'으로 도지사직을 사임하였다.

장로교의 목사인 배은희(裵恩希)[4]는 해방 이후 대한독립촉성국민회에 참여하였고, 대한독립촉성국민회 전라북도 지부장을 맡았다. 제2대 국회의원[5]을 지내기도 했다.

미군정 시절인 1947년 6월 29일에, 충남지사이던 박종만(朴鍾萬)[6]은 전북지사에

---

1) 1899~1988. 3. 29.

2) 1948. 5. 31.~1950. 5. 30.

3) 정부양곡과 구호미를 공무원들이 부정 착복하고, 경찰의 각종 인권 유린 행위에 관한 사건이다. 이요한 도지사가 사표를 내고 20여 명의 공직자들이 사법 행정처분을 받았다.

4) 1888. 1. 15.~1981. 9.
경상북도 경산에서 태어나 평양신학교를 졸업하고 목사가 되었다. 일제 강점기 말기에 장로교 교단이 신사참배 강요에 따라 신사참배를 결의하고 목회자들의 창씨개명을 강제했을 때, 전북 지역 목회자 80여 명 가운데 창씨개명을 하지 않은 단 두 사람 중 한 명이다.

5) 달성군 1952. 2. 6.~1954. 5. 30.

6) 1913~1957. 1. 28.

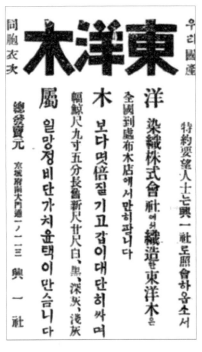

興一社 광고 『동아일보』
1926. 12. 22.

임명되었다. 대한민국 정부가 수립되자 박종만은 미국으로 유학을 떠났다. 그리고 학위를 딴 후에 귀국하여 국학대학(國學大學)의 학장이 된다.

이현재(李賢在)[7]는 개성 출신으로 직물업계에서 20여 년간 활동했고 흥일사(興一社)를 운영했다. 그의 사무실은 서울의 '중구 다동 85번지[8]'에 있는 3층 건물이었는데, 이 건물은 그의 소유였고 이현재가 사상의약(四象醫藥)에 입문한 이후로는 사상회관으로 불렸다. 이현재는 오래 고생하던 질병을 사상처방(四象處方)을 통해서 치료받은 후 사상의학에 심취하여 직접 이 분야에 뛰어들었다. 1945년에 사상의약보급회(四象醫藥普及會)를 창설하였다.[9]

노정우(盧正祐)[10]는 일본 척식대학(拓植大學) 한방과를 수료[11]하였으며, 조헌영(趙憲泳)을 사사하였다. 1950년대 후반에 동양의약대학(東洋醫藥大學)에 출강하면서 혜화동에 성화당한의원을 열고 있었다. 각종 한의약 관련 국가시험의 출제위원으로 활동했다.

홍순용(洪淳用)[12]이 종로에서 운영하던 덕일한약방은 1958년에 한의사검정시험과정[13]을 통과한 후 1959년에 덕일한의원으로 바뀌었다. 홍순용은 1958년 3월 5일에 서울중앙신학교 신과를 졸업하였다. 1965년 4월 20일에는 대한한의학회 3대 이사

---

7) 1903. 4. 6.~?(1973)
8) 일제시대 주소는 '京城府 南大門通 1-113'이다. 현재는 이 자리에 대우조선해양 빌딩이 있다.
9) 이 외에도 양모존발촉성회(養毛存髮促成會)에서 활동하기도 했다.
10) 1918~2008. 1. 28.
　노동휘(盧東輝)나 노중휘(盧重輝)라는 이름을 쓰기도 하였다.
11) 배원식(裵元植 1914~2006)이 도쿄 올림픽이 열린 1964년에 도일하였을 때, 척식대학을 방문하여 졸업생 명단을 확인하였으나 졸업생 명단에서는 찾지 못하였다고 하였다.
12) 1909. 6. 28.~1992.
13) 한의사국가시험응시자격검정시험을 통과하면 한의사국가시험을 다시 치른다.

장으로 선임되었다.

배은성(裵恩成)[14]은 서울 출신으로 부친은 목사였다. 조선무선전신학교를 졸업하고 부관(釜關)연락선의 무선통신사로 일하던 중, 1951년에 일본에서 니시요법(西式療法)을 접했다. 이것이 동양의학에 입문하게 된 계기가 되었고, 1960년 2월에 동양의대를 졸업[15]하고 을지로 2가에 은성한의원을 개원한다. 한준명, 임준규, 배성권과 함께 니시의학(西醫學) 한국지부를 발족했다가 1972년에 한국자연건강회로 개칭하였다.

해방 후에 간도(間島)[16]에서 귀국하여 서울에 있던 청년(24세) 권도원(權度源)[17]은, 일본인들이 건설한 불이농촌(不二農村)[18]을 불하해준다는 소식을 접하고 가족을 이끌고 옥구(沃溝)로 내려간다. 그리고 정치활동에 참여하여 대한독립촉성국민회 옥구군 위원장으로 활동한다.

1945년에 사상의약보급회를 창설한 이현재는 전쟁 전에는 동무(東武) 이제마(李濟馬)[19]의 탄신일이 되면 함흥(咸興)을 방문하여 동무 공의 묘소에 참배하고 제자들과 교류하였다. 이러면서 제자들로부터 동무 공의 초상(肖像)을 받아 가지고 왔다.[20] 이 당시 제자들은, 『동의수세보원』의 사상인 병증을 한증(寒證)과 열증(熱證)으로 구분한 것이 사상인 각각에 고정된다는 개념을 이미 갖고 있었다는 것이다.

한국전쟁으로 인해서 사상의약보급회는 거의 해산되었다. 그러다가 휴전 후에 다시 서울에서 재건되었는데 그 중심은 사상회관(四象會館)이었다. 이현재는 한약종상 자격을 가지고 있었는데 전후의 혼란스러운 시기에 그는 사상회관에 사상한의원이라고 간판을 걸고 있었다. 간혹 보건 당국으로부터 단속을 당하기도 하였다. 이 시기에 사상의약보급회에 합류하여 이현재의 제자가 된 배은성은 선생님의 그런 행동이 늘

---

14) 1922~2013. 8. 31.

15) 동양의대 9회 졸업

16) 중국 길림성(吉林省)의 동남부 지역. 두만강 유역의 동간도와 압록강 유역의 서간도를 통틀어 이른다. 일제 강점기에 우리나라 사람이 많이 살았다. 『표준국어대사전』

17) 1921. 10. 23.~

18) 1920년에 전북 군산과 옥구 지역의 호남평야에 320가구의 일본 농민들을 이주시켜서 건설했던 일본인들의 이상향이다.

19) 1837. 4. 23.~1900. 11. 12.

20) 초상뿐만 아니라 여러 가지 자료들을 필사(筆寫)하여 왔을 것이다.

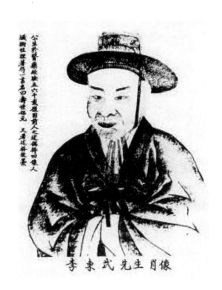

東武 李濟馬 肖像

걱정스러웠다.[21]

1952년 9월에 전북 도지사가 된 이요한은 전쟁 중에 부산에 가 있던 권도원을 수소문해서 도지사 비서실장에 임명한다. 권도원이 대한독립촉성국민회 옥구군 위원장으로 활동하면서 자신이 제헌국회의원으로 당선되는데 크게 기여한 것을 잊지 않았던 것이다.

전북도지사 비서실장으로 있던 권도원은 1954년에 돌연히 상경(上京)한다. 그의 상경 배경은 아마도 이 시기에 이요한과 관련한 사건과 연관되어 있으리라고 짐작한다.

서울 거리를 걷던 권도원은 우연히 '사상의약보급회' 간판을 발견하고 운명처럼 그곳의 문을 두드린다. 사상의학은 자신이 어린 시절부터 품고 있었던, '사람 사이의 다름'에 대한 궁금증을 풀어줄 수 있을 것 같았다. 이현재는 먼저 입회한 배은성을 '서로 동갑'이라면서 권도원에게 소개시켜 주었다. 그리고 권도원에게 '간이 약한 태양인이며 오가피가 들어간 처방을 먹어야 한다'는 것을 알려 주었다. 사상의약보급회에서 권도원은 이현재의 가르침을 빠르게 흡수했고, 곧 외부 강의를 맡을 정도로 성장했다.

사상의약보급회는 1955년 8월에 등사본으로 『동의수세보원』을 발간했다. 1956년 4월 28일에는 명동성당에 있는 가톨릭문화관[22]에서 동무 공 탄신 120회 기념 강연회를 열었다. 1957년 4월 30일에는 '사상의학회(四象醫學會)'를 출범시켰다. 이날 임원으로는 회장 이현재, 부회장 권일봉(權一峰), 감찰부장 성낙소(成樂紹) 등이 선임되었다.[23]

---

21) 그래서 배은성은 '자신이라도 한의사 면허를 받아서 선생님을 도와드려야겠다는 결심'을 하게 된다.
22) 가톨릭문화관은 1939년에 준공되었다.
23) 동아일보 1957. 5. 3.

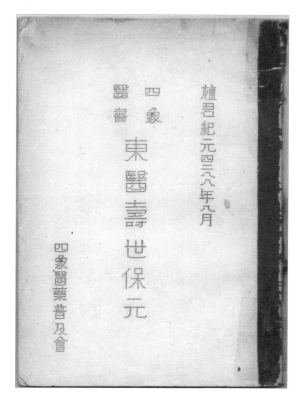

四象醫藥普及會版『동의수세보
원』(고려대학교 도서관 소장)

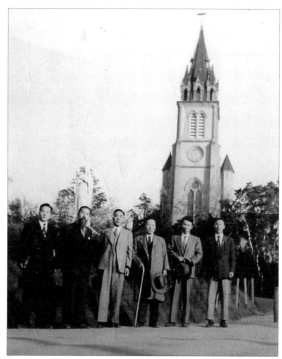

東武 公 탄신 120회
기념강연 후[24] 1956. 4. 28.

24) 사진을 보는 방향으로, 왼쪽 두
　번째 이현재, 오른쪽 끝 박석언
　(朴奭彦), 오른쪽 두 번째 권도
　원. (박석언 선생의 아들 박영성
　씨가 사상체질의학회에 제공한
　사진임)

부회장으로 이름을 올린 권일봉이 바로 권도원이다. 그는 1957년 당시에 신문 지상에 자신의 본명을 드러내지 못할 사정이 있었던 것이다. 권도원은 1957년에 덕성여고 가정과 교사이던 곽현자와, 배은희 목사의 주례로 결혼식을 올렸다.

『8체질건강법』의 오해

개성(開城) 출신인 이현재(李賢在) 선생[25]은 일제 강점기의 경성(京城)에서 꽤 저명한 사업가였다. 그는 포목(布木) 사업체인 흥일사(興一社)에 1924년 12월에 입사했는데 이듬해 7월에는 지배인이었고, 그러다가 1929년 1월에는 사주(社主)가 된다.

1940년 6월 26일자 동아일보에는 흥일사 사장인 이현재 선생의 장거(壯擧)에 관한 기사가 실렸다. 이현재 선생이 운영난을 겪고 있는 협성심상소학교에 양평에 있는 자신의 토지 30여만 평[26]을 기부했다는 내용이다.

권도원 선생은 1958년의 어느 날 여구(蠡溝) 혈이 포함된 침 처방으로 실명 위기로까지 몰았던 자신의 눈병을 스스로 고친다. 그 이전까지는 침술에 관심도 없었고 누구에게 배운 적도 없었다. 사상의약보급회에서 이현재 선생의 가르침을 통해서 오가피가 들어간 처방을 먹고 증상이 개선되는 경험을 했고, 그래서 자신이 간(肝)이 약한 태양인이라는 인식을 갖고 있었다.

여구 혈은 기존의 지식으로는 눈과 별 관계가 없는 경혈이었는데, 그가 맞았던 침 처방은 '간허증(肝虛證)'을 목표로 한 것이었다. 그가 이전에 사상의학을 공부하지 않았고 자신의 체질을 알고 있지 않았다면, 자신의 눈병을 치료하기 위해 간허증 치료 처방을 선택하지는 않았을 것이다. 다른 사람의 도움이 없이 그는 혼자서 치료법을 찾았고[27] 치료를 성공시켰다. 그것은 아주 특별한 경험이어서, 침술의 치료 원리와 효과에 대한 아이디어와 확신을 동시에 얻게 되었으리라고 짐작한다.

---

25) 1903. 4. 6.~?(1973)
26) 당시의 시가로 30만 원에 상당한다. 조선총독부의 통계에 따르면 1940년 경성에서 중품 쌀 100 kg짜리 한 가마니는 28.35원(圓)에 도매되었다고 한다.
27) 어떤 자료도 참고하지 않았다는 뜻은 아니다.

『동아일보』1925. 7. 20.
興一社 지배인 李賢在 씨의 말

『동아일보』1940. 6. 26.
興一社 사장 李賢在 씨 壯擧

　　권도원 선생은 사상의학의 병리를, 각 체질의 강한 장기와 약한 장기 사이의 불균형 심화라고 보았다. 그리고 사상인의 약물(처방)이 작용되는 원리를, 이렇게 심화된 불균형구조를 원래의 상태로 복원시키는 것이라고 규정했다. 그리고 한반도에는 독창적인 침술인 사암침법(舍岩鍼法)이 있다는 것을 알게 된 것이다. 간허증 치료처방이

간이 약한 태양인에게 적용된다면, 태음인과 소양인, 그리고 소음인에게도 강한 장기와 약한 장기를 조절할 수 있는, 각각의 체질 특성에 맞는 침 처방이 구상될 수 있겠다고 생각했던 것이다.

그런 후에 오랜 연구 끝에 마침내 체질침(體質鍼)이 탄생했다. 아마도 1958년 말과 1959년 초 사이였을 것이다. 『8체질건강법』에 아래와 같은 내용이 나온다.

어느 날 선생님은 무엇인가 대단한 것을 발견한 듯 기쁜 얼굴로 방에서 나오더니 가족들을 붙잡고 아픈 곳이 있으면 침 치료를 해주겠다고 하였다. 역사적인 8체질침 이론이 드디어 탄생된 것이었다. 그러나 이 모든 위대한 연구는 의사 자격이 없는 선생님에게는 무용지물이었다. 뒤늦게 이런 생각으로 잠이 깬 선생님은 당시 무역업을 하는 친구를 찾아갔다. 그런데 사장실에서 흥미로운 사건이 생겼다. 친구의 비서가 들어왔는데 아주 고통스러운 표정을 짓고 있었다. 이유를 물어보니 고질적인 항문출혈로 대변볼 때마다 벌건 피를 쏟는데 아무리 치료해도 낫지 않아 이제는 지칠 대로 지쳤다는 것이었다. 사연을 들은 선생님이 그러면 '내게 치료를 받아보겠느냐'고 하며 즉석에서 지니고 있던 침으로 간단히 치료를 해주었는데, 이 고질병이 다음날 감쪽같이 지혈된 것이다. 친구도 놀라고 비서도 너무 신기할 따름이었다.

권도원 선생은 스스로 찾은 처방으로 혼자서 눈병을 고쳤고, 그런 경험을 통해서 고안된 체질침으로 첫 환자를 단 한 방에 치료해버렸던 것이다. 이것은 아주 중요한 순간이다. 침술을 체질적인 원리로 운용할 수 있겠다는 아이디어를 얻었고, 그런 궁리를 통해서 고안된 체질침이 첫 치료에서 아주 훌륭한 치료효과를 나타낸 것이니 말이다.

권도원 선생은 『미래한국』과의 인터뷰에서 위의 인용문에 등장한 '무역업을 하는 친구'가 황해도 출신으로 사무실이 남대문로에 있었다고 하였다.

1929년 9월에 경성의 경복궁에서 조선박람회가 열렸다. 이때 경성부(京城府) 내의 상점들이 박람회를 맞이하기 위하여 광고용 지도를 발행했다. 흥일사(興一社)도 빠지지 않았다. 26쪽 위의 그림에 보이는 지도의 하단에 흥일사 명판이 있고 지도 안에도 흥일사가 표시되어 있다. 그곳의 주소는 '京城府 南大門通 1丁目 113'이다.

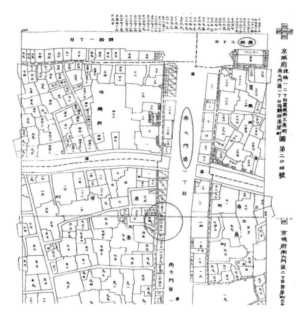

興一社 주소
京城府 南大門通 1-113

권도원 선생은 해방이 되자 간도(間島)에서 귀국했다. 그리고 전라북도 도지사 비서
실장을 맡고 있다가 1954년에 돌연히 상경한다. 『8체질건강법』에 또 이런 내용이 나
온다.

> 종로 2가 다동 근처를 지날 때 선생님은 사상의학보급회[28]라는 간판을 우연
> 히 발견하게 되었다. 그리고 거기에서 이제마 선생의 사상의학을 연구하던 이
> 현재 선생을 만나 체질에 대한 많은 대화를 나누고 본격적으로 연구하기 시작
> 하였다. 그 후 두 분은 한국 최초로 사상의학회를 조직하였고, 선생님이 그 부
> 회장을 맡아 서울에서 많은 강연회를 가졌다.

다동(茶洞)은 종로 2가와 가깝기는 하지만 종로구가 아니고 중구이다. 『8체질건강
법』에 실린 내용은 전적으로 권도원 선생의 일방적인 구술(口述)과 기고문[29]에 의존하
고 있다. 권도원 선생이 '다동을 중구가 아니라 종로구 종로 2가와 연결하여 말한 것'

---

28) 정확한 명칭은 사상의약보급회(四象醫藥普及會)이다.
29) 1994년 9월부터 1999년 12월까지 총 27회에 걸쳐 온누리교회의 기관지(두란노서원 발행)인 『빛
　과 소금』에 연재된 기고문이다.

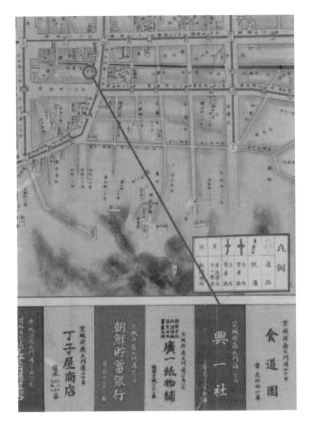

보라색 선으로 가리킨 붉은색
원안에 興一社라고 적혀있다

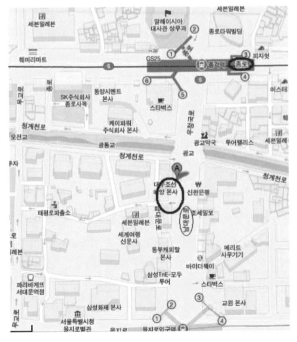

서울시 중구 茶洞 85번지.
앞길은 남대문로이고 현재 이
자리에는 대우조선해양 빌딩
이 있음

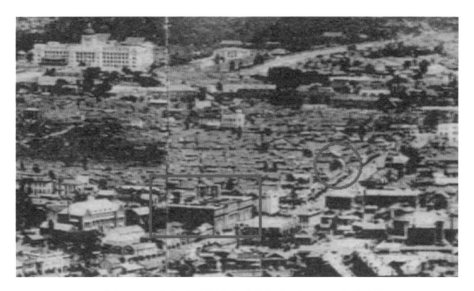

보라색으로 표시한 사각형 안의 건물은 '중앙국립도서관'이다.
붉은색 원 안에 돌출된 건물이 四象會館이 아닐까 추정한다.

은 일종의 트릭이라고 생각한다. 물론 오래된 기억은 왜곡되거나 변형되거나 중첩될
수도 있다.

이현재 선생이 한국전쟁 후에 사상의약보급회를 복원하고 또 사상회관(四象會館)이
라고 불렀던 건물은 '서울시 중구 다동 85번지'였다. 독자들은 이쯤에서 예상을 하겠
지만 이 건물의 일제시대 주소는 홍일사가 있던 '경성부 남대문통 1정목 113'이다. 그
리고 위의 인용문에 등장한 '사무실이 남대문로에 있었던 무역업을 하는 친구'는 다
른 누구도 아닌 이현재 선생이다. 남대문로는 남대문에서 한국은행을 돌아 명동을 지
나고 광교까지 이어지는 길이다. 동일한 책 속에서 한쪽에서는 친구로 등장한 사람이
한쪽에서는 선생이 된 것이다.

이것을 기억의 왜곡으로 볼 수는 없다. 이현재 선생은 권도원 선생보다 18년 연상
이다. 또 이현재 선생은 권도원 선생의 기억 속에서 어떤 때는 친구가 되었다가 다른
쪽에서는 선생으로 착각되어 회상될 수 없는 중요한 인물인 것이다.[30]

---

30) 1968년부터 경희대학교 대학원에서 체질의학 전공으로 권도원 선생의 지도를 받았던 염태환
선생은 '설날이 되어 선생께 세배를 가면 꼭 나를 대동하고 이현재 선생께 세배를 갔다'고 회
상하였다.

『8체질건강법』을 엮은 사람들은 권도원 선생의 '말씀'을 검증할 엄두를 내지 못했다. 그리고 다른 시각(視覺)에서 이 사례를 바라볼 여유도 없었다. 그러니 위에 등장하는 '친구'와 '선생'이 동일인물일 거라는 상상은 전혀 하지 못했을 것이다.

이 책은 이명복 선생의 책[31]과 함께 대중에게 아주 많이 알려졌다. 8체질론을 대중에게 알리는데 크게 기여했다. 의료전공자들도 8체질에 입문하려고 할 때 이 책을 많이 본다.[32] 그런데 위의 사례와 같이 대중에게 왜곡된 정보를 심어주었다는 것 또한 부정할 수는 없다.

■■■ 눈병은 상징(象徵)이다

신약성경(新約聖經)의 사도행전(The Acts)에 사도(使徒) 바울의 이야기가 나온다.[33]

> 길을 가다가 오정 때쯤에 다마스쿠스 가까이에 이르렀을 때에 갑자기 하늘에서 찬란한 빛이 나타나 내 주위에 두루 비쳤습니다. 내가 땅에 거꾸러지자 '사울아, 사울아, 네가 왜 나를 박해하느냐?' 하는 음성이 들려왔습니다. 나는 '주님, 누구십니까?' 하고 물었습니다. 그랬더니 '나는 네가 박해하는 나사렛 예수다.' 하는 대답이 들려왔습니다. 그때 나와 함께 있던 사람들은 그 빛은 보았지만 나에게 말씀하신 분의 음성은 듣지 못하였습니다. '주님, 제가 어떻게 하면 좋겠습니까?' 내가 이렇게 물었더니 주께서는 '일어나서 다마스쿠스로 들어가거라. 거기에 가면 네가 해야 할 일을 모두 일러줄 사람이 있을 것이다.' 하고 말씀하셨습니다. 나는 그 눈부신 빛 때문에 앞을 못 보게 되어 같이 가던 사람들의 손에 이끌려 다마스쿠스로 들어갔습니다. 거기에는 아나니아라는 사람이 있었습니다. 그는 율법을 잘 지키는 경건한 사람이었고 거기에 사는 모든 유대인들에게 존경을 받고 있었습니다. 그가 나를 찾아와 곁에 서서 '사울 형

---

31) 이명복 『체질을 알면 건강이 보인다』 대광출판사 1993. 7. 8.
32) 이 책은 절판되었고, 개정판이 출판되었다.
　　배철환 『8체질과 사상의학으로 풀어보는 몸』 산해 2002. 3. 5.
33) 사도행전 22장 6절~13절

제, 눈을 뜨시오.' 하고 나에게 말하였습니다. 그 순간 나는 눈이 띄어 그를 보게 되었습니다.

이 사건을 계기로 하여 사울은 바울(Paul)로 개명하고 사도의 길로 들어가게 되었다.

권도원 선생에게도 눈(眼)에 연관된 일화가 있다. 어느 날 눈병이 생겼고 안과와 한의원에서 치료를 받았지만 더욱 심해져서 급기야 실명의 위기에 처했었다는 것이다. 사도 바울의 경우처럼 이 눈병 사건은 권도원 선생의 삶에서 중요한 전환점이 된다.

권도원 선생은 한국신학대학 신과(神科)에서 공부할 당시에는 졸업 후에 목회(牧會) 활동을 할 생각이었다고 한다. 하지만 주변의 만류로 목회자의 길은 적당하지 않다고 판단하고, 카운슬러가 되기 위해 미국으로 유학을 가고자 마음을 바꾼다.

이현재 선생이 이끌던 사상의약보급회는 1957년 4월 30일에 사상의학회를 창립한다. 사상의학회의 부회장이던 권도원 선생은 미국에서 배워 올 카운슬링에 신학지식과 체질연구의 결과를 응용하는 카운슬러가 되고자 했다. 그리고 유학 준비로 서울대 문리대에 개설된 E.L.I.[34]에서 영어 공부를 시작한 후 1주일 만에 돌연히 눈병이 생겼던 것이다. 아마도 1958년 전반기쯤이었을 것이다.

눈병이 생기자 일단 서울대 문리대[35]에서 가까운 안과에 가서 치료를 받았다. 그런데 안과에서 치료를 받아도 차도가 없었고 오히려 부작용으로 병은 더욱 악화되었다. 한쪽 눈이 완전히 보이지 않게 되었고 거의 실명하다시피 되었다.

권도원 선생은 정식으로 한의학교육을 받은 적이 없다. 또 사상의학에는 침을 이용한 치료법이 없다. 그러므로 당연한 거겠지만 사상의약보급회와 사상의학회에서 활동하던 중에도 침술(鍼術)에는 관심이 없었다. 그런데 실명의 위기에 처했을 때 그는 한의학의 침술을 떠올린다.[36]

---

34) English Language Institute

35) 당시에 서울대 문리대는 대학로인 동숭동에 있었다. 현재 한국방송통신대학교가 있는 자리다.

36) 실명의 위기에 처한 권도원 선생이 침술을 떠올리는 이 부분은 앞뒤의 맥락(脈絡)이 매끄럽지 않다고 나는 생각한다.

생각을 해보자. 지친(至親)이 몹시 아프다. 혹은 내가 아주 위중한 상태에 빠졌다. 병원에 가서 약물치료를 받았더니 부작용이 생기고 상황은 더 악화되었다. 그래서 한의학의 침술을 떠올렸다. 그런데 다행스럽게도 지인 중에 이 분야에 종사하는 사람들이 있다. 그렇다면 누구에게 찾아가야 하나? 답은 간단하다. 자신이 가장 믿는 사람을 찾아가면 된다.

물론 권도원 선생도 그렇게 했을 것이다. 그는 제일 먼저 종로 4가에 있던 홍순용(洪淳用) 선생[37]에게 갔다. 홍순용 선생은 권도원 선생과 같은 기간에 신학 공부를 했다.[38] 신앙(信仰)뿐만 아니라 학문적인 관심도 비슷했다. 홍순용 선생은 소양인답게 과감하게 외우(畏友)에게 침을 놓았다. 하지만 이 또한 증상을 악화시킬 뿐이었다.

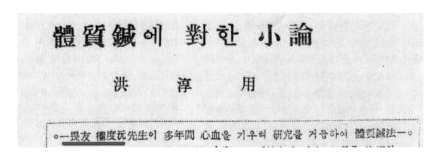

홍순용 [체질침에 대한 소론]

한 번의 시도로 포기할 수는 없었다. 대학로에서 가까운 성화당(聖和堂)한의원으로 갔다. 거기에는 동양의대에 출강하던 노정우(盧正祐) 선생이 있었다. 권도원 선생은 사정을 설명하고 침 치료를 해달라고 부탁을 했다. 하지만 노정우 선생은 권도원 선생의 상황을 보더니 자신은 치료할 수 없다며 사양했다.[39] 성화당을 나오다가 문득 권도원 선생에게 떠오른 생각이 있었다고 하는데 그건 이런 것이다.

'침을 맞고 병이 악화되었다는 것은 어떻든 침이 영향을 미친다는 뜻이 아닌가!'[40]

---

37) 홍순용 선생(1909. 6. 28.~1992)이 운영하던 덕일한약방은, 선생이 1958년에 한의사검정시험 과정을 통과한 후 1959년에 덕일한의원으로 바뀌었다.
38) 1958년 3월 5일에 서울중앙신학교 신과를 졸업하였다.
39) 노정우 선생은 소음인이라고 알려져 있다.
40) 이 대목 역시 매끄럽지 않다. '침이 영향을 미친다'는 권도원 선생의 자의적인 해석이다. 침을 맞아서 악화된 것인지, 병이 진행되어서 악화된 것인지 분명하지 않기 때문이다.

그래서 돌아 들어가서 노정우 선생에게서 침을 얻어가지고 나왔다. 스스로 침을 맞아봐야겠다고 작정을 했던 것이다.

이후의 진술은 이렇다.

눈병이 나기 전에는 침술에 대해 아무 것도 몰랐지만 뭔가 새로운 증상을 발견할 수 있을 것이라는 기대로 여기저기 몸을 찔러보았다. 며칠을 계속하다가 드디어 어느 날 아침에 찌른 침이 반응을 나타냈다. 우연히 발목 쪽의 어느 한 곳을 찔렀는데 다음날 눈이 밝아지는 '기적'이 일어났다. 그 침으로 놀랍게도 눈병이 나았다. 나중에 홍순용 선생에게 그 포인트에 대해 문의해 본 결과 그곳이 간경(肝經)의 여구(蠡溝)라는 경혈이고, 눈과는 전혀 관계가 없는 곳이라는 것을 알게 되었다.

권도원 선생은 어린 시절 고기를 먹는 날이면 늘 탈이 났던 경험과 소학교 시절 금니 때문에 고통 받았던 경험, 그리고 위인전을 통해서 알게 된 채식주의자에 관한 지식 등을 토대로 사람 사이에는 구별이 있다는 자각이 있었다. 그런 후에 사람의 행태를 관찰하면서 인간의 본질과 차이에 관한 궁금증을 늘 지니고 살았다. 그러다가 사상의약보급회에 들어간 후에 이현재 선생의 가르침을 통해서 자신이 간(肝)이 약한 태양인이라는 것을 알고 있었다.

침술을 통해서 눈병이 치료되는 경험 앞에서 그는 미국 유학을 포기한다. '사람은 왜 다른가, 사람의 본체는 무엇인가'라는 의문을 푸는 데 전적으로 매달리기 시작했다. 그는 문제를 풀기 위한 통로로써 침술에 매달렸고 특히 경락의 신비함에 눈을 떴다. 사람의 눈에는 보이지 않는 경락이 바로 생명 본체의 통로라는 깨우침이었다.

권도원 선생의 눈병 일화는, 1) 눈병이 나기 전에는 침술에 관심이 없었다. 2) 돌연히 눈병이 생겼다. 3) 안과에서 약을 복용하고 침 치료를 받았으나 상태는 점점 악화되었다. 4) 스스로 침을 맞았다. 여구혈에 침을 맞은 후에 눈병이 나았다. 5) 경락과 침술에 집중하게 되었다. 이렇게 요약할 수 있을 것이다.

권도원 선생이 알리고 싶었던 눈병에 관한 이야기는 여기까지다. 사울은 너무나 밝은 빛을 본 후 눈이 멀고 다시 광명을 찾은 후에 바울이라는 이름으로 새 출발을 하였다. 권도원 선생은 양방과 한방치료가 모두 효과가 없었고 도리어 악화되어 실명의 위기에 처했다가, 스스로 맞은 침을 통해서 눈병을 고쳤다. 그러면서 자신의 몸과 사람들의 몸의 구조에 대한 깨달음을 얻은 후, 애초에 목표했던 꿈을 접고 본격적인 체질연구의 길로 빠져들게 되었던 것이다.

그런데 과연 권도원 선생이 앓았던 눈병은 어떤 안질(眼疾)이었던 것일까? 증상의 양태는 어떠했을까? 하지만 권도원 선생은 일체의 설명을 배제하고 단지 '눈병'이라고만 지칭하며 이야기를 풀어가고 있는 것이다. 여기에서 '눈병'은 인생의 전환점을 가리키는 중요한 상징이다.

사도 바울은 예수를 친견(親見)하고 직접 가르침을 받은 제자는 아니다. 스스로 사도가 된 그에게는 대중에게 자신을 각인시킬 뚜렷한 명분이 필요했다. 그는 다마스쿠스로 가던 길에서 '전혀 만난 적도 없는 예수의 목소리'를 혼자서만 들었다. 그 사건을 통해서 '박해하는' 사울에서 '사도' 바울로 스스로를 변신시켰다.

권도원 선생은 다른 누구도 아닌 스스로의 자침(刺鍼)을 통해서 눈병을 고치고, 경락과 생명이라는 새로운 세계를 보았고, 인류 역사 최초의 새로운 체질치료법을 고안하게 되었다. 그것이 바로 체질침(Constitution-Acupuncture)이다. 체질침(體質鍼)은 사상의학으로부터는 장부(臟腑)의 관계론(關係論)을, 사암침법(舍岩鍼法)으로부터는 장(臟)과 부(腑)의 허실보사법(虛實補瀉法)을 가져와서 결합시킨 체질론적 침치료법이다. 눈병은 그저 눈병으로 충분하다. 구체적일 필요는 없다. 그것은 상징이기 때문이다.

경락과 침술에 대한 사전 지식이 없는 사람이 혼자서 머리부터 발끝까지를 임의로 찌르던 중에, 우연히 어떤 특별한 자리를 찔러서 자신의 눈병을 고쳤다는 이야기는 설득력이 아주 부족하다. 권도원 선생은 '눈병' 이야기 뒤에 많은 것을 숨겨 두었다. 그런데 숨겨지지 않고 오히려 도드라지는 것이 하나 있다. 바로 여구혈이다. 여구는 간경의 낙혈(絡穴)이다. 여구는 사암침법에서 쓰이지 않는다. 그리고 체질침의 치료혈로도 사용되지 않는다.[41]

여구혈이 바로 스모킹 건(smoking gun)이다. 체질침 탄생의 비밀을 풀 수 있는 실마리였던 것이다.

---

41) 다만 「62 논문」에서 체질침의 부작용을 해제하는 방법에 낙혈을 응용한 적은 있다.

(1) 백암 유석형

백암(白岩) 유석형(劉碩炯)은 1908년 4월 9일생이다. 1928년에 경남사범학교 강습과를 졸업했고, 1939년에 조선 의사국가고시에 합격하여 의사가 되었다. 1966년에 가톨릭 의과대학에서 의학박사 학위를 취득했고, 1972년에는 경희대학교 의과대학 교수였다. 1973년에 대전시에 유내과의원을, 1981년에는 경기도 성남시에 대동의원을 개업했다. 저서로는 『영혼의 세계』, 『달마역근 세수의 비결』 등이 있다. 1973년에 우리나라에서 처음으로 심령학회(心靈學會)를 발족하였고, 심령학회지를 발간하였다.[42] 1989년에 국립중앙도서관에 『영혼의 세계』 등 2,035권을 기증하여 백암문고가 설치되었다.[43]

경희의료원 내과 유석형 박사_1972년 11월 30일

(2) 여구혈 자침

1958년의 전반기쯤에 눈병이 생겼던 권도원 선생은 여구(蠡溝)혈 자침을 통해서, 실명의 위기에까지 몰렸던 그 눈병을 고쳤다고 말했다. 권도원 선생은 눈병이 나기 전에는 침술에 전혀 관심이 없었다. 그런데 여구혈 자침 이후에 인생의 방향이 완전히

---

42) 그러다가 유석형 박사는 중국의 선도(仙道) 수행에 관심을 두면서, 대만의 선도 도사들과 교류하여 선도 수련에 전심하다보니 한국의 심령학은 자연히 와해되게 되었다. 한국심령학회 이후로 대한초능력학회와 정신과학회가 그 길을 이었다.

43) 국립중앙도서관에 책을 기증하게 된 것은 아마도 유석형 박사의 별세(別世)와 연관이 있다고 추정되는데, 별세와 관련한 자료를 찾지 못했다.

바뀌게 된다. 우선, 애초에 목표했던 미국 유학의 꿈을 접고 본격적인 체질연구의 길로 빠져들게 되었다. 사상의학을 공부하면서 지녔던 체질론적인 인식의 바탕에서 경락과 침술에 집중하게 되었던 것이다. 그런데 여기에서 한 가지 의문이 생긴다. 권도원 선생은 여구혈을 통해서 무엇을 깨닫게 된 것일까.

분명 '눈병' 이야기 뒤에 숨겨둔 것이 있다. 그런데 숨기지 않고 오히려 도드라지도록 한 것이 바로 여구혈이다. 여구는 간경(肝經)의 낙혈(絡穴)이다. 여구는 사암침법(舍岩鍼法)에서 쓰이지 않는다. 그리고 체질침 치료처방체계에서 치료혈로도 사용되지 않는다. 그러니 권도원 선생이 여구혈을 홀로 도드라지도록 한 것은 아주 적절한 은닉 작전처럼 보인다.

(3) 이노우에 케이리와 혼마 쇼하쿠

일본 침구 고전파(古典派)[44]의 중심인물은 야나기야 소레이(柳谷素靈)와 이노우에 케이리(井上惠理)이다. 먼저, 야나기야가 이노우에의 스승이다. 혼마 쇼하쿠(本間祥白)[45]는 도쿄에 있는 동양대학 철학과를 졸업했는데, 자신의 질병을 치료하면서 야나기야를 알게 된다. 그러다가 야나기야의 소개로 1939년에 이노우에의 제자로 들어간다. 그리고 1943년 9월에 독립하여 개업할 때까지 이노우에의 문하에 있었다. 혼마에게는 야나기야와 이노우에 두 사람이 항상 '스승'의 자리에 있었다. 혼마는 자료 정리와 문필

한의사 치고, 사암책을 모르는 사람이 없을 거예요. 그런데, 못 쓰거든요.
쓰면 부작용이 나니까 못 쓰는 거예요. 우리나라에는 사암법을 연구한 사람이 별로 없어요.
그렇지만 일본에는 이것을 연구한 사람이 굉장히 많아요. 한 때 이것이 유행이 되 가지고 굉장히 많은 사람이 했단 말이에요. 지금은 싹 다 죽었습니다.
여러분이 아는대로, 젤 유명한 사람이 本間祥白이라고 하는 사람인데, 그 사람이 그렇게 오랫동안 이것을 연구를 했어요. 그런데 결과적으로 無로 돌아가셨어요.
그래서 지금은 침을 하는 많은 사람들 중에 이것을 하는 사람이 없어요.
그리고 또 하나, 야나기파니(柳谷素靈)라고 하는 유명한 사람이 있었습니다. 또 하나 이노우에 에리(井上惠理)라고 하는 사람이 있었는데, 그 사람도 자꾸 많이 했어요.
그런데 그것도 역시 전부 무용지물이 되고 말았습니다. 왜냐하면, 진단법도 어렵고, 이것을 써보니까 듣는 사람이 있는가 하면, 부작용이 나는 사람도 있었어요. 그러니까 못 쓰는 거죠.
내가 1965년에 동경에 가서 발표를 했는데, 그 대회장 어른의 나이가 70대였습니다.
대회장 되는 분이 이런 것, 사암법을 거기서는 사암법이라고 하지 않고, 本治法이라고 하는데, 이 사람들이 사암법을 가지고 연구를 했느냐? 그렇지 않고 난경을 가지고 연구를 했느냐? 그것은 모릅니다.

권도원 선생 신기회 강의_2001년 3월 3일

---

44) 1940년 9월에 고전연구회(古典研究會)를 창립했다. 그래서 고전파라고 부른다.
45) 야나기야 소레이(1906~1959) / 이노우에 케이리(1903~1967) / 혼마 쇼하쿠(1904~1962)

(文筆)에 재능이 있었다. 그래서 고전파가 이룩한 학문적인 성과들은 주로 혼마의 손을 거쳐서 출간되었다.[46]

(4) 백암문고의 일본책들

井上惠理先生取穴表

	陽 經 實 證				陰 經 虛 證	
	瀉	補			瀉	補
金經 (大腸)	溫溜, 合谷, 三間 曲池, 金門 梁丘, 厲兌 至陰	神門	金經 (肺)		太淵, 商丘 (列缺, 公孫)	陽輔, 後谿, 陽池 (光明, 外關)
		行間				
土經 (胃)	梁丘, 厲兌, 衝陽, 商陽	行間	土經 (脾)		大都, 大陵 (公孫, 內關)	束骨, 俠谿, 丘墟 (飛陽, 光明)
		湧泉(灸),丘墟				
水經 (膀胱)	金門, 至陰, 三陰交 通谷, 俠谿 飛陽		水經 (腎)		尺澤, 復溜 (列缺, 大鐘)	小海, 解谿, 衝陽 (豊隆, 支正)
		商丘				
		神門				
木經 (膽)	外丘, 俠谿 束骨 陽輔, 後谿	尺澤	木經 (肝)		曲泉, 湧泉 (蠡溝, 大鐘)	厲兌, 曲池, 合谷 (豊隆, 偏歷)
		商丘				
火經	治驗 없음		火經		(死候)	

나는 2009년 11월에 『학습 8체질의학』을 낸 이후에 1년여 동안 국립중앙도서관에 자주 다녔다.[47] 그러면서 일본책을 찾기 시작한 계기는 권도원 선생의 「1차 논문」[48] Reference[49]에 나온 혼마 쇼하쿠(Honma Shohaku)에 관심이 생겼기 때문이다. 그러다가 어느 날 혼마가 정리한 『鍼灸補瀉要穴之圖 說明書』[50]를 만나게 되었다. 내가 찾은

---

46) 야나기야 소레이는 1938년 1월에 잡지 『蓬松』을 발간했다. 그리고 10월에 제호(題號)를 바꾸어서 침구전문지인 『醫道の日本』을 창간했다. 혼마가 정리한 것들은 이 잡지를 통해서 발표되고, 또한 醫道の日本社를 통해서 출간되었다.
47) 2010년에 1년 동안 매주 화요일 오후에 진료가 없어서 주로 이때를 이용했다.
48) Dowon Kuan 「A Study of Constitution-Acupuncture」
49) Shohaku Honma, Des 14 Meridiens illustres, Idono Nihonsha, Tokyo, Japan, 1962
50) 本間祥白 『鍼灸補瀉要穴之圖 說明書』(제7판) 醫道の日本社 1959.

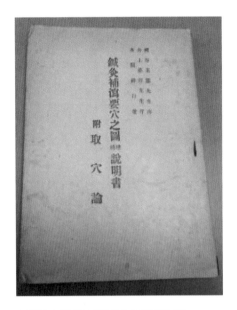

本間祥白『鍼灸補瀉要穴之圖 說明書』
醫道의 日本社 1941.

책은 1959년에 나온 제7판인데 이 책의 초판은 1941년(昭和 16년)이다.

이 책의 32페이지에 '井上惠理先生取穴表'가 있다. 혼마의 스승인 이노우에는 1941년 7월에 이 취혈표의 내용을 수제자인 혼마에게 구술(口述)로 전수하였다. 혼마는 스승에게서 받은 가르침을 잡지 『醫道の日本』을 통해서 발표[51]하였으며, 자신의 저서에도 실렸던 것이다.[52] 이 취혈표는 책에 세로쓰기로 실려 있는데 이것을 가로쓰기로 옮겼다.

이노우에의 취혈표에 나오는 처방들은 사암(舍岩)도인의 허실보사법(虛實補瀉法)과는 사뭇 다르다. 동 시대에 고전파의 수장으로 활약한 야나기야가 비슷한 시기에 발표한 취혈표[53]가 거의 사암도인의 방식을 그대로 따르고 있는[54] 것과는 대조적이다. 이노우에의 처방에는 여러 가지의 보사법이 혼재되어 있다. 이 취혈표에 간경허증(肝經虛證)에 대한 처방이 있다. 보(補)하는 혈이 네 혈[曲泉, 湧泉 (蠡溝, 大鐘)]이고 사(瀉)하는 혈이 다섯 혈[厲兌, 曲池, 合谷 (豊隆, 偏歷)]이다. 나는 이 처방에 있는 '여구'를 발견하고 조용한 도서관에서 '유레카'라고 외칠 뻔 했다. 여구가 포함되어 있는 처방이 '간경허증' 처방이라는 사실이 중요하다.

권도원 선생은 스스로 자신의 몸에 침을 찔러보겠다고 작정했을 때, 참고가 될 만한 책들을 곁에 두고 있었다고 나는 짐작한다. 그리고 그 이전에 체질연구를 통해 자신이 태양인(太陽人)이며 간(肝)이 약하다는 것을 알고 있었다. 그래서 책을 통해서 자신의 간허(肝虛)를 해결할 수 있는 방도를 탐색했을 것이다. 그러다가 간경허증(肝經虛

---

51) 『醫道の日本』 4卷 2號
52) 혼마의 다른 책인 『鍼灸經絡治療講話』 274페이지에도 동일한 취혈표가 실려 있다.
  本間祥白 『鍼灸經絡治療講話』(제9판) 醫道の日本社 1972. (初版 1949년)
53) 本間祥白 『鍼灸經絡治療講話』(제9판) 醫道の日本社 1972. p.273
54) 그러니까 사암허실보사법(舍岩虛實補瀉法)을 그대로 베꼈다는 뜻이다.

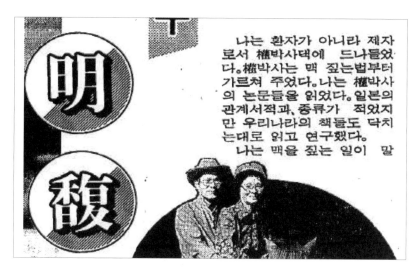

해부학자서 늦깎이 한의로 『동아일보』 1993. 6. 27.

證)에 해당하는 침술 처방을 발견하게 되었고, 그 처방을 통해서 자신의 눈병이 치료되는 결과를 얻게 된 것이다. 실명 위기에까지 몰렸던 눈병을 고치게 된 것도 놀랍지만, 경락원리(經絡原理)를 체질론에 맞게 적용할 수 있다는 아이디어를 아울러 얻게 된 것이다.

나의 이런 추리에 대하여 권도원 선생이 '그건 맞지 않다' 고 부인하면 그만이다. 하지만 선생이 일본책을 가까이 했다는 단서는 또 있다. 이명복 선생은 자신의 오래된 위장병을 고친 후에 스스로 권도원 선생의 제자를 자처한다. 그 시절을 회고하면서 이렇게 말했다. "나는 환자가 아니라 제자로서 권 박사 댁에 드나들었다. 권 박사는 맥 짚는 법부터 가르쳐주었다. 나는 권 박사의 논문들을 읽었다. 일본의 관계서적과, 종류가 적었지만 우리나라의 책들도 닥치는 대로 읽고 연구했다."

내가 찾았던 일본책들은 거의 '醫道의 日本社'에서 출간된 것들이었다. 그리고 한 가지 더, 백암 유석형 선생이 소장했던 책들이라는 공통점이 있었다.

(5) 오카베 소도

1965년에 권도원 선생이 일본에서 귀국한 후에 『동아일보』는 '국제적으로 유대를 갖는 침구' 라는 제목으로 국제침구학회에 관한 기사를 실었다. 이 기사에서 이노우에는 '대회장(大會長)' 이라고 기술되고 있다. 사실 이노우에는 국제침구학회(國際鍼灸學

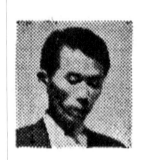

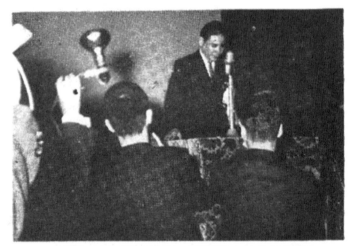

(위) 국제적으로 유대를 갖는 침구 『동아일보』 1965. 11. 27.
(아래) 國際鍼灸學會 大會長 岡部素道(Okabe Sodo)

會)를 개최한 대회장이 아니다. 대회장은 당시의 일본침구사회(日本鍼灸師會) 회장이던 오카베 소도(岡部素道)이다. 기사에서, 이노우에가 '체질침은 독창적인 연구 발견' 이라고 찬사를 주었다고 하므로, 이 기사의 소스는 아마도 권도원 선생이 제공한 것이 아닐까 생각한다. 권도원 선생은 일본에 갔을 때 오카베 소도를 만났고, 그의 진료소를 방문했고, 가족들의 체질을 감별하기도 했다. 그런데 왜 서울에 와서는 대회장이 이노우에라고 말했던 것일까.

■ **도심다방 위 4층**

권도원 선생이 체질침(體質鍼)을 고안[55]한 후에 처음 치료한 환자는 이현재(李賢在) 선생의 비서였다. 그 비서는 오래된 항문출혈로 고통을 받고 있었는데 권도원 선생의 간단한 치료 한 번에 바로 지혈이 되었다. 체질침은 첫 치료에서 아주 훌륭한 효능을 발휘했던 것이다.

그 일이 있은 후에 이현재 선생은 방을 하나 비워서 권도원 선생이 침 치료를 할 수 있는 공간을 만들어 주었다. 어느 날 그 비서의 지인이 사상회관(四象會館)을 방문했다가 권도원 선생을 만나게 되었다. 이 사람은 고질적인 불면증으로 수년간 하루도 편히 잠을 자보지 못했다고 호소하였다. 비서는 자신이 직접 치료를 받고 효험을 보았으니 지인에게 치료를 받으라고 권유하였다.

그렇게 치료를 받고 이 사람의 불면증이 거짓말처럼 나아 버렸다. 권도원 선생이 구사하는 체질침의 치료효과는 경이로웠다. 불면증이 치료된 분은 명동(明洞)에 빌딩을 가지고 있었다. 그러면서 사무실 하나를 빌려줄 터이니 거기에 와서 '신비한 침' 실력을 발휘해보라고 청하는 것이다. 그 빌딩에는 2층에 도심다방이 있었고, 그 건물의 4층이 이 사람의 사무실이었다. 그는 자신의 사무실을 내어주었던 것이다.

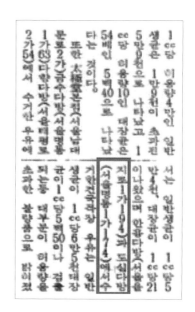

도심다방 명동1가 174
『경향신문』 1968. 9. 16.

나는 도심다방 위 4층이 궁금해졌다. 경향신문 1968년 9월 16일자 기사에서 도심다방의 주소를 발견했다. 도심다방이 있던 건물의 주소는 '서울시 명동1가 174번지'였다.[56] 또 서울역사박물관에서 발간한, 『서울지도』에 이 건물과 관련한 자료가 있었다. 대한안내사에서 1961년에

---

55) 1958년 말과 1959년 초 사이였을 것이다.
56) 현재의 주소는 '서울시 중구 남대문로 78'이다. 이 건물은 4층인데 지금은 1층에 화장품을 파는 MISSHA가 있다.

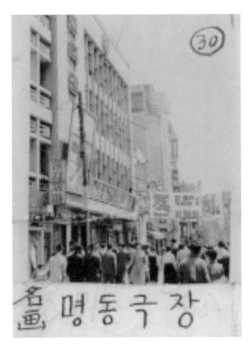

[서울안내-제3호 명동편]
명동극장 사진

4.19의거 1주년을 맞아 발행한 [서울안내-제3호 명동편]이라는 명동의 상계(商界) 안내도이다. 안내도에서 '명동극장'이라고 적힌 사진에서 보면 앞으로 가까운 쪽에 희미하게 1층의 돌출간판이 보인다. '동경제과'이다. 그리고 옆에 붙은 건물이 명동극장이다.

그 다음에 상가들이 표기된 지도 부분에서 도심다방을 찾았다. 지도에 붉은색으로 표시한 사각형 안에 명동극장[57]이 표기되어 있고, 그 옆 건물에 동경제과와 도심다방(2층)이 있다고 적혀 있다. 그리고 건물의 이름이 나온다. '국제삘' 즉 국제빌딩이다. 권도원 선생에게 불면증을 치료 받은 사람이 가진 명동의 빌딩은 국제빌딩이었다.

체질침의 경이로운 치료효과는 사람들의 입을 통해서 퍼졌다. 소문이 퍼지자 전국에서 치료를 받으러 환자들이 몰려들었다. 건물 안에 다 못 들어가고 길가에 장사진을 치고 문전성시를 이루었다. 권도원 선생의 부인이 어느 날 명동에 나왔다가 길게 늘어선 줄을 보고 궁금해서[58] 줄에 선 사람에게 물었다. 그랬더니 '용하다고 소문 난 침술가에게 치료를 받기 위해 기다리고 있다'고 답하더라는 것이다. 그 용한 침술가가 다른 사람도 아니고 자신의 남편인 것을 알아차리고 놀랐다고 한다.[59]

---

57) 사진 속의 명동극장은 작은 극장이다.
　　명동(明洞/本町)에는 일제시대인 1936년에 일본인 이시바시가 세운 '명치좌(明治座)'라는 유명한 극장이 있었다. 해방 후에는 국제극장으로 불리다가 서울시가 접수하여 시공관이라고 개칭하였다. 1959년 6월 1일에 국립극장이 되었다가, 국립극장이 장충동 신축 건물로 이전하면서 1973년에 예술극장이 되었다. 1975년부터는 금융기관의 영업장으로 사용되다가, 2009년 6월 5일에 '명동예술극장'이라는 이름으로 재개관하였다.
58) 권도원 선생의 부인은 8체질 중에서도 '호기심이 가장 많은 체질'이라고 알려져 있다.
59) 배은성 선생의 전언(傳言)이다.

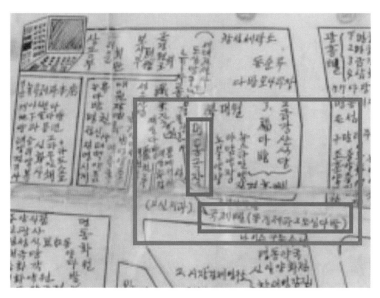

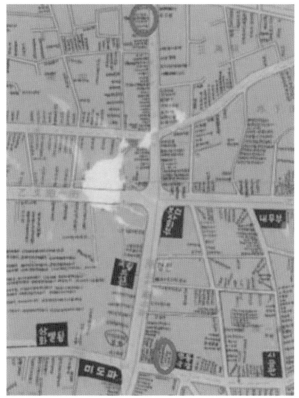

(위) 국제삘(동경제과 2도심다방), 명동극장
(아래) 붉은 원, 위(四象會館) 아래(도심다방), 지도 가운데가 을지로입구 사거리

사상의약보급회(四象醫藥普及會)에서 동갑내기인 권도원 선생을 만나서 친구가 되었던 배은성(裵恩成) 선생[60]은 1960년 2월에 동양의대를 졸업[61]하고 을지로2가에 은성한의원을 개원한다. 한옥 양식으로 2층으로 지은 건물인데 한의원은 2층에 있었다.

찾아오는 환자가 많지 않았다. 그러던 중 친구에 대한 소문을 듣게 되었다. 그리고 두 사람의 사이를 아는 사람들이 권도원 선생을 데려다 해보라고 조언을 했다. 사실 을지로2가는 사상회관이나 명동 도심다방에서도 가까운 거리다. 배은성 선생은 명동 국제빌딩 4층으로 친구를 찾아갔다. 소문대로 환자가 늘어서 있었다. 그는 권도원 선생에게 은성한의원에 와서 치료 활동을 하면 어떻겠느냐고 권고를 했다. 그렇게 해서 권도원 선생의 세 번째 '체질침 치료소'[62]는 은성한의원이 된다. 권도원 선생은 그곳에서 6-7개월 정도 치료를 했다. 그런데 애초의 생각과는 달리 사람들이 많이 몰려오지는 않았다.

배은성 선생은 동양의대를 다닐 때 그곳에 출강을 하던 노정우(盧正祐) 선생을 알게 되었다. 그리고 친구에게도 소개를 시켜 주었다. 권도원 선생은 노정우 선생의 성화당한의원과 홍순용 선생의 덕일한의원을 찾아다니면서 진료하는 장면을 관찰하기도 했다. 특히 홍순용 선생과 권도원 선생의 관계는 아주 각별했다.

권도원 선생이 성화당한의원에서 참관하던 때다. 젊은 여학생이 치료를 받으러 다니는데 별 효과가 없었다. 그걸 보다가 권도원 선생이 노정우 선생에게 자신이 한번 치료해보면 안되겠냐고 요청을 했다. 배은성 선생이 전하기를, "노정우 선생은 학문에 뜻이 깊고 늘 무엇을 배우기를 좋아했다. 그리고 배움에 있어서는 겸손했다"고 한다. 노정우 선생은 화를 내지 않고 그러라고 허락을 했다. 그래서 권도원 선생이 그 여학생을 몇 번 치료했는데 병이 나았다.

삶은 관계로 엮인 인연(因緣)의 그물이다. 권도원 선생은 사상의약보급회에서 이현

---

60) 1922. 1. 22.~2013. 8. 31.

61) 동양의대 56학번 9회 졸업

62) 배은성 선생과 2010년 2월 21일 오후 1시부터 2시까지 점심식사를 함께 하면서 면담하였다.
나는 1960년 당시의 체질침 시술방식이 궁금했다. 그래서 면담할 때 이것을 먼저 여쭈었다.
"유침(留鍼)하지는 않았다. 이곳저곳 왔다갔다 하는 시술법을 썼다"고 답변하셨다.
배은성 선생은 아버님이 목사님이다. 이런 말씀도 하셨다. "권도원 선생이 아주 똑똑해서 아버님의 교회에 초청하여 권도원 선생이 설교를 하기도 했다." 그런데 한신대를 졸업할 무렵 권도원 선생의 괴팍한 성품을 아는 주위 사람들이 권도원 선생이 목회자로 나서는 것을 말렸다는 것이다.

재 선생을 만났고, 동갑내기 친구 배은성 선생을 소개 받는다. 배은성 선생은 동양의대에서 알게 된 노정우 선생을 친구에게 소개해 준다.

　노정우 선생이 권도원 선생의 재주를 아꼈다. '한의계로 들어오면 큰 인물이 될 거라고 생각했다'고 한다. 노정우 선생은 당시에 각종 한의약 관련 국가시험의 출제위원으로 활동했다. 그래서 시험 일정과 내용에 관한 정보를 꿰뚫고 있었다. 1960년 6월 1일에 제10회 한의사국가시험 응시자격검정시험의 공고가 났고, 어느 날 노정우 선생이 위생학(衛生學) 책 한 권을 들고 권도원 선생을 찾아가게 된다.

2

체질침의 첫 논문

예상하지 못한 삶의 길목에 노정우 선생이 있었다.
火理의 기본적인 reference는 東垣과 河間이다.
최초의 體質鍼은 2段方 체계를 갖췄다.

2. 체질침의 첫 논문

■■■ 권도원(權度源) 한의사가 되다

(1) 검정시험

일제 강점기와 한국전쟁을 거치면서 다양한 조건을 지닌 의료(醫療) 자원(資源)들이 있었다. 예를 들면, 월남(越南)한 북한 출신 의료인이나, 진료현장에서의 경험은 있으나 의료 관련 대학을 졸업하지 못한 경우 등이다. 이들 중에서 일정한 자격을 구비한 경우에 의료 관련 국가시험에 응시할 자격을 주는 '검정시험¹⁾'이 1952년부터 있었다.

보건사회부령으로 1958년 6월 26일부터 (일부 개정되어) 시행된 의사, 치과의사, 한의사국가시험응시자격검정시험규정에서 이 검정시험은 매년 1회 이상 시행한다고 규정되어 있다. 제5조에 응시자격이 있는데, 고등학교 졸업의 학력(이와 동등한 학력)²⁾이 있고 보건사회부장관이 지정한 의료기관에서 진료에 관하여 4년 이상 실지수련을 받아야 한다고 규정하고 있다.

권도원 선생이 중고교와 대학을 어떻게 마쳤는지 자세히 알려진 것은 없다. 다만 한의과대학을 졸업하지 않은 것은 확실하다. 그러므로 그는 한의사국가시험응시자격검정시험을 통과한 후, 한의과대학 졸업생들과 함께 한의사국가시험에 응시하여 한의사면허를 취득했을 것이다.

---

1) 의사, 치과의사, 한의사 국가시험응시자격검정시험
2) 이후에 매 시험마다 학력 규정은 조금씩 차이가 있다.

(2) 노정우

노정우(盧正祐)[3] 선생은 1950년대 중후반에 동양의대(東洋醫大)에서 가르치고 있었다. 그리고 서울시 혜화동에 성화당(聖和堂)한의원을 열고 있었다. 이현재 선생이 이끌던 사상의약보급회(四象醫藥普及會)에서 권도원 선생은 동갑내기인 배은성(裵恩成)[4] 선생을 만났다. 배은성 선생은 늦게 동양의대에 들어가서 한의학을 공부했다.[5]

배은성 선생은 동양의대를 다닐 때 노정우 선생을 알게 되었다. 그리고 친구에게도 소개를 시켜 주었다. 배은성 선생이 전하기를, '권도원 선생은 노정우 선생의 성화당한의원과 홍순용 선생의 덕일한의원을 찾아다니면서 진료하는 장면을 관찰하기도 했다. 노정우 선생이 권도원 선생의 재주를 아꼈다. 한의계로 들어오면 큰 인물이 될 거라고 했다' 고 한다.[6]

노정우 선생은 당시에 각종 한의약 관련 국가시험의 출제위원으로 활동했다. 그래서 시험 일정과 내용에 관한 정보를 꿰뚫고 있었다. 1960년 6월 1일에 제10회 한의사국가시험응시자격검정시험의 공고가 났고, 어느 날 노정우 선생이 위생학(衛生學) 책 한 권을 들고 권도원 선생을 찾아가게 된다. 그리고 검정시험에 응시하라고 권고한다.

(3) 검정시험 응시자격

한의사국가시험응시자격검정시험은 제1부 시험 및 제2부 시험과 실지시험으로 구분한다. 제1부 시험과목은 생리학, 약물학(한약에 한함), 병리학, 해부학, 위생학으로 다섯 과목이다. 제2부 시험과목은 진단학, 내과학, 소아과학으로 세 과목이다. 실지시험은 진단학과 내과학이다. 제1부와 제2부, 실지시험의 시험일은 각각 다르고, 제1부 시험에 합격하지 못하면 제2부 시험을 볼 수가 없다.

제10회 검정시험의 응시자격은, 문교부장관이 인가한 자연과학계(自然科學系) 대학 2년 수료자(동등 학력 인정자)로서 보건사회부장관이 인정한 한의원에서 진료에 관하여만 4년 이상 실지수련을 한 자이다. 검정시험 응시자에게 한의료실지수련증명서를

---

3) (1918~2008) 노동휘(盧東輝), 노중휘(盧重輝) 이런 이름을 쓰기도 했다.
4) 1922.1.22.~2013.8.31.
5) (1956~1960.2.) 동양의대 9회 졸업이다.
6) 배은성 선생과 2010년 2월 21일 오후 1시부터 2시까지 점심식사를 함께 하면서 면담하였다.

발급해 줄 한방의료기관도 최소한 4년 이상의 개설기간이 필요하다는 것이다.

　권도원 선생은 1956년부터 1958년 2월까지 한국신학대학 신과(神科)에서 석사(碩士) 과정을 밟았다. 석사과정에 들어갈 수 있었던 것은 국학대학(國學大學) 국문과(國文科) 졸업증명이 있었기 때문이다. 당시에 권도원 선생과 절친했던 홍순용 선생의 덕일(德一)한의원은 1959년 초에 개원했으므로 실지수련증명서를 발급할 요건이 되지 않는다. 아마도 증명서 발행기관은 노정우 선생의 성화당한의원일 거라고 짐작한다.

　권도원 선생이 어떤 자연과학계 관련 교육과정을 이수했는지, 언제부터 4년 이상 성화당한의원에서 한의료실지수련을 받았는지 나는 관련 자료를 찾아내지 못했다. 그때는 여러 모로 '혼란스러운 시대'[7] 였다고 생각한다면 편하기는 하다.

(4) 검정시험의 절차

　제10회 검정시험의 제1부 시험은 8월 17일에 생리학, 약물학, 병리학 시험을 치르고, 다음날인 18일에 해부학과 위생학 시험을 시행했다. 그리고 제1부 시험 합격자 발표를 8월 25일에 했다. 권도원 선생은 제1부 과목을 모두 통과했다.

　제2부 시험은 8월 27일에 있었고 9월 3일에 발표를 했는데, 권도원 선생은 내과학에서만 합격을 했다. 진단학과 소아과학은 통과하지 못한 것이다. 노정우 선생이 검

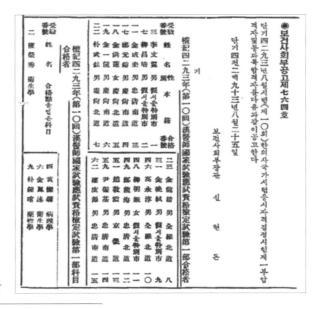

제1부 합격자

---

7) 1960년 6월 1일에 앞서 4.19가 있었다.

정시험을 권고하면서 건넨 수험 자료는 위생학 책 달랑 한 권이었다고 한다. 6월부터 두 달간 과연 권도원 선생의 두뇌는 어떤 방식으로 위와 같은 의학 관련 시험 내용을 학습했던 것일까. 참으로 놀라운 일이다.[8]

검정시험에서 한 과목이라도 합격을 하면 다음 번 시험에 다시 응시할 수 있었다. 제11회 검정시험은 1961년 10월 16일에 공고가 나왔고, 권도원 선생은 제2부 나머지 과목과 실지시험에서 모두 합격했다.

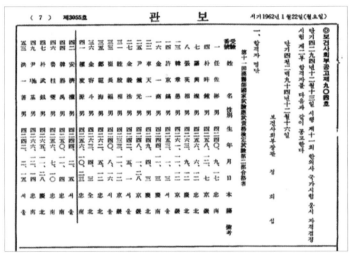

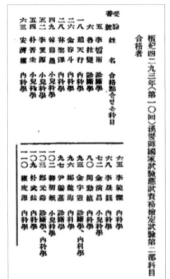

(위) 제2부 합격자
(아래) 제2부 과목 합격자

---

8) 제2부 시험을 앞두고 『방약합편(方藥合編)』을 사서 외웠다고 하는데 이 또한 놀라운 집중력이다.

(5) 마지막 기회

드디어 한의사국가시험에 응시할 자격을 얻은 것이다. 권도원 선생이 두 번째로 치른 제11회 검정시험이, 결과적으로 권도원 선생에게는 한의사가 될 수 있는 마지막 기회였다. 한의사 검정시험은 이후에도 제14회까지 치러졌지만, 12회 이후의 검정시험은 북한에서 내려온 한의사만을 위한 시험이었기 때문이다.

제13회 한의사국가시험은 1962년 3월 21일에 있었고, 권도원 선생은 합격했다. 당시에 한의사국가시험 시험과목은 진단학, 내과학, 소아과학, 부인과학, 침구학, 의사법규였다. 합격자발표일은 1962년 3월 26일이다. 이런 과정을 통해서 권도원 선생이

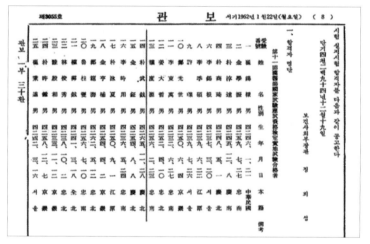

(위) 실지시험 합격자
(아래) 權度源 / 金 洲

한의사가 된 상황을 살펴보면 1959년 4월 26일, 동무공(東武公) 탄신일을 기념하여 동아일보에 기고한 권항전(權巷全)의 글이 더욱 의미 깊게 다가온다. 그 글은 세상을 향한 권도원 선생의 선언(宣言)과도 같았던 것이다.

1962년 3월 30일자 관보에 제13회 한의사국가시험 합격자명부가 있다. 이 명부를 보다가 낯익은 두 사람의 성함을 발견했다. 바로 김 주(金洲)와 허 연(許燕)이다. 김 주 선생은 동양의대 졸업생이었고, 허 연 선생은 권도원 선생처럼 검정시험을 통과했다.

許 燕

체질침에서 병근(病根) 개념이 도출된 과정

체질침은 질병을 치료하는 도구이다. 그러므로 체질침의 체계는 병리적인 원리에 따라 구축되어 있다. 체질침에서 병리를 논할 때 가장 기본이 되고 중요한 개념이 바로 병근이다. 병근(病根, disease-origin)이란 병원(病原)이라고도 하는데 글자 그대로 병의 뿌리라는 뜻이다. 질병의 시초이고 질병의 원인이 되는 상태를 말한다. 8체질은 각각 독자적인 병근이 있다.[9] 이것은 바로 체질침이 성립하는 근거이기도 하다.

---

9) 목양체질을 예로 든다면, 목양체질의 최강장기인 간(肝)이 '더 강(强)해지려는 상태(肝實)'가 바로 병근이 된다. 반대로 금양체질은 최약장기인 간이 '더 약(弱)해지려는 상태(肝虛)'가 병근이다.

병근이란 용어는 권도원 선생이 1963년 10월에 쓴 [체질침 치험례][10]에 처음 나온다. 그리고 권도원 선생은 이후에 체질침 논문을 통해서 병근이라는 용어와 병근의 정의를 제시하였는데, 8체질에서 병근이 도출된 원리에 대해서는 별도로 설명하지 않았다. 또 이후에는 8체질의학을 공부하는 후학 중에서 어느 누구도 이것을 주제로 탐구하려고 시도하지 않았다. 창시자가 제시하는 용어이니 그냥 받아들인다는 태도였는지는 모르겠다.

체질침의 치료체계는 병근을 기본으로 시작한다. 8체질에 각각 독자적인 병근이 있다는 것은 병근이 각 체질의 질병을 바라보는 기준점이라는 뜻이다. 그렇다면 병근이라는 개념은 어디에서 왔을까?

권도원 선생은 한의과대학을 다니지 않았고 검정시험을 통해서 한의사가 되었다. 한의사면허를 받은 것이 1962년 4월이다. 한의사면허를 받기 전에 이미 7~8년간 한방계(漢方界)에 몸담고 있었다. 그렇다면 권도원 선생이 한방계에 들어와서 처음으로 접한 한의학 서적은 무엇일까?

한반도의 자랑스러운 의서 『동의보감』일까? 권도원 선생은 1954년쯤에 서울시 중구 다동(茶洞)에 있던 사상회관(四象會館)에 가서 이현재(李賢在) 선생을 만나고 사상의약보급회(四象醫藥普及會)의 맴버가 된다. 그리고 이현재 선생으로부터 체질을 감별 받고 사상의학을 배운다. 사상의약보급회에서는 등사본 『동의수세보원』을 발간[11]하기도 했다. 권도원 선생이 처음 접한 한의학 서적은 황제내경도, 상한론도, 동의보감도 아닌 동무(東武) 이제마(李濟馬)의 『동의수세보원』이었던 것이다. 그리고 사상회관에는 한국전쟁 전에 이현재 선생이 함흥에 가서 동무 공의 제자들을 만나 구해온 여러 가지 자료들이 있었다.[12] 그것을 또한 권도원 선생이 섭렵했을 것이다. 그 자료 중에는 1894년에 동무 공이 처음 완성한 동의수세보원의 구본(舊本)[13]과 관련한 것도 있었

---

10) 1963. 11. 『대한한의학회보』 7호. p.4~5
11) 1955년 8월
12) 그 형태는 아마도 필사본이었을 것이다. 그리고 이현재 선생의 방에는 동무 공의 초상(肖像)이 붙어 있었다고 한다. -염태환 선생의 증언-
이현재 선생은 이 초상을 동무 공 탄신일을 기념하여 일간지에 기고문을 실을 때 함께 실었고, 행림서원에서 『동의수세보원』을 출간할 때 책머리에 실었다.
13) 동의수세보원 초고(草稿). 갑오본(甲午本)

다. 사실 한의학계에 동의수세보원 구본과 관련한 정보가 공식적으로 전해진 것은 이 시대보다 한참 후대의 일이다. 동무 공의 후손인 이진윤(李鎭胤)[14]이 지니고 있던 것을 그의 아들 이성수(李聖洙)가 2000년에 공개한 이후의 일인 것이다. 그 자료는 바로 「함산사촌동의수세보원갑오구본(咸山沙村東醫壽世保元甲午舊本)」이다.

권도원 선생이 이현재 선생이 소장하고 있던 동의수세보원의 구본 자료를 본 것이 왜 중요한가. 그리고 구본 자료를 보았다는 증거가 남아 있는가.

권도원 선생은 한의사가 되기 전부터 홍순용(洪淳用) 선생과 친한 사이였다. 두 사람 모두 열성 기독교인이었고 비슷한 시기에 신학대학을 다닌[15] 공통점도 있다. 무엇보다 사상의학(四象醫學)에 관심을 두었다는 점이 중요하다. 홍순용 선생은 위에 소개한 이진윤으로부터 배웠고, 보원계(保元契)의 일원이었다고 주장하고 있다. 이현재 선생이 주도하던 사상의약보급회나 1957년에 창립한 사상의학회(四象醫學會)와는 별도의 사상의학 관련 모임에 속해 있었던 것 같다. 그리고 1970년에 한의과대학에 있던 인사들이 주축이 되어 대한사상의학회(大韓四象醫學會)를 결성할 때 초대회장을 맡게 된다.[16]

권도원 선생은 한국신학대학 신과를 졸업한 1958년에, 영어 공부를 위해 서울대 문리대에 개설된 E.L.I.에 다니던 중에 실명(失明)의 위험에 처할 정도의 눈병에 걸렸다. 안과에서 치료를 받았지만 더 심해져서 침 치료를 받을 생각을 한다. 그럼 누구에게 제일 먼저 가야 할까. 자신의 병을 고칠 수 있다고 가장 믿을 만한 한의사에게 갔을 것이다. 그렇다. 덕일한의원 홍순용 한의사는 1958년에 권도원이 가장 믿는 한의사였다. 결과론이지만 홍순용 선생은 권도원 선생의 눈병을 고치지 못했다.

1965년에 홍순용 선생은 대한한의학회의 이사장이었다.[17] 그리고 그 해 10월에 도쿄에서 열리는 국제침구학회(國際鍼灸學會)에 참가하기 위한 절차를 밟던 권도원 선생

---

14) 이진윤은 동무 이제마의 두 살 아래 이복동생인 이섭증의 손자이다.

15) 권도원 선생은 한국신학대학에, 홍순용 선생은 서울중앙신학교에 다녔고 같은 해(1958년)에 졸업했다. 홍순용 선생은 권도원 선생보다 나이가 많고(1909~1992), 1958년에 검정시험을 통해 한의사국가시험에 합격했다.

16) 1957년 4월 30일에 먼저 사상의학회를 창립했던 이현재 선생은 고문으로 추대된다. 이현재 선생은 한의사면허가 없었다.

17) 1965년 4월 20일에 제3대 대한한의학회 이사장에 취임했다.

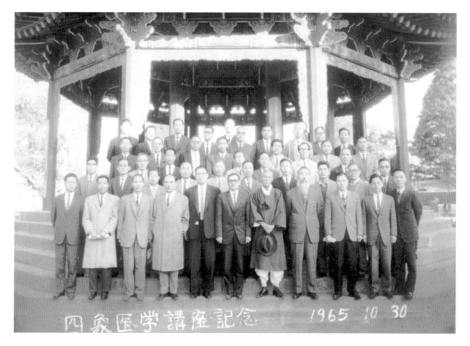

대한한의학회와 서울시한의사회가 공동 개최한 사상의학학술강좌
1965년 10월 30일, 남산 팔각정에서 기념촬영 (출처 : 『사상체질의학회 40년사』)

은 대한한의학회의 예상치 못한 제지를 받는다.[18] 그가 가지고 나가려는 논문의 내용이 한 번도 검증된 적이 없으므로 한의사협회 동료들 앞에서 시연을 하고 검증을 받아야 한다는 논리였다. 1958년부터 1965년 사이에 두 사람 사이에 무슨 일이 있었던 것일까.

권도원 선생은 1965년 5월 9일에 열린 제1회 종합학술강좌[19]에서 '체질침의 이론과 실제'라는 제목으로 자신의 체질침(體質鍼) 논문 내용 일부를 발표한다. 그리고 6월 8일에 회원들 앞에서 체질침의 실기를 보였고, 지방을 도는 순회강좌[20]에도 나갔다. 이런 절차를 거쳐서 권도원 선생은 국제침구학회 참가 자격을 얻는다. 그리고 10월에

18) 국제학회에 참가하려고 외무부와 보건사회부를 찾아 갔더니 해당 협회의 추천서를 받아오라는 권고를 받는다. 그래서 한의사협회를 찾아 갔더니 그 업무를 대한한의학회로 미룬 것이다. 그 이전에 대한한의사협회에 속한 한의사가 국제학술대회에 참석한 경험이 전혀 없었던 터라 관련 부처들도 어떻게 해야 하는지 개념이 없었다.
19) 1965년 5월 5일부터 5월 9일까지 서울시한의사회와 대한한의학회가 공동주최하였다.
20) 6월 16일은 인천에서, 6월 18일은 수원에서 '체질침의 이론과 임상'이란 제목으로 강의했다.

학술대회에 참석하고 돌아온 후에 도쿄에서 논문을 발표할 때 쓴 발표문이 『대한한의학회보(大韓漢醫學會報)』에 실린다.[21]

홍순용 선생은 기다렸다는 듯이 1965년 12월 20일자 약업신문(藥業新聞)과, 1966년 1월 『대한한의학회보』 제22호에 〔체질침에 대한 소론〕을 기고하여, "체질침은 아무리 탐색하여 보아도 그 장부론이 비수세보원적이므로 이 학설은 긍정과 부정에 앞서 심각히 검토되어야 한다."고 주장하고 '외우(畏友)' 라고 칭한 권도원 선생에게 해명을 요구한다. 권도원 선생은 『대한한의학회보』 제23호에 바로 반론을 쓴다.[22] 〔묵살 당한 진리〕는 권도원 선생이 동무 이제마의 사상인(四象人) 병증론(病證論)을 얼마나 깊이 이해했는지, 그리고 어떻게 자신의 개념으로 녹여냈는지 보여주는 훌륭한 논설이다.[23]

이 글 중에 동의수세보원 구본의 편명(篇名)에 대한 언급이 나온다. 1901년에 나온 『동의수세보원』의 초간본(初刊本)인 신축본(辛丑本)에 표현된 사상인 병증론 편명은 아래 표와 같다.

四象人	표병(表病)	리병(裡病)
太陽人	외감요척병(外感腰脊病)	내촉소장병(內觸小腸病)
少陽人	비수한표한병(脾受寒表寒病)	위수열리열병(胃受熱裏熱病)
太陰人	위완수한표한병(胃脘受寒表寒病)	간수열리열병(肝受熱裏熱病)
少陰人	신수열표열병(腎受熱表熱病)	위수한리한병(胃受寒裏寒病)

동무 공은 1894년에 동의수세보원을 처음 완성[24]하고 1900년에 별세할 때까지 원고를 계속 다듬고 고쳤다.[25] 그런데 표에서 보이는 것처럼 태양인 병증론은 편명과 내용을 전혀 수정하지 않았다. 그래서 구본에 사용한 병증론 편명이 그대로 남은 것이

21) 1965년 12월에 나온 『대한한의학회보』 제21호에는 영문발표문이, 그리고 1966년 1월에 나온 『대한한의학회보』 제22호에는 번역문이 실린다.
22) 이 글의 내용으로 미루어보면 두 사람이 멀어진 것은 사상의학에 대한 해석상의 견해 차이인 것 같다.
23) 나는 사상의학을 공부하기 시작한 1997년 이후로, 내가 읽었던 모든 사상의학 관련 논편(論篇)에서 권도원 선생만큼의 깊이를 보여주는 글을 만난 적이 없다.
24) 갑오본(甲午本) / 구본(舊本)
25) 경자본(庚子本) / 신본(新本)

다. 이것을 토대로 구본의 편명이 외감병(外感病)과 내촉병(內觸病)으로 나뉘어져 있었을 거라고 추측할 수는 있었다. 구본의 병증론 편명은 다음과 같다.

四象人	구분	표병(表病)	리병(裡病)
太陽人	新本	외감요척병	내촉소장병
	舊本	외감요척병	내촉소장병
少陽人	新本	비수한표한병	위수열리열병
	舊本	외감방광병(外感膀胱病)	내촉대장병(內觸大腸病)
太陰人	新本	위완수한표한병	간수열리열병
	舊本	외감뇌추병(外感腦顀病)	내촉위완병(內觸胃脘病)
少陰人	新本	신수열표열병	위수한리한병
	舊本	외감려병(外感膂病)	내촉위병(內觸胃病)

권도원 선생은 1966년 2월에 기고[26]한 [묵살 당한 진리]에서 아래와 같이 썼다.

李濟馬先生의 體質論的 硏究의 過程을 살펴보면, 四象人의 病論을 그의 처음 草稿에서, 少陰人病은 外感膂病과 內觸胃病으로 分類하였으며, 少陽人病을 外感膀胱病과 內觸大腸病으로 分類하였다. 그러나 그의 硏究의 進行과 함께 臟腑論이 分明해짐에 따라 少陰人의 外感膂病을 腎受熱表熱病으로 그리고 內觸胃病을 胃受寒裡寒病으로 結論하고, 少陽人의 外感膀胱病을 脾受寒表寒病으로 內觸大腸病은 胃受熱裡熱病으로 結論하여 「壽世保元」에 記錄하였다.

나머지 두 體質에 있어서는 李濟馬先生이 처음에 太陰人病論을 外感腦顀病과 內觸胃脘病으로 定하고, 太陽人病論은 外感腰脊病과 內觸小腸病으로 定하였으나, 後에 太陰人의 胃脘病은 內觸病이 아니고 外感病이며, 內觸病은 肝熱病임을 알게 되어 外感病을 胃脘受寒表寒病으로 內觸病을 肝受熱裡熱病으로 고쳐 記錄하였으며, 太陽人病論은 그나마 고쳐보지도 못한 채 처음 그대로 外感腰脊病과 內觸小腸病으로 「壽世保元」에도 記錄하고 있는 것이다.

26) 「대한한의학회보」 제23호

권도원 선생은 1966년에 이미 사상인 병증론의 구본 편명을 모두 알고 있었던 것이다. 이현재 선생을 통해서 접한 사상의학 자료들이 얼마나 고급 정보였는지 이를 통해 가늠해볼 수 있다. 그리고 더 나아가 권도원 선생은 병증론의 편명이 왜 바뀌게 되었는지에 대해서도 자신의 명확한 견해를 가지고 있었다.

사상인의 병증을 바라보는 동무 공의 인식과 개념이 바뀌었던 것이다. 병증의 양상과 성격, 그리고 사상인 별로 질병의 발생에 어떤 장부가 관여되는지에 대한 구체적인 깨달음이 더해졌다. 하지만 태양인 편은 1894년까지의 생각에서 조금도 진전시키지 못했다. 아마도 근거가 되는 자료가 부족했기 때문일 것이다.[27]

신본에 나온 사상인 병증론 편명에는 크게 나누어 보면 두 가지 정보[28]가 들어 있다. 소음인 병증론 편명은 신수열표열병론과 위수한리한병론이다. 여기에서 앞정보는 신수열과 위수한이고, 뒷정보는 표열병과 리한병이다. 앞정보에는 질병을 발생시키는 원인이 되는 장기(藏器)와 외부의 인자(因子)를 표시하고 있다. 뒷정보에는 질병이 나타내는 증상의 부위와 성격, 그리고 양태를 담고 있다. 뒷정보에 의하면 사상인의 병증을, 발생부위는 표(表)와 리(裡)로 나누고 성격이나 양태는 한(寒)과 열(熱)로 구분한다. 그리고 이 두 가지 요소가 결합되어 사상인의 병증은 표한(表寒)과 표열(表熱), 그리고 이한(裡寒)과 이열(裡熱)의 네 가지 양태로 표현된다.[29]

이 글의 서두(序頭)에서부터 집중하고 있는 병근에 관한 정보는 앞정보에 있다. 예를 들어 보자. 태음인 위완수한표한병이 있다. 여기에서 앞정보는 위완수한이다. 위완(胃脘)이 한기(寒氣)를 받았다는 뜻이다. 그럼 앞에서 말했듯이 질병을 발생시키는 원인이 되는 장기가 위완이어야 한다. 그런데 권도원 선생은 이 병증론을 동무 공과는 다르게 해석했다. 흔히 말하는 태음인 한증(寒證)의 대표적인 처방은 태음조위탕(太陰調胃湯)인데, 이 처방의 주 약재는 건율(乾栗)과 의이인(薏苡仁)이다. 이 두 약재는 대장(大腸)의 이상으로 발생하는 설사를 막아주는 것이 주된 효능이다. 그러니 이 약재가

---

27) 이 때문에 '태양인이 희소하다'는 인식이 더 확고해진 것 같다.

28) 간단하게 앞정보와 뒷정보라고 하자.

29) 8체질을 크게 두 가지로 구분하여 부교감신경긴장체질과 교감신경긴장체질로 나눈다. 부교감신경긴장체질은 속열하고 겉냉하며, 교감신경긴장체질은 겉열하고 속냉하다. 이때 사용하는 용어인 겉냉과 겉열, 속냉과 속열은 바로 표한과 표열, 이한과 이열의 다른 표현이다. 권도원 선생은 동무 공이 구분한 용어를 가져다 자기 식으로 해석하고 변형하였던 것이다.

들어간 태음조위탕을 통해 거꾸로 추리해보면, 이 병증은 대장에 한기가 들어서 대장의 수분대사기능에 장애를 초래하여 설사를 일으키는 상태인 것이다. 권도원 선생은 위완이 수한(受寒)한 것이 아니라 대장이 수한(受寒)한 것이라고 보았다는 말이다. 즉 태음인 한증(寒證)은 위완병이 아니고 대장병이라는 뜻이다. 그리고 소양인 비수한표한병도 동무 공과 다르게 보았다. 즉 소양인의 표한병은 비병(脾病)이 아니라 신병(腎病)이라고 했다. 그러니 소양인에서 표한증을 발생시키는 원인 장기는 신장(腎臟)이라는 것이다.

동무 공 사후에 함흥(咸興)에 있던 직계 제자들 사이에서는, 사상인의 병증을 각각 한증과 열증(熱證)으로 나누어 여덟 가지의 병증 체계로 보는 흐름이 형성되었다고 한다. 그런 인식을 이현재 선생은 한국전쟁이 일어나기 전에 동무 공의 제자들과 교류하면서 고스란히 이어받았다. 그리고 이현재 선생은 다른 도구 없이 사람의 용모사기(容貌詞氣)를 통해서 태소음양인(太少陰陽人)을 감별했다고 한다. 그래서 사상의약보급회나 이후의 사상의학회에서 회원 모임을 가질 때 신입회원이 있으면 가령 이렇게 소개를 했다는 것이다.

"저는 소양인 한증이고 평소에 형방지황탕(荊防地黃湯)을 먹습니다."

신입회원이 이렇게 자기소개를 하면 이현재 선생은 회원들을 향해 '이렇게 생긴 사람이 소양인 한증이니 이 사람의 용모를 잘 살펴보고, 말투를 주의 깊게 보라'고 했다고 한다. 물론 신입회원이 소개를 하기 전에 이현재 선생이 그 사람을 미리 감별했을 수도 있다. 권도원 선생도 이현재 선생을 처음 만났을 때 간이 약한 태양인이라고 감별을 받았었다고 하니 말이다. 그리고 오가피(五加皮)가 들어간 약을 먹어야 한다는 말을 들었다는 것이다.[30]

이런 분위기에서 권도원 선생은 사상의학을 공부했다. 그러면서 태소음양인의 네 가지 구분이 아닌 사상인을 한증과 열증으로 나눈 여덟 가지 구분법에 더 집중하게 되었을 것이다. 그리고 동무 공이 병증론 편명을 변경하게 된 과정을 궁리하면서 동무 공의 견해와는 다른 자신만의 깨달음이 생겼고, 그것이 병근 개념으로 발전한 것이라고 나는 생각한다. 즉 사상인 각각의 한증과 열증으로 구분한 8병증에 또한 해당 병증을 발생시키는 원인 장기가 하나씩 도출된 것이다. 그런데 장기는 각기 다른 여

30) 염태환(廉泰煥) 선생의 증언이다.

넓 장기가 아니다. 소음인과 소양인에서는 위(胃)와 신(腎)이 공통적으로 들어 있고, 태음인과 태양인에서는 대장(大腸)과 간(肝)이 공통적으로 들어 있다. 무슨 뜻인가. 소음인 병증론과 태음인 병증론 편명을 보자.

구분	병증론 앞정보	질병의 부위	질병의 원인	증상의 성격
소음인	신수열	신	신열(腎熱)	표열(表熱)
	위수한	위	위한(胃寒)	이한(裡寒)
태음인	간수열	간	간열(肝熱)	이열(裡熱)
	위완수한	대장	대장한(大腸寒)	표한(表寒)

소음인은 신이 강한 장기이고, 위는 약한 장기이다. 그리고 태음인은 간이 강한 장기이고 대장은 약한 장기이다. 소음인의 강한 장기인 신에서 발생하는 병증은 강한 신장이 열을 받아서 신열한 상태가 되고, 이것이 질병을 발생시키는 원인이 된다고 보았고, 그 병증의 증상 양태는 표열이라는 것이다. 또 소음인의 약한 장기인 위에서 발생하는 병증은 약한 위가 한기를 받아서 위한(胃寒)한 상태가 되고, 이것이 질병을 발생시키는 원인이 된다고 보았다. 그리고 증상의 양태는 이한(裏寒)이다.

사상인의 8병증에서 강한 장기로부터 생기는 병증은 실증(實證)으로 열증이 되고, 약한 장기로부터 생기는 병증은 허증(虛證)으로 한증이 되는 규칙성이 있다. 권도원 선생은 이런 인식을 자신의 체질침 논문에 넣어 놓았는데, 강한 장기로부터 생기는 병증을 1증(證)[31]이라 하고, 약한 장기로부터 생기는 병증은 2증(證)[32]이라고 하였다. 그러니 1증은 열증의 양상을 띠고 2증은 한증의 양상을 띤다.

『동의수세보원』의 사상인 병증론과 편명을 해석하면서 생긴 새로운 깨달음과 인식으로부터 권도원 선생은 체질침의 핵심 개념인 병근을 도출하게 된 것이다. 그리고 「62 논문」[33]의 8병증은 「1차 논문」[34]의 8병형(病型, morbidity)을 거쳐서 「2차 논문」[35]의 8체질(體質)로 연결되는 것이다.

또한 권도원 선생은 체질침의 체계를 만들면서 병근으로부터 발생하는 병리(病理)

---

31) 1st syndrome
32) 2nd syndrome
33) Dowon Gwon 「The Constitutional Acupuncture」 1962. 9. 7.

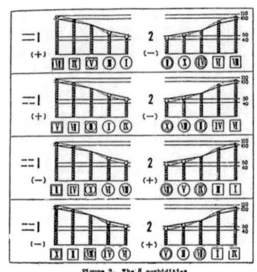

「1차 논문」의
8병형(病型, morbidity)

Figure 2. The 8 morbidities

를 두 가지로 구분하였다. 병근이 최강장기(最强藏器)이면 그것은 항상 너무 강해지려는 경향성을 가지고[36], 병근이 최약장기(最弱藏器)이면 그것은 항상 너무 약해지려는 경향성을 가진다[37]는 것이다. 이것이 병근 개념을 기본으로 한 체질침의 병리관이다.

四象人	病證論	病證 「62 논문」	病根 「1차 논문」	寒熱	8體質 「2차 논문」
太陽人	外感腰脊病	1病證	大腸實	熱	금음체질
	內觸小腸病	2病證	肝虛	寒	금양체질
少陽人	脾受寒表寒病	2病證	腎虛	表寒 겉냉	토양체질
	胃受熱裏熱病	1病證	胃實	裏熱 속열	토음체질
太陰人	胃脘受寒表寒病	2病證	大腸虛	表寒 겉냉	목음체질
	肝受熱裏熱病	1病證	肝實	裏熱 속열	목양체질
少陰人	腎受熱表熱病	1病證	腎實	表熱 겉열	수양체질
	胃受寒裏寒病	2病證	胃虛	裏寒 속냉	수음체질

34) Dowon Kuan 「A Study of Constitution-Acupuncture」
『國際鍼灸學會誌』 醫道의 日本社 1966.
35) Dowon Kuan 「Studies on Constitution-Acupuncture Therapy」
『中央醫學』 中央醫學社 1973. 9.
36) 최강장기의 과강화(過强化) : 1병증 / 1병형
37) 최약장기의 과약화(過弱化) : 2병증 / 2병형

■■■ Dragon fire

흔히 8체질의학(ECM)[38]이 사상의학(四象醫學)에서 나왔다고 말한다. 이것은 폼
(form)으로 볼 때 그렇다. 사상인(四象人)을 각각 둘로 나누어서 여덟 가지로 한 것은
맞다. 풀어서 말하면 태양인(太陽人)은 금양체질(金陽體質)과 금음체질(金陰體質)이고, 태
음인(太陰人)은 목양체질(木陽體質)과 목음체질(木陰體質)이며, 소양인(少陽人)은 토양체
질(土陽體質)과 토음체질(土陰體質)이고, 소음인(少陰人)은 수양체질(水陽體質)과 수음체
질(水陰體質)이다. 그러므로 동무(東武) 공(公)이 만든 폐(肺)와 간(肝), 그리고 비(脾/膵)와
신(腎)의 구조[39]는 그대로 8체질의 내장구조[40]에 계승되었다.

그런데 사상인론과 8체질론을 근본적으로 다르게 보아야 할 중요한 요소가 있다.
그것은 창시자의 철학적 배경이다. 동무 공의 철학(哲學)은 공맹(孔孟)의 유학(儒學)이
다. 권도원 선생의 신념은 기독교적 창조론(創造論)이다. 그래서 체질의학으로서 사상
의학과 8체질의학은 사람의 몸과 생명(삶)을 보는 인식과 태도가 다르다.

(1) 四臟 大小

사실 동무 공은 태양인과 태음인에서 폐와 간, 소양인과 소음인에서 비와 신뿐만
아니라, 폐비간신 사장(四臟)의 사상인별 대소(大小)에 관한 단서를 『동의수세보원』의
「확충론(擴充論)」에 남겨두었다.[41] (표. 『東醫壽世保元』의 四臟 大小) 동무 공은 오장(五臟)에
서 폐비간신(肺脾肝腎)과 심(心)의 자리를 다른 차원으로 구별[42]했다. 권도원 선생은 폐
비간신의 구조 안에 심이 들어갈 자리를 새로 정했다. 폐췌간신(肺膵肝腎)과 동일한 준
위(準位)에 심을 배치하였던 것이다. (표. 「62 논문」의 내장구조)

권도원 선생은 「62 논문」[43]에서 사상인의 내장구조를 최강(extra-strong), 강
(strong), 중간(moderate), 약(weak), 최약(extra-weak)으로 나누었다. 그런데 사상인에
서 심의 자리는 서로 다르다. 소음인과 태양인은 심이 약(weak)하고, 소양인과 태음인

---

38) Eight-Constitution Medicine
39) 금(金)과 목(木), 토(土)와 수(水)의 구조
40) 8체질의 최강장부와 최약장부
41) 「擴充論」 5條
42) 『東醫壽世保元』의 「四端論」 3條. 五臟之心中央之太極也 五臟之肺脾肝腎四維之四象也
43) 「The Constitutional Acupuncture」 1962. 9. 7.

『東醫壽世保元』의 四臟 大小「擴充論」

四象人	大	小
太陽人	肺 脾	腎 肝
太陰人	肝 腎	脾 肺
少陽人	脾 肺	肝 腎
少陰人	腎 肝	肺 脾

은 심이 강(strong)하다. 그러니까 동무 공이 정한 사장 대소의 중간에 단순하게 심을 넣은 것이 아니라는 것이다. 여기에는 아주 중요한 의미가 담겨 있다. 이것은 '소음인과 태양인은 심장부(心/小腸)가 약하고 심포장부(心包/三焦)가 강하며, 소양인과 태음인은 심장부가 강하고 심포장부가 약한 구조(構造)'를 표현한 것이다. 「62 논문」에서 해당하는 부분에 대한 번역을 옮긴다.

> 心臟腑(심/소장)와 心包臟腑(심포/삼초)는 拮抗的 위치에 있다. 그래서 弱한 心臟腑를 가지는 少陰人과 太陽人은 强한 心包臟腑를 가지며, 强한 心臟腑를 가지는 少陽人과 太陰人은 弱한 心包臟腑를 갖는다. 심장부가 强한 소양인과 태음인은 큰 臟腑를 갖는 유형의 부교감신경긴장형에 가깝고, 소음인과 태양인은 심포장부가 강해서 작은 장부를 갖는 유형의 교감신경긴장형에 가깝다. 고대인은 心臟腑를 君火, 人火라고 하고, 心包臟腑를 相火, 龍火라고 하였다.

「62 논문」의 내장구조

Viscera	So-Um Figure	So-Yang Figure	Tae-Um Figure	Tae-Yang Figure
The liver viscera	strong	weak	extra-strong	extra-weak
The heart viscera	weak	strong	strong	weak
The pancreas viscera	extra-weak	extra-strong	weak	strong
The lung viscera	moderate	moderate	extra-weak	extra-strong
The kidney viscera	extra-strong	extra-weak	moderate	moderate

N.B. The heart viscera consists of heart and small intestine.

(2) 古代人

동무 공은 『동의수세보원』을 저술하면서 『동의보감(東醫寶鑑)』에서 많은 부분을 인용하였다. 권도원 선생은 정규적인 한의학 교육과정을 이수하지 않았다. 사상의약보급회에 들어가서 권도원 선생이 처음 접했던 것은 이현재 선생이 전해준 사상의학 관련 저작이었을 것이다. 그런 후에 『동의수세보원』을 연구하면서 나중에 『동의보감』을 보았을 것이라고 짐작한다.

『동의보감』 「잡병편」 권3 화문(火門)에 보면, 군화(君火)와 상화(相火)에 대하여 금원사대가(金元四大家)가 언급한 대목이 나온다.

〈火有君相之二〉
五行各一其性 惟火有二 曰君火人火也 曰相火天火也 〈東垣〉
君火者 乃眞心小腸之氣所爲也 相火者 乃心包絡三焦之氣所爲也 〈丹心〉
〈火爲元氣之賊〉
人身有二火 曰君火猶人火也 曰相火猶龍火也 〈河間〉

이동원(李東垣)은 오행은 각기 그 성질이 하나인데 화(火)는 성질이 둘이라면서, 군화(君火)라 하는 것은 인화(人火)요, 상화(相火)는 천화(天火)라고 했다. 유하간(劉河間)은 사람의 몸에 두 가지의 화가 있는데, 군화(君火)라고 하는 것은 인화(人火)이고, 상화(相火)는 용화(龍火)라고 했다. 주단계(朱丹溪)는 군화는 심과 소장의 기가 하는 일이고, 상화는 심포락과 삼초의 기가 하는 일이라고 하였다.

이 화문에 인용된 금원의 의가들이 세운 개념에서 8체질의학을 떠받치는 중대한 통찰이 비롯되었다. 군화와 상화를 인화와 천화, 혹은 인화와 용화라고 명확하게 상대적(相對的)인 개념으로 설정한 것에 권도원 선생은 집중했던 것이다.

군화는 심화(心火)이고 사람의 몸에 있고(人火), 상화는 용화이며 하늘에 있다(天火). 군화는 심과 소장이 맡고, 상화는 심포락과 삼초가 하는 일이다. 「62 논문」에서 용어와 개념에 대한 직접적인 제공자로서 고대인을 'the ancient' 라고 단수(單數)로 표현한 것은 잘못이다.[44]

---

44) 국문으로 작성한 논문을 영문으로 번역한 사람은 따로 있을 터이니, 번역 과정의 실수일 수도 있다.

張介賓의 납천간법

天干	甲	乙	丙		丁		戊	己	庚	辛	壬	癸
經絡	膽	肝	小腸	三焦	心	包絡	胃	脾	大腸	肺	膀胱	腎
五行	木		火				土		金		水	

(3) 相火

전통한의학에서 상화는 적화(賊火)라 하여 원기(元氣)의 적으로 표현되었다. 권도원 선생은 상화가 생명의 근원과 닿아 있다고 보았다.[45]

장경악(張景岳)은 『유경도익(類經圖翼)』 3권, 「경락(經絡)」에서 납천간법(納天干法)으로 경락과 십간(十干)을 배속하면서 심, 소장과 심포, 삼초를 군화와 상화로 하여 동등하게 병화(丙火)와 정화(丁火)로 배당하였다. (표. 張介賓의 納天干法)[46]

권도원 선생은 1950년대 후반에 한국신학대학에서 학위과정을 했고, 그 이후에 한의사의 길로 들어왔다. 기독교의 창조론은 생명의 근원으로 조물주(造物主)를 상정한다. 조물주는 하늘(天)에 있고 하나(唯一)[47]이다. 권도원 선생은 생명의 본질은 불(火)이라고 규정했다. 논문 「화리(火理)」에서 우주에 충만한 생명의 근원을 우주원인화(宇宙原因火)라고 했고, '창조신의 절대자존을 상징하는 명칭'이라고 했다.[48]

---

45) 상화(相火 : Allelopyr)
  자화를 소유하는 생물과 지구의 생명운동은 태양의 자화와의 만남(火理)에서 이루어진다. 이때 태양의 자화는 모든 지상생물과 지구의 자화에 대하여 상화가 되며, 같은 이치로 태양이 행성들을 거느리고 공전하는 그 모항성의 자화는 태양의 자화에 대한 상화가 된다. 만물과 우주는 이와 같은 자화와 상화들의 화리의 법으로 단계 우주를 이루어 우주 화리의 본체인 우주원인화(Cosmoetiopyr)에 연결된다.
  「火理」 완성 : 1983. 10. 24. / 발표 : 1999년 『과학사상』 가을호
46) 염태환 『體質鍼診療提要』 윗고니사 2007. 5. 25. p.79
47) 권도원 선생은 1980년 7월에 『기독교사상』에 실은 논문인 「하나님攷」에서, '유일신으로서의 창조주'를 강조하였다.
48) 생명활동이란 생기(Vitality)의 활동을 뜻한다. 인체에는 자율신경이라는 생물 화리구조가 있어, 자화의 명령은 부교감신경을 통하고, 상화의 명령은 교감신경을 통하여 모든 장기에 전달되며, 그렇게 전달받은 장기들 또한 각각 고유한 생기를 발하여 생기의 통로인 경락을 통한 장기 상호간의 촉진과 견제의 유기활동을 하되, 자화와 상화의 통제를 따라 하므로, 생체의 명(明)과 온(溫)과 동(動) 등 화삼현(火三現)이 생명현상으로 발현된다.
  「火理」

권도원 선생은 여구혈의 경험[49] 이후에 본격적으로 체질침의 체계를 구상하게 된다. 이때 기반으로 삼은 것은 사암(舍岩) 선생이 구축한 장부허실보사법(臟腑虛實補瀉法)이다. 사암침 필사본인 《사암정오행(舍岩正五行)》에는 군화방(君火方)과 상화방(相火方)이 있다.[50]

이상에서 서술한 인식과 개념을 통해서 권도원 선생은 생명에 대한 조절은 화의 조절이라고 착안했던 것 같다. 그런 처방체계가 「62 논문」에서 제시한 부증(副證)에 대한 치료법이다. 이것은 심경/소장경과 심포경/삼초경을 응용한, 초보적이지만 체계적인 화조절법이다. 그리고 이후에 내부(internal)에 있는 화와 외부(external)에 있는 화에 대한 보조적인 치료법(assistant therapies)이 있다는 암시(暗示)[51]를 거쳐서, 「2차 논문」[52]에서 8체질에 나타나는 8종의 자율신경불안정상태를 조절하는 정신방으로 성립한다. 화경락(火經絡)인 심경/소장경과 심포경/삼초경을 통해서 화를 조절하는 처방이 자율신경을 조절하는 처방이라고 천명한 것이다. 생명활동은 자율신경을 통해서 유지되고 있으므로, 자율신경을 조절함으로써 불(火) 즉 생명에 대한 자극(조절)이 된다는 원리이다.

권도원 선생의 생명에 관한 탐구는, 전통한의학의 화(火)에 관한 이론과 경락 원리에 서양의학의 자율신경이론을 절묘하게 결합하여, 전혀 새로운 생명이론인 화리(火理)와 8체질론(아울러 8체질의학)을 탄생시켰던 것이다.

■■■ 리메이크

(1) 古典派

야나기야 소레이(柳谷素靈)는 일본 침구계(鍼灸界)의 거목(巨木)이다. 생애(1906~1959)

---

49) 여구가 Smoking Gun 『민족의학신문』 제1160호 2018. 10. 11.
50) 군화방은 심화(心火)를, 상화방은 간신화(肝腎火)를 조절하는 광증(狂症) 치료방이다.
51) 「A Study of Constitution-Acupuncture」 1965. 10.
52) 「Studies on Constitution-Acupuncture Therapy」 1973. 9.

는 길지 않았지만 많은 업적을 남겼다. 침구교육기관[53]을 만들었고 대학에서 강의[54]를 했으며, 연구소[55]를 설립하고 학회[56]를 조직했으며, 학술잡지[57]를 발간했는데, 특히 1938년에는 잡지 『蓬松』의 제호를 『醫道の日本』으로 바꾸어서 발간하면서 Ido-no-nippon-sha(醫道の日本社)를 설립하였다.[58]

1939년에 혼마 쇼하쿠(本間祥白)는 야나기야의 소개로 이노우에 케이리(井上惠理)의 문하(門下)로 들어갔다. 1940년 9월에 출범한 고전침구연구회(古典鍼灸研究會)의 중심 인물은 야나기야 소레이, 이노우에 케이리, 오카베 소도(岡部素道), 혼마 쇼하쿠 등이다.[59] 고전파(古典派)는 1940년대에 일본 열도(列島)에서 오행침(五行鍼)의 바람을 일으킨다. 일본 각지에 고전연구회 지부가 생겼고 다양한 임상경험들이 축적되었다. 이렇게 자신감을 축적한 고전파는 자신들의 체계를 경락치료(經絡治療)라고 새롭게 규정한다.

(2) 다케야마 신이치로(竹山晉一郎)[60]

다케야마 신이치로는 초년(初年)에는 병약(病弱)하여 오래도록 요양생활을 했다. 오사카시사신보, 도쿄시사신보에서 기자생활을 했고, 『동방의학(東邦醫學)』 편집자를 거쳐, 42세에 침구면허를 취득했다. 다케야마가 언론계에 있다가 침구계로 들어온 것은 그의 오랜 투병이력과 관련이 있겠지만[61], 그가 고전파 안에서 중요한 역할을 담당하는 인물이 된 것은 어떤 특별한 계기가 있었을 것이다.

1940년이 되기 전에 한반도로부터 사암결(舍岩訣) 필사본(筆寫本) 자료를 입수한 인물이 다케야마 신이치로일 것이라고 나는 추정한다. 그는 그것을 야나기야에게 전달

---

53) 素靈鍼灸塾(1927), 日本高等鍼灸學院(1935), 東洋鍼灸專門學校(1957)
54) 拓殖大學 漢方醫學 講師(1937)
55) 東京鍼灸醫學研究所(1931), 日本鍼灸醫學研究所(1943)
56) 日本漢方醫學會(1934), 日本醫學研究會(1938), 古典鍼灸研究會(1940)
57) 『東京鍼灸醫學誌』(1931), 『蓬松』(1938), 『醫道の日本』(1938)
58) 『醫道の日本』은 태평양전쟁의 발발로 1941년 3월에 휴간하였다가, 1946년 4월에 복간되는데 야나기야는 이때 『醫道の日本』과 관련한 권리를 토베소시치로(戶部宗七郎)에게 이양하였다.
59) 고전침구연구회를 중심으로 활동한 침구가(鍼灸家)를 고전파(古典派)라고 부른다.
60) 1900~1969
61) 오래도록 환자였던 사람이 어떤 계기를 통해서 오히려 치료자의 위치에 서게 된다는 스토리는 의약(醫藥)의 역사 속에서 종종 만나게 된다.

했고, 이후에 고전침구연구회가 설립되고, 그들이 경락의 오수혈(五兪穴)을 이용한 장부허실보사법(臟腑虛實補瀉法) 체계를 연구하는 시발점이 되었다고 생각한다.

그런데 소곡(小谷) 이재원(李在元)[62]에 의해 사암침법(舍岩鍼法)의 내용이 야나기야에게 전달되었다는 견해가 있다. 2013년에 경희대학교 대학원에 「사암침법의 발전과 해외 전파 과정 연구」라는 논문을 제출한 정유옹은, 『민족의학신문』 1164호[63]에 기고한 글에서 마치 소곡이 사암침법을 일본 침구계에 알린 것처럼 묘사하였다.

소곡이 타계(他界)한 1967년에, 소곡과 동향(同鄕)으로 평소 친밀했던 의림사(醫林社)의 배원식(裵元植) 사장은 이재원의 타계를 애도하는 글을 남겼다. 『醫林』 61호 78페이지에 이런 내용이 있다. 소곡은 49세에 일본에서 귀국하였는데, "歸國하자마자 舍岩 五行鍼法의 冊子를 入手하게 되자" 그때부터 연구를 시작했다는 것이다.

소곡은 17세에 도일(渡日)하여 일본에서 오행침이라고 불리던 침술을 배웠다. 해방이 되자 귀국하여 대구에 백중침술원을 열었다. 그 무렵에 사암침 필사본을 입수했다. 한국전쟁 중에 부산으로 이주하여 오행침구법연구원(五行鍼灸法硏究院)을 열고 침술업과 강습(講習)을 했다. 1963년과 1964년에는 다시 '대구시 대봉동 3구 177번지'에서 사암침구연구원(舍岩鍼灸硏究院)을 했다. 그리고 1965년부터 타계할 때까지는 부산에 있었다. 이재원은 삶을 마칠 때까지 치열하게 사암침법을 연구했다. 이것이 팩트라고 나는 믿는다.

(3) 鍼灸補瀉要穴之圖

고전파가 축적한 자료를 정리하고 저술하는 작업을 담당한 인물은 혼마이다. 혼마는 침구보사요혈지도(鍼灸補瀉要穴之圖)를 만들었고, 이를 해설한 책인 『침구보사요혈지도 설명서』[64]를 1941년에 출간했다. 이 도표는 여러 사람의 책에 실렸다.[65] 소곡 이재원은 1958년 12월에 등사(謄寫)하여 제본한 자신의 책[66]에 이 도표를 실었다. 하지만 출처를 표기하기는 않았다. 그래서 앞뒤의 사정을 잘 알지 못하는 후학들은 이 도표

---

62) 1901~1967

63) 2018. 11. 8.

64) 독일의 슈미츠 박사는 1955년에 이 책을 독일어로 번역하여 출간하였다.

65) 柳谷素靈 『鍼灸醫術の門』 醫道の日本社 (初版은 1948년)
　　張一宇 『五行鍼灸治療의 新硏究』 東洋綜合通信大學敎育部 1967.

66) 『陰陽五行鍼灸提要』

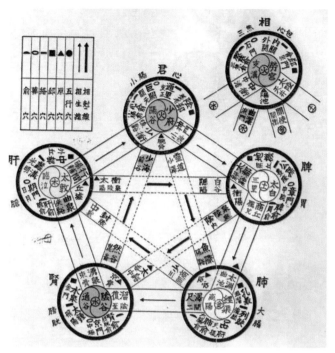

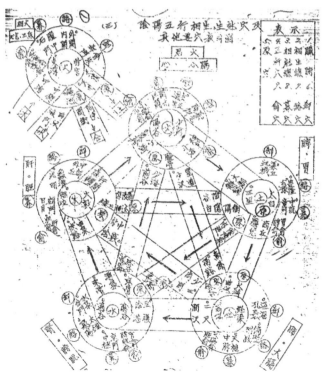

(위) 鍼灸補瀉要穴之圖
(아래) 李在元
『陰陽五行鍼灸提要』
五行鍼灸學術研究院
p.144 陰陽五行相生相
剋 及 其他要穴表의 圖

를 이재원이 만든 것으로 오해할 여지가 있다.

이 도표에서 오른쪽 윗부분인 2시 방향을 보면 상(相)이라고 표시된 삼초경(三焦經)과 심포경(心包經)이 별도로 그려져 있다. 그리고 이것은 군(君)으로 표시된 심경(心經)과 소장경(小腸經)으로만 연결된다.[67]

(4) 경락의 상호영향(mutual influence)

권도원 선생은 1962년 9월 7일에 완성한 체질침의 첫 논문인 「The Constitutional Acupuncture」에 '장부혈(臟腑穴)을 통한 경락의 상호관계'를 표현한 도표(diagram)[68]를 실었다.

이 도표에서 장(臟)과 부(腑)의 배치는, 12경락의 유주(流注) 순서에 따라 수경락(手經絡)과 족경락(足經絡)의 차례에 맞추어 배열하였다. 수경은 위[손끝]에서 아래로 장부혈의 순서대로 배열하였고, 족경은 아래[발끝]에서 위로 장부혈의 순서대로 배열하였다. 삼각형 표시(▼ ▲)는 경락의 유주방향을 나타낸다. 이것은 바로 영향력

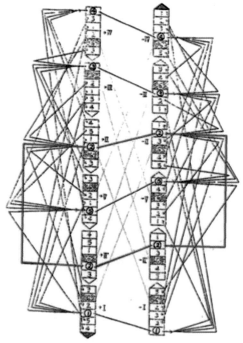

No. 2 The Mutual Relations of the Ching Los through The Viscera points

---

67) 이재원이 인용한 도표에서는 왼쪽 윗부분이다.

68) No. 2 The Mutual Relations of the Ching Los through The Viscera points

(influential power)의 방향이다. 서로 표리관계에 있는 장경락(臟經絡)과 부경락(腑經絡)은 자혈(自穴)로 연결된다.

이 도표에서 주목할 부분이 있다. 그림에 붉은 색으로 드러나게 표시한 것처럼, 심경(心經), 소장경(小腸經), 심포경(心包經), 삼초경(三焦經)은 각각의 자혈이 고리(環)처럼 연결되어 있다. 이 경우를 제외하고, 심포경과 삼초경은 장부혈을 통해서 다른 장부와 맺는 관계가 없다.

같은 내용을 이미 위 [3]에서 말하였다. 그래서 나는 권도원 선생이 만든 도표의 바탕에는 침구보사요혈도의 아이디어가 들어있다고 생각한다.

7 September, 1962

권도원 선생의 첫 체질침(體質鍼) 논문인 「The Constitutional Acupuncture」의 서론(Preface)에는 '7 September, 1962' 라고 적혀 있다. 이 날이 의미하는 바는 무엇인가?

(1) 청년 권도원

청년 권도원은 해방 전까지 백두산(白頭山) 아래 간도(間道) 지역에서 아동개척단의 인솔자로 있었다. 해방이 되자 귀국하여 서울에 있다가 가족을 이끌고 전라북도 옥구(沃溝)로 내려간다. 일본인들이 건설했던 불이농촌(不二農村)[69]을 불하해준다는 소식을 접했던 것이다. 그리고 정치활동에 참여하여 대한독립촉성국민회[70] 옥구군 위원장이 된다. 제헌의원 선거에 옥구군에서 출마한 이요한(李要漢) 후보의 당선에 기여하고 그의 신임을 얻었다.

한국전쟁 중인 1952년 8월 5일은 제3대 부통령을 뽑는 선거일인데, 이승만 대통령은 정치세력들의 예상을 뒤엎고 이범석 대신 함태영을 지명하여 당선시킨다. 이범석은 동년 7월 4일에 부산정치파동을 일으킨 자유당 당수였다. 이범석 측에서는 배신감

---

69) 1920년에 전북 군산과 옥구 지역의 호남평야에 320가구의 일본 농민들을 이주시켜서 건설했다.

70) 대한독립촉성국민회는 1946년 2월 8일에 결성된 우익 계열의 범정당 정치단체이다.

을 느끼고 크게 반발했는데 옥구군 미면(米面)에서 함태영의 선거운동을 했던 권도원은 생명의 위협마저 느끼고 해상(海上)을 통해 부산으로 피신한다. 1952년 9월에, 이승만 대통령이 자유당 전북도당 위원장인 이요한을 전북 도지사에 지명한다.

도지사가 된 이요한은 자신의 정계 입문을 도와 준 권도원의 공을 잊지 않고 부산에 피신해 있던 그를 직접 찾아간다. 그리고 자신의 비서실장을 맡아달라고 부탁한다.[71] 권도원이 함태영의 당선과 관련하여 신변에 위협을 느낀다고 말하자 자신이 자유당 도당위원장이므로 자유당 세력 안에서의 갈등문제는 크게 염려하지 말라고 하며 재차 당부하였다. 청년 권도원은 비서실장이 될 것을 수락하였다. 그리고 전북도지사 비서실장으로 2년간 근무하였다. 이렇게 청년 권도원은 정치 지향이었고 이승만을 지지하는 인물이었다.

서른네 살이었던 1954년에 권도원은 돌연히 상경한다. 그런 후에 그는 40대가 시작될 때까지 한동안 자신의 이름을 공개적으로 내걸지 못했다. 그는 사상의약보급회(四象醫藥普及會)와 사상의학회(四象醫學會)[72]란 우산 아래에서 권일봉(權一峰)과 권항전으로 존재했다. 상경 후에 그는 사상의약을 연구하고 보급하는 일, 그리고 그것에서 파생된 행위를 통해서 경제를 해결하고 있었지만 그의 미래는 불투명했다. 그것은 법과 제도가 인정한 직업이 아니었다.

그래서 한국신학대학에 들어가서 목회자가 되려고 했던 것 같다. 그는 국학대학(國學大學) 국문과 졸업장을 통해서 한국신학대학 신과(神科) 석사과정에 들어갔다. 그런데 신과를 졸업하는 1958년이 되었을 때, 주변에서 모두 목회자가 되는 것을 말렸다고 한다. 그는 다른 목표를 세워야만 했다. 그래서 동숭동에 있던 서울대 문리대에 개

---

71) 제헌국회의원에 당선되었을 때도 의원비서관이 될 것을 제안하였으나 권도원은 다른 할 일이 있다면서 거절한 바 있었다.

72) 사상의학회 발족 『동아일보』 1957. 4. 28.
   사상의약보급회에서는 지난 4월 18일 사상의약의 개조 의성 이제마씨 제121회 탄일 기념좌담회에서 유기체 창립에 관하여 협의한 결과 오는 4월 30일 하오 2시부터 시내 명동 동방문화회관에서 사상의학회(가칭) 발기대회를 개최한다는 바 동지들의 다수 참회를 바란다고 한다.
   부서 임원 등 선정 『동아일보』 1957. 5. 3.
   지난 4월 30일 시내 명동 동방문화회관에서 개최된 사상의학회 창립총회에서는 다음과 같이 부서와 임원을 선정하고 다수 입회를 희망한다는데 동회 사무처는 서울 다동 85번지에 두었다고 한다.
   ▶회장 李賢在 ▶부회장 權一峰 ▶조직부장 김희중 ▶재무부장 이배진 ▶연구부장 김광수 ▶계몽부장 김경렬 ▶감찰부장 성낙소

설된 ELI에 등록한다. 영어를 배우고 미국으로 유학을 가서 심리상담가가 되려고 했다는 것이다. 그때 눈병이 났고, 이노우에(井上惠理)의 취혈표에서 여구(蠡溝)혈이 들어 있던 치료처방을 발견하였고, 얼마 후에는 체질침을 창안하게 된다.

1958년까지 동무 이제마의 탄일(誕日)과 관련한 신문 기고는 사상의학회 회장이던 이현재(李賢在)의 몫이었다.[73] 그런데 1959년에는 이례적으로 부회장인 권항전(權巷全)이 글을 실었다.[74] 4월 26일, 동아일보에 권항전이 '사상의학의 창시자'란 제목으로 쓴 글은, 권도원의 이삼십대에 대한 배경 지식이 있으면 더 깊이 이해할 수 있는 글이다. 표면적으로 그는 이제마의 업적을 칭송하고 있지만, 그의 내부에는 획기적인 '체질침의 창안'이라는 특별한 자부심이 충만해 있었다고 생각한다.

(2) 權巷全

권도원 선생이 체질침을 창안(創案)한 시기는, 1958년에 한국신학대학 신과를 마친 후부터 동아일보에 '사상의학의 창시자'를 기고한 1959년 4월 사이일 것이다. 체질침으로 이현재 선생의 비서를 처음 고쳤고, 비서의 지인이 오래도록 앓던 불면증도 고쳤다. 그 지인은 체질침의 놀라운 효력에 반해서, 자신이 소유한 명동 국제빌딩에 있는 사무실 하나를 치료소로 쓰라고 빌려준다. 2층에 도심다방이 있던 국제빌딩 앞은 전국에서 모여든 병자들로 장사진을 이루게 된다.

권항전은 기고에서 동무 이제마의 사상의학을 자신만의 언어로 해설한다.

"사상의학을 고찰하여 본다고 하면 먼저 이 의학은 「체질의학」이라는 이름으로 바꿔 말할 때 가장 간명한 설명이 될 것이다"라고 썼다. 아마도 사상의학(四象醫學)을 체질의학(體質醫學)이라고 공개적으로 천명한 최초의 인사(人士)일 것이다.

사상의학이란 사형태적(四形態的) 체질의학으로, 불균형(不均衡)한 내장조직(內臟組織)의 경향성[75]으로 인한 불균형이 심화된 것이 백병의 근원이라고 하였고, 동무 공의 『壽世保元』은 새 인간학이요, 새 철학이라고 평가하였다. 권항전은 사상의학의 혜택이 "널리 세계에 미치도록 선양(宣揚)해야 할 것이다"로 글을 맺었다. 이 말은 널리 세

---

73) 의성 이제마 선생의 120회 탄일을 맞아 『동아일보』, 1956. 4. 13.
   인간과 사상 『동아일보』, 1958. 5. 7.
74) 사상의학의 창시자 『동아일보』, 1959. 4. 26.
75) "大實한 臟器는 더욱 힘이 증가되어 지나치게 盛하고 小弱한 臟器는 더욱 힘이 減退되어 지나치게 衰하게 되기 쉬운"

계에 선양해야 할 임무를 맡은 사람이 바로 자신이라는 다짐이라고 나는 생각한다. 그에게는 사상의학이 있고, 또 동무 공은 갖지 못했던 체질침이 있었던 것이다. 이것이 권항전이 사상의학을 체질의학이라고 천명한 숨은 뜻이다.

(3) 한의사의 길

1960년대 초는 우리 사회의 격변기였다. 1960년의 3.15부정선거를 통해서 4.19혁명이 일어났고 이승만의 자유당 정권이 붕괴했다. 1961년 5.16 쿠테타는 기나긴 군사독재의 서막이었다. 권도원 선생이 롤모델로 삼았던 이승만은 몰락했고, 이승만처럼 미국에 가서 박사가 되고 또 국제적인 인물이 되고 싶었던 권도원 선생의 꿈도 눈병사건을 통해서 좌절을 겪었다.

하지만 좌절은 새로운 기회였다. 그는 체질침을 만들었다. 그리고 1960년에 그의 삶의 키(舵)를 쥔 인물인, 동양의대에 출강하던 노정우가 있었다. 권도원 선생은 1960년과 1961년에 있었던 두 번[76]의 한의사국가시험응시자격검정시험을 거쳐서, 1962년 3월 21일에 치러진 한의사국가시험에 합격하여 1962년 3월 26일에 한의사가 되었다. 한의사 면허번호는 1295이다.

한의사가 된 권도원 선생은 마흔두 살이다. 중학교 진학도 어려웠던 궁핍했던 어린 시절, 미국이나 일본으로 유학갈 수 있었던 기회의 박탈, 일본 경찰의 감시를 견디지 못해 떠났던 간도에서의 생활, 20대 후반기를 사로잡았던 정치활동, 유년시절부터 자신을 지탱해주던 기독교적 신앙에 따른 목회자의 삶이 좌절되는 등 굴곡을 겪었는데, 지난날을 돌아보면 한의사란 직업은 참 뜻밖이라고 생각했을 것이다.

그에게는 경제적으로 불우했던 시절에 대한 보상심리와 정규적인 교육을 체계적으로 받지 못한 학력 콤플렉스 같은 것이 있었는지도 모르겠다. 아마도 이로 인해 한의사로서 세속적인 성공보다는 독창적인 업적을 통해 국제적으로 인정받는 인물이 되고픈 욕망이 있었던 것 같다. 기회는 생각보다 빨리 다가왔다.

중화민국 타이페이에서 국제학술대회[77]가 개최된다는 소식을 접했던 것이다.

---

76) 제10회, 제11회 한의사국가시험응시자격검정시험

77) 1961년 5월 27일부터 30일까지 독일 뮌헨에서 제11차 국제침술학회(International Acupuncture Conference)가 열렸다. 중화민국침구학회의 회장인 오혜평(吳惠平) 박사가 11차 학회에 참석한 경험이 있다. 중화민국침구학회가 개최한 학술대회는 이 전통을 이어서 제12차 國

(4) 旅券

국제학술대회에 참가하기 위해서는, 먼저 주최 측에 참가신청서와 논문의 개요나 초록을 보내서 참가 승인을 얻고, 초청장을 받으면 논문 초고를 작성하고, 그런 후에 번역을 하여 발표논문을 완성하는 순서를 거치게 될 것이다.

1962년 9월 7일은 체질침 논문의 영문 번역본이 완성된 날짜일 것이다. 학술대회 개최 공고를 본 것, 참가신청과 승인, 초청장 접수, 논문 초고 작성, 영문번역에 이르는 일련의 과정이 권도원 선생이 한의사 생활을 시작한 1962년 4월 이후로 9월 7일 사이에 이루어졌다. 그런데 타이페이에 가려면 중요한 절차가 남았다. 여권(旅券) 수속이다.[78]

의림사(醫林社) 사장이던 배원식 선생은 1961년에 일본 동양의학회의 초청으로 도일하였는데, 1961년 2월 10일에 초청장을 받고, 여권 수속을 시작하여 4월 10일에 여권이 나왔다. 그런 후에 4월 26일에 입국허가를 받아 4월 27일에 출국하였다. 배원식 선생의 예로 보면 여권 수속에만 2개월이 소요되었고, 초청장을 받고 출국하기까지는 2개월 반 정도가 걸렸다. 결과적으로 권도원 선생은 학술대회에 가지 못했다. 중화(中和)한의원의 우인평 원장이 학회에 다녀온 후 『동아일보』에 기고한 글에서, "여권 수속 등 사정에 의하여 필자만이 단독으로 참가하게 되었음은 매우 유감된 일이었다" 고 하였다.

1962년 9월 28일 오후 6시부터 서울시민회관 소강당에서 서울특별시한의사회가 주최한 제1회 한의학연구발표회가 열렸다. 이종해(李鐘海) 회장은 개막사를 했다.

"그리고 鍼灸學에 대해 발표하는 선생 가운데 今般 중국 臺灣에서 열리는 東南亞鍼灸學會(대회일자 10월 6일~8일)에 초청받은 분이 있어 그 학회에 가서 발표할 演題를 떠나기 전에 국내 여러 선생들 앞에 한번 발표하는 것도 큰 意義가 있지 않을까 생각됩니다."

연사는 여섯 명이었다. 권도원 선생의 연제는 '체질침구학에 대하여' 이다. '체질침 첫 논문' 의 일부는 이 자리에서 발표되었다. 그리고 논문은 오래도록 감춰져 있었다.

際鍼灸學會 亞洲地區大會라고 칭하였다.

1962년 10월 6일부터 8일까지 중화민국 국회의사당인 中山堂에서 개막하였으며, 30개국에서 200여명이 참석하였다. 학술대회의 주의제는 '침구의학의 과학적 연구 발전' 이었다.

78) 여권을 발급 받았다는 것 자체가 일종의 특권처럼 여겨지던 때였다.

(1) 장부방과 신경방

체질침 치료처방은, 장부(臟腑)의 강약(强弱)을 조절(補/瀉)하는 장부방(臟腑方)과 자율신경(自律神經)을 조절하는 신경방(神經方)으로 크게 나뉜다. 장부방과 신경방이 구분되어 있다는 의미는, 『빛과 소금』 113호[79]에 나오는 8체질의 정의에 잘 표현되어 있다.

"8체질이란 심장, 폐장, 췌장, 간장, 신장, 소장, 대장, 위, 담낭, 방광 그리고 자율신경의 교감신경, 부교감신경의 12기관의 기능적인 강약배열의 8개 구조를 말한다."

이 정의에서 '그리고'를 경계로 심장부터 방광까지 10장부의 강약배열과 자율신경인 교감신경과 부교감신경의 강약배열이 별개라는 것이다. 이에 따라 장부의 강약을 조절하는 것이 장부방이며, 자율신경의 강약을 조절하는 것이 신경방이다.

현재[80] 사용되고 있는 처방체계에서 토양체질(Pan.)과 수양체질(Ren.)의 치료처방을 예로 들면 아래 표와 같다.

토양체질(Pan.)과 수양체질(Ren.)의 장부방과 신경방

Ren.	水 金 木 / 火 土					Ren.
	IX K	VII D	I	III F	V Z	
+	V'5 IX'5 태백 태계	III'3 VII'3 소부 어제	III'P	III'5 신문	V'5 III'5 태백 신문	III'3 V'3 소부 대도	−
−	VII'7 IX'7 경거 부류	IX'9 VII'9 음곡 척택		III'9 少海	VII'7 III'7 경거 영도	IX'9 V'9 음곡 음릉	+
	X K'	VIII D'	II	IV B	VI V	
+	VI'6 X'6 삼리 위중	IV'4 VIII'4 양곡 양계	IV'P'	IV'6 小海	VI'6 IV'6 삼리 小海	IV'4 VI'4 양곡 해계	−
−	VIII'8 X'8 상양 지음	X'10 VIII'10 통곡 이간		IV'10 전곡	VIII'8 IV'8 상양 소택	X'10 VI'10 통곡 내정	+

---

79) 8체질을 압시다 『빛과 소금』 〈113호〉 두란노서원 1994. 8.

80) 2018. 6.

토양체질과 수양체질은 장부의 강약배열이 정반대라서 치료에 사용되는 장부혈의 구성은 동일하다. 다만 자침을 할 때 각 장부혈에 행해지는 영법(迎法/-)과 수법(隨法/+)이 정반대가 된다.

각 체질에서 장부의 강약서열은 10장부가 순서대로 배열되어 있지만, 중간장기가 되는 두 장부는 치료에 활용하지 않는다. 즉 중간장기 두 장부에 해당하는 경락은 자극하지 않고, 두 경락에 속한 장부혈은 치료처방으로 사용하지 않는다. 앞장의 표에 보이듯이 토양체질과 수양체질의 내장구조를 오행 속성으로 표현하면 [水 金 木 / 火 土]이다. 이때 중간장기는 목(木)에 속한 간(肝/ I)과 담(膽/II)이다. 그래서 이 두 체질에서 사용 가능한 장방(臟方)은 신방(IX), 폐방(VII), 심방(III), 췌방(V)이고, 부방(腑方)은 방광방(X), 대장방(VIII), 소장방(IV), 위방(VI)으로 장부방은 모두 8개 처방이다.

그리고 자율신경을 조절하는 신경방은 장방인 심방(III')과 부방인 소장방(IV')이 운용된다. 위 표에서 알 수 있듯이 장부를 조절하는 장부방은 네 개의 장부혈(臟腑穴)로 구성되고, 신경방은 두 개의 혈로 구성되어 있다. 장부방을 구성하는 네 혈은 송혈(送穴)과 수혈(受穴), 송혈과 수혈의 구조인데, 신경방은 송혈이 사용되지 않고 단지 수혈과 수혈, 두 혈로 이루어져 있다.

8체질의 내장구조에서 중간장기에 강약이 전혀 없는 것은 아니다. 중간장기의 강약은 병근(病根)이 되는 장부의 강약에 치우치게 된다. 위의 토양체질과 수양체질은 병근이 되는 장기가 신장(腎臟/IX)인데, 토양체질의 경우는 약한 신장이 더 약해지려는 경향을 가지는 것이 병근이고, 수양체질의 경우는 강한 신장이 더 강해지려는 경향을 지니는 것이 병근이다. 그래서 토양체질의 내장구조에서 중간장기인 간과 담은 약한 쪽으로 치우쳐 있고, 수양체질에서 간과 담은 강한 쪽으로 치우쳐 있다. 그런데 8체질의 내장구조에서 중간장기는 균형추의 의미를 지니고 있어서 그 장기를 직접 자극하지 않는다. 또한 금양체질(Pul.)과 목양체질(Hep.), 그리고 토음체질(Gas.)과 수음체질(Ves.)의 경우처럼 심(心/III)과 소장(小腸/IV)이 중간장기인 네 체질의 경우에는, 위에서 말한 것처럼 심장과 소장을 직접 조절할 수가 없다. 나아가 신경방으로 심방(III')과 소장방(IV')을 활용할 수도 없다. 그래서 이 네 체질의 경우에는 심/소장과 심포(心包)/삼초(三焦)의 길항구조를 이용하여 심방과 소장방 대신에 심포방(III'')과 삼초방(IV'')을 신경방으로 운용한다.

이상이 현재 운용되고 있는 체질침 처방체계의 장부방과 신경방에 대한 간략한 설명이다. 각 8체질에 장부방은 8개 처방이 있고, 신경방은 두 개 처방이 있다. 3단방 이상의 체질침 고단방(高段方)에서 선두(1단)에 장방(臟方)이 오면 장방인 신경방을 쓰고, 선두방이 부방(腑方)이 되면 부방인 신경방을 운용한다.

나는 현재 운용되고 있는 체질침 처방체계가 1992년 말(末) 쯤에 성립된 것으로 추정한다. 그리고 이 체계는 그 이후에는 공식적으로 변화된 적이 없이 현 시점까지 지속적으로 사용되고 있다. 나는 현재의 이 치료체계를 지지한다.

체질침 처방체계는 탄생[81] 이후로 계속 변화해 왔다. 체질침 처방체계가 변화해 온 역사는 가장 효율적인 자극(치료 效能)의 순서를 찾아내려는 연속적인 실험과 노력의 과정이었다고 생각한다. 그렇다면 체질침의 출발 당시에는 어떤 상태였을까?

(2) 「62 논문」의 치료처방 체계

1962년 9월 7일에 완성된 「62 논문」[82]은, 1962년 10월 6일부터 3일간 중화민국 타이베이에서 열린 제12차 국제침술학회에 참가할 목적을 가지고 있었다. 하지만 학술대회 참가는 여권수속 문제에 얽혀서 좌절되었다. 그런 결과 때문인지 다른 문제나 이유가 있었던지 이 논문은 잊히고 또 감춰졌다. 체질침의 「1차 논문」[83]이라는 영예는 1965년 10월 20일에 도쿄 동경문화회관에서 발표한 체질침 논문[84]이 차지했다.

8체질의학 입문자들은 당연한 듯이 「1차 논문」을 '1차' 라고 생각하고 공부를 시작한다. 1968년에 경희대학교 대학원에서 체질의학 전공으로 권도원 교수의 지도를 받고 석사학위 논문을 제출한 염태환(廉泰煥) 선생은, 체질침에 관한 내용으로 논문[85]을 작성했지만 참고문헌에 「62 논문」을 언급하지 않았다. 그 논문의 존재를 진심으로 몰랐던지, 아니면 고의로 누락했던지 둘 중에 하나일 것이다. 만약 고의였다면 그건 지도교수의 의중을 반영했을 것이다.

누구의 권유에 의하거나 스스로의 결정에 의해 입문하거나, 대다수의 체질침 입문자들이 일차로 처음 접하는 논문은 그야말로 「1차 논문」이었을 것이다. 그러면서 체질침은 어떤 원리로 구성되어 있는지 막연하게 혼자서 궁리해야만 했을 것이다.[86] 왜

---

81) 1958년 말(末)에서 1959년 초(初) 사이라고 추정한다.
82) 「The Constitutional Acupuncture」 1962. 9. 7.
83) The 1st Paper
84) 「A Study of Constitution-Acupuncture」
85) 염태환 「土象人 제2병태의 임상학적 관찰」

냐하면 「1차 논문」과 「2차 논문」[87]의 그 어디에도 체질침의 원리에 관한 설명이 없기 때문이다. 그건 또 왜냐하면 체질침의 기본적인 원리는 이미 「62 논문」에 모두 설명되어 있기 때문이다. 그래서 이 논문 이후에 작성된 논문에 중복해서 설명할 필요가 없었던 것이다.

「62 논문」에 대한 지식과 정보가 없이 체질침을 공부하게 되면 발생하는 또 다른 문제는 좀 더 심각하다. 「62 논문」이 「1차 논문」에 앞서서 존재한다는 것을 아는 것과, 「1차 논문」보다 앞선 「62 논문」의 존재를 모르는 것과는 체질침 처방체계를 인식하는 방식과 안목에 현저한 차이가 생기기 때문이다.

「62 논문」의 존재를 모르는 경우에, 보통은 「1차 논문」은 체질침 기본방(1단방)을 보고한 것이고, 「2차 논문」은 체질침 2단방 체계를 보고한 것이라고 단순하게 인식한다. 체질침 처방단계의 변화가, 마치 연대순으로 1단방에서 2단방으로 진행된 것처럼 오해하게 된다는 것이다. 1차는 1965년이고 1단방이고, 2차는 2단방이고 1973년이니, 그런 후에 권도원 선생이 논문으로 발표는 하지 않았지만, 다음에는 얼마간 세월이 흐른 후에 3단방이 나왔겠거니 하고 짐작하게 된다. 그리고 신경방을 이용한 2단방인 정신방[88]은 「2차 논문」에 와서 등장하므로, 체질침의 자율신경조절법은 그때 비로소 공식적으로 등장한 것이라고 믿게 될 수 있다.

결론적으로 말하자면 체질침의 처방체계는 그렇게 단순하게 발전하지 않았다. 체질침은 출발에서부터 장부방과 자율신경조절방으로 구분된 처방체계를 가지고 있었다. 숨겨졌던 논문인 「62 논문」에 그 증거가 있다. 논문의 말미(末尾)에 나오는 표 7.이다. 표의 제목은 [No.7 The Table of Constitutional Management]이다, 번역하면 '체질관리표'로, 「62 논문」이 제시하는 치료체계를 총정리해 놓은 표이다.

뒷장에 나오는 그림은 체질관리표의 소음인 부분을 편집한 것이다. 논문의 원본과 번역이다.

---

86) 2000년 이전에 입문했던 사람들은 거의 이런 상황이었을 거라고 짐작한다.
87) The 2nd Paper 「Studies on Constitution-Acupuncture Therapy」 1973. 9.
88) 기본방 + 정신부방

Constitution	Main Syndrom	Pulse	Fever & Coldition	Defecation	Side	Treatment Formula	
						Rapid Effective way	Radical Curing way
1st	Bladder Extra-Strong	Left Chih. (R) Floating & Strong	External Fever	Constipation	Left	+I.1a, +VI.1a	III.1 f, +VI.3 f, IV.5 a
	Pancreas Extra-Weak	Right Kuan.(R) Sinking & Weak				-I.3 f, -II.1 f	-V.5 a, III.5 d III.3 f
2nd	Stomach Extra-Weak	Right Kuan. Floating & Weak	Internal Chill	Diarrhea	Right	+II.3 f, +II.1 f	IV.5 a, III.5 a III.1 f
	Kidney Extra-Strong	Left Chih. Sinking & Strong				-I.1 a, -VI.1 a	I.5 f, -V.1 f V.5 a

Main Syndrom

	Dependent Syndrom	Sign	Treatment Formula
1st	Heart Weak	Unquietness Epigastric Pain	-V.5 a, -I.5 a
	San-Chiao Strong	Head Hyperhidrosis	+III.1 a
2nd	S. Intestine Weak	Cold of Extremity Tinnitus	IV.5 a, +II.5 a
	Sin-Pao Strong	Ingection	-I.1 a

No. 7
The Table of
Constitutional Management
(소음인 부분)

Dependent Syndrom

사상인(四象人)을 1증과 2증으로 나누고, 주증(主證)과 부증(副證)의 증상(특징)과 치료 처방이 별도로 제시되어 있다. 부증 치료처방은 심경과 소장경, 그리고 심포경과 삼초경을 이용하는 자율신경조절방이다. 주증 치료처방과 부증 치료처방이 차례로 함께 시술되는 경우라면 이것은 2단방인 정신방(精神方)의 원초적(原初的)인 형태가 되는 것이다.

體質		Main Syndrom 主證	脈	寒熱	排便	症狀發顯	治療處方					
							速效方			根治方		
少陰	1st	膀胱最強	左尺 浮強	겸熱	便秘	左	臨泣 束骨 a	三里 委中 f	通谷 a			
		脾最弱	右關 沈弱				少府 大都 f	陰谷 陰陵 a	太白 f			
	2nd	胃最弱	右關 浮弱	命冷	泄瀉	右	陽谷 解溪 f	通谷 內庭 a	三里 f			
		腎最強	左尺 沈強				大敦 湧泉 f	太白 太谿 f	陰谷 a			

主證

	Dependent Synd. 副證	Sign 徵候	治療方
1st	心弱	不安, 上腹部痛	陰谷 少海 a
	三焦強	頭部發汗過多	中渚 a
2nd	小腸弱	末端冷症, 耳鳴	通谷 前谷 a
	心包強	感染	中衝 a

副證

표 7. 체질관리표
(소음인 부분)

▬▬ 1963년 [체질침(體質鍼) 치험례(治驗例)]의 분석

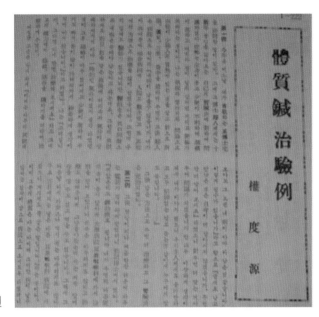

[體質鍼 治驗例] 권도원

　권도원 선생은 이 글[89]을 탈고하고 자신의 생일[90]을 맞아 1963년 10월 23일에 『大韓漢醫學會報』에 투고하였다. 1962년 4월에 한의사가 된 후에 한의사협회의 기관지에 처음으로 자신의 글을 싣게 된 것이다. 단지 생일을 기념하여 투고하지는 않았을 것이다. 이 글의 이후에도 그렇고 권도원 선생이 한의계 매체에 실은 글은 모두 분명한 목적이 있었다.

　나는 [체질침 치험례]를 2001년에 처음 분석했었고, 그 결과를 2009년에 『학습 8체질의학』[91]에 실었다. 그때까지는 이 글이 지닌 의미를 제대로 알지 못했다. 이 치험례는 다섯 가지의 임상사례이고 치험례를 서술하고 후미(後尾)에 체질침 치료 방법에 대

---

89) 체질침 치험례 『대한한의학회보』 7호 p.4~5 1963. 11.

90) 자신의 생일을 스스로 기억할 수는 없다. 그의 출생을 지켜본 사람들이 대신 기억하는 것이다. 그들은 보통은 부모이거나 조부모이거나 형이거나 누나일 것이다.
　　그런데 여러 가지 사정으로 인해 본디 자신이 태어난 날과 다른 날짜로 호적에 기록되기도 한다. 나는 다만 기록된 것을 참고하였다.
　　『회원명부』 사단법인 대한한의사협회 p.30 1992. 3. 15.

91) 이강재 『학습 8체질의학』 행림서원 2009. 11.

한 설명을 덧붙였다. 다섯 명의 환자는 부부 한 쌍과 부모와 딸, 두 가족이다.[92] 다섯 사례를 간단히 요약해 본다.

(1) 제1례

이 사례는 신장염(腎臟炎) 치험례이다. 환자는 소양인(少陽人) 1증(證)으로 변증(辨證)하였다. 치료에 사용한 혈은 6혈(穴)로 [商陽 厲兌(-) 臨泣 陷谷(+) 三里 委中(-)][93]이다.

[상양 여태(-) 임읍 함곡(+)]은 소양인 1증의 병근(病根)에 대한 조치로 土(-)하는 위사방(胃瀉方)이다. [삼리 위중(-)]은 방광경(膀胱經)에 대한 土(-)로 水(+)할 목적을 가진 방광보방(膀胱補方)이다. 그러므로 이 처방은 나중에 「2차 논문」[94]을 통해 발표한 체질침 2단방에서 토음체질(土陰體質)[95]의 부계염증방[胃瀉膀胱補 ⅥsⅩt]과 비슷한 의미이다. 다만 자침 순서에는 차이가 있다.

(2) 제2례

이 사례는 치아통(齒牙痛) 치험례이다. 이 환자가 가진 이통(耳痛)을 치아의 통증으로 보았다. 환자는 태양인(太陽人) 1증으로 변증하였다. 치료에 사용한 혈은 7혈로 [陽谷 陽谿(+) 通谷 二間(-) 商陽 竅陰(-) 崑崙(+)]이다.

[양곡 양계(+) 통곡 이간(-)]은 태양인 1증의 병근에 대한 조치로 金(-)하는 대장사방(大腸瀉方)이다. [상양 규음(-)]은 담경(膽經)에 대한 金(-)로 木(+)할 목적을 가진 담보방(膽補方)이다. 곤륜(+)는 火(+)로 水(-)의 의미가 있다. 태양인 1증은 금음체질(金陰體質)[96]이다. 이와 같이 대장사담보(大腸瀉膽補)하는 방식은 「2차 논문」에서 금음체질의 부계염증방(腑系炎症方 ⅧsⅡt)과 비슷하다.

---

92) 제1례와 제2례의 주인공이 부부이고, 제3례, 제4례, 제5례는 부모와 그들의 딸이다.

93) (+)는 수법(隨法)이고, (-)는 영법(迎法)이다.

94) 「Studies on Constitution-Acupuncture Therapy」 『中央醫學』 1973. 9.

95) 소양인 1증은 「1차 논문」에서는 토상인(土象人) 부질(腑質)이라고 하였고, 「2차 논문」에서 토음체질이라고 명명되었다.

96) 태양인 1증은 「1차 논문」에서는 금상인(金象人) 부질(腑質)이라고 하였고, 「2차 논문」에서 금음체질이라고 명명되었다.

(3) 제3례

이 사례는 종괴(腫塊) 치험례이다. 환자는 태양인 2증으로 변증하였다. 치료에 사용한 혈은 7혈로 [陰谷 曲泉(+) 經渠 中封(-) 陰陵泉(+) 大敦 少商(+)]이다.

[음곡 곡천(+) 경거 중봉(-)]은 태양인 2증의 병근에 대한 조치로 木(+)하는 간보방(肝補方)이다. [음릉천(+)]은 췌경(膵經)에 대한 水(+)로 土(-)할 목적을 가진 췌사(膵瀉)의 의미이다. [대돈 소상(+)]은 폐경(肺經)에 대한 木(+)로 金(-)하는 폐사(肺瀉)의 의미가 있다. 종괴라서 다양한 목표를 설정하여 치료한 것 같다.

(4) 제4례

이 사례는 설사(泄瀉) 치험례이다. 환자는 태양인(太陽人) 1증으로 변증하였다. 치료에 사용한 혈은 6혈로 [陽谷 陽谿(+) 通谷 二間(-) 商陽 竅陰(-)]이다.

태양인 1증에 대한 처방 설명은 제2례에서 하였다. [양곡 양계(+) 통곡 이간(-)]은 대장사방이다. [상양 규음(-)]은 金(-)로 木(+)하는 담보의 의미를 가진다. 대장사담보하는 방식은 「2차 논문」에서 금음체질의 부계염증방과 비슷이다.

(5) 제5례[97]

이 사례는 두통(頭痛) 치험례이다. 환자는 태음인(太陰人) 1증으로 변증하였다. 치료에 사용한 혈은 5혈로 [경거 중봉(+) 소부 행간(-) 어제(-)]이다.

[경거 중봉(+) 소부 행간(-)]은 태음인 1증의 병근에 대한 조치로 木(-)하는 간사방(肝瀉方)이다. [어제(-)]은 폐경(肺經)에 대한 火(-)로 金(+)하는 폐보(肺補)의 의미를 갖는다. 태음인 1증은 목양체질(木陽體質)[98]이다. 이와 같이 간사폐보(肝瀉肺補)하는 방식은 「2차 논문」에서 장계염증방(臟系炎症方 ⅠsⅦt)과 비슷하다.

[체질침 치험례]를 통해서 권도원 선생이 1963년 당시에 체질침 치료법을 운용한 방식과 내용을 살필 수 있다. 이때 사용한 치료 처방을 분석하여 보면, 체질침을 창안

---

97) 『대한한의학회보』에 실린 글에는 제5례의 내용 중에 오식(誤植)이 있다.
　"부인은 太陽人이며 證은 1證이었다"
　이 문장의 아래에 나오는 침 처방으로 살펴볼 때 '太陽人'이 아니고 '太陰人'이어야 한다.
98) 태음인 1증은 「1차 논문」에서는 목상인(木象人) 장질(臟質)이라고 하였고, 「2차 논문」에서 목양체질이라고 명명되었다.

하여 처음 정리했던 「62 논문」[99]의 내용과 많이 달라진 것을 알 수 있다. 권도원 선생은 이 글을 통하여 이런 변화의 내용을 알리려고 했던 것 같다. 가장 중요한 변화는 내장구조(內臟構造)이다.

(1) 내장구조의 변화

내장구조의 변화

구분	「62 논문」	[체질침 치험례]
太陽人 1證	Ⅷ〈Ⅵ〈Ⅹ〈Ⅳ〈Ⅱ	Ⅷ〈Ⅹ〈Ⅵ〈Ⅳ〈Ⅱ
太陽人 2證	Ⅰ〈Ⅲ〈Ⅸ〈Ⅴ〈Ⅶ	Ⅰ〈Ⅸ〈Ⅲ〈Ⅴ〈Ⅶ
太陰人 1證	Ⅰ〈Ⅲ〈Ⅸ〈Ⅴ〈Ⅶ	Ⅰ〈Ⅲ〈Ⅸ〈Ⅴ〈Ⅶ
少陽人 1證	Ⅵ〈Ⅳ〈Ⅷ〈Ⅱ〈Ⅹ	Ⅵ〈Ⅷ〈Ⅳ〈Ⅱ〈Ⅹ

태양인 1증과 태양인 2증, 그리고 소양인 1증의 내장구조가 바뀐 것을 알 수 있다.[100]

처방 구성 원리의 변화

구분	「62 논문」	[체질침 치험례]
太陽人 1證	소부 어제(+) 대돈 소상(+)	양곡 양계(+) 통곡 이간(−)
	火(+) 木(+) 〉 瀉金[大腸瀉]	火(+) 水(−) 實則瀉其子 補其讐
太陽人 2證	음곡 곡천(+) 경거 중봉(−)	음곡 곡천(+) 경거 중봉(−)
	水(+) 金(−) 〉 補木[肝補]	水(+) 金(−) 虛則補其母 抑其官
少陽人 1證	상양 여태(−) 통곡 내정(+)	상양 여태(−) 임읍 함곡(+)
	金(−) 水(+) 〉 瀉土[胃瀉]	金(−) 木(+) 實則瀉其子 補其讐

---

99) 「The Constitutional Acupuncture」 1962. 9. 7.
100) 「62 논문」에서 내장구조가 변화된 것이 공식적으로 보고된 것은 1965년의 「1차 논문」이다. 그런데 1963년 10월에 이미 변화된 내장구조가 적용되고 있던 것이다. 내장구조가 변화된 것은 태양인 1증과 2증, 소양인 1증과 2증이다.

(2) 처방 구성 원리의 변화

「62 논문」과 비교해볼 때 처방의 내용이 많이 변화했고, 처방을 구성하는 원리에도 변화가 있었다. 1증의 병근은 최강장기(最強臟器)의 과강화(過强化)이고, 2증의 병근은 최약장기(最弱臟器)의 과약화(過弱化)이다. 그래서 침 처방의 구성 원리를 병근에 따라 두 가지로 통일하였다. 1증은 실증(實證)이므로 '實則瀉其子 補其讐'의 원리로, 2증은 허증(虛證)이므로 '虛則補其母 抑其官'의 원리를 적용하였다.

(3)변증 방법

변증 방법은 집맥(執脈)과 문진(問診)이다. 1963년 10월에는 아직 체질맥이 발견되지 않았던 시기이므로 이 때의 집맥은 체질맥진은 아니다.

(4) 처방 운용법

침 처방은 병근이 장(臟)이면 장경혈(臟經穴)로, 병근이 부(腑)이면 부경혈(腑經穴)로 처방 내용을 구성하였다. 장경혈과 부경혈을 섞어서 사용하지 않았다.

침 처방의 구성과 사용한 침혈(鍼穴)들을 분석해 보면, 체질침의 「2차 논문」에서 제시한 체질침 2단방 체계의 원형(原型)을 보여준다. 단, 자침 순서나 침혈을 반복하는 방법은 고려하지 않았다.

「62 논문」의 체질관리표에 나온, 부증(副證) 치료처방을 운용하는 방법은 심/소장경과 심포/삼초경을 사용하는 자율신경조절법으로, 「2차 논문」에 나오는 2단방인 정신방의 원형과도 같은 것이다. 그런데 [체질침 치험례]에는 이런 방식의 치료법은 등장하지 않는다. 아마도 자율신경조절법에 대한 다른 아이디어가 진행 중이었다고 짐작한다.

(5) 체질 유전

제1례와 제2례의 주인공은 부부이고, 제3례, 제4례, 제5례는 부모와 그들의 딸이다. 3, 4, 5례에 체질의 유전(遺傳)에 관한 정보가 있다. 아버지는 태양인 1증이고 어머니는 태음인 1증인데, 딸은 태양인 2증이다. 태양인과 태음인의 부모에서 태양인인 딸이 출생한 것이다. 체질유전은 8가지의 유전이 아니고 金과 木, 그리고 土와 水의 유전이라는 것을 알려 준다.

(6) 체질침 기본 처방 복원

아래의 표는 다섯 가지의 치험례를 참고하여, 당시의 체질침 기본 처방을 복원한 것이다.

[체질침 치험례] 당시의 체질침 기본 처방 복원

구분	1963년 당시 내장구조	病根	기본 처방		
			의미	원리	처방 내용
太陽人 1證	VIII<X<VI<IV<II	大腸實	大腸瀉方	水(-) 火(+)	IV4 VIII4(+) X10 VIII10(-)
					陽谷 陽谿(+) 通谷 二間(-)
少陽人 1證	VI<VIII<IV<II<X	胃實	胃瀉方	金(-) 木(+)	VIII8 VI8(-) II2 VI2(+)
					商陽 厲兌(-) 臨泣 陷谷(+)
太陰人 1證	I<III<IX<V<VII	肝實	肝瀉方	火(-) 金(+)	VII7 I7(+) III3 I3(-)
					經渠 中封(+) 少府 行間(-)
少陰人 1證	IX<I<VII<III<V	腎實	腎瀉方	木(-) 土(+)	I1 IX1(-) V5 IX5(+)
					大敦 湧泉(-) 太白 太谿(+)
太陽人 2證	I<IX<III<V<VII	肝虛	肝補方	水(+) 金(-)	IX9 I9(+) VII7 I7(-)
					陰谷 曲泉(+) 經渠 中封(-)
少陽人 2證	IX<VII<I<III<V	腎虛	腎補方	金(+) 土(-)	VII7 IX7(+) V5 IX5(-)
					經渠 復溜(+) 太白 太谿(-)
太陰人 2證	VIII<VI<X<IV<II	大腸虛	大腸補方	土(+) 火(-)	VI6 VIII6(+) IV4 VIII4(-)
					三里 曲池(+) 陽谷 陽谿(-)
少陰人 2證	VI<IV<VIII<II<X	胃虛	胃補方	火(+) 木(-)	IV4 VI4(+) II2 VI2(-)
					陽谷 解谿(+) 臨泣 陷谷(-)

3

국제침구학회

권도원 선생은 세 번의 도전 끝에 國際鍼灸學會에 나가 논문을 발표한다.
또 그의 手中에는 자랑스러운 體質脈圖가 있었다.
골드링과 이명복은 비슷한 病이었고 권도원 선생을 일단 믿었다.
두 사람은 금양체질이다.

3. 국제침구학회

![체질(體質)과 침(鍼)]에 관하여

(1) 송태석

외과의사 송태석[1]은 침술에 관심이 많았다. 충남 서천(舒川) 태생으로 1944년에 세 브란스의전을 졸업했다. 한국전쟁 전에 전북 삼례에서 의원을 개원했다가, 전쟁을 거치면서 병원을 정리한 뒤에 해군에 들어가서 군의관으로 근무했다. 1960년 말에 해군군의학교 부교장 직(職)으로 군의관 생활을 끝내고 부산에서 삼세외과의원[2]을 개원했다.

1953년에 30대 부인에게 완골(完骨)혈에 유침(留鍼)하여 마취현상이 생기는 것을 발 견했다. 1959년에는 독일침술학회의 바흐만(Bachmann G.) 박사가 제안한 '금침(金鍼) 과 은침(銀鍼)의 보사(補瀉)에 관한' 논문 현상공모에 응모하여 수상하였다. 해군에 있 던 시절에 소곡(小谷) 이재원(李在元)을 알게 되었고 소곡 문하에서 사암침법(舍岩鍼法) 을 배웠다. 1965년 5월에[3] 오스트리아 비엔나에서 열린 제13차 국제침술학회에는 「Procaine 주사(注射)의 보적(補的) 역할」이란 논문을 제출하였다.

1970년대 중반까지는 사암도인침술연구회를 이끌었다. 1970년대 후반부터는 고려 수지침 쪽으로 기울어 『醫道の日本』에 고려수지침을 소개하는 글을 연재하기도 했으

---

1) 송태석(宋台錫 1920~2005. 3. 12.)
2) 삼세외과의원(三世外科醫院) 부산시 영도구 대교로 4가 112번지
3) 5월 8일~12일

며, 1980년대에는 고려수지침 학술연구회장으로 활동했다. 연세대 의대 교수를 지낸 송정석이 형이고, 문구회사 모나미의 송삼석 회장이 동생이다.

송태석은 권도원 선생과 동향(同鄕)이고 연배도 비슷하여 두 사람이 『醫林』을 통해서 활동하던 시기에는 서로 교류가 있었으리라 짐작한다. 송태석은 독일에서 열린 학술회의에 참석한 경험이 있어서 유럽 침술학계와 연결되어 있었다. 그래서 제13차 국제침술학회의 주최 측이었던 오스트리아침술학회의 비시코 박사는 송태석에게 초청장을 보냈다. 송태석은 배원식 선생의 醫林社를 통해서 제13차 국제침술학회 공지를 『醫林』에 내고 참가자와 논문을 모집하였다.

(2) 권연수

1964년 『醫林』 44호에, 국제당한의원 권연수(權延壽)는 국제침구의학회장이라는 직함으로 '국제학회에 초청받을 때 우리의 태도' 라는 글을 실었다. 앞부분에서는 자신이 1961년에 일본침구치료학회(日本鍼灸治療學會)의 초청을 받아 학술행사에 참석[4]했던 경험을 바탕으로 일본침구계의 현황을 자세히 소개하였다. 그런 후에 글의 말미에 이런 내용을 썼다.

> 再昨年만 하더라도 臺灣에서 개최한 東南亞細亞鍼灸學會議[5]에 참가통지가 한의사회로 온 것 같은데, 참석자 人選 문제와 기타 旅費 문제 등을 한의사회 몇몇 인사가 회동하여 결정을 지어가지고 참석자를 파견시키려고 한 과거 처사만 보더라도 한국침구의학계가 유기적인 협조와 親睦이 결여되어 있으며, 비협조적이며 英雄的인 獨步狀을 여실히 露呈시켰다고 단정할 수 있다. 대표적 역할을 목적으로 하는 外國에 참가 招請은 어디까지나 신중을 기하여 전체 의견에 協選이 정당할 줄로 안다. 參加部面에 全責任을 雙肩에 걸머지고 가서 萬國

---

4) 국제침구학연구에 참가하게 된 권연수 씨
    "권연수 씨는 지난 9월 14일, 일본에서 최고 권위를 자랑하는 일본침구회 제11회 학술회의에 한국 대표로서 渡日 초대를 받아 참가하게 됨으로써 우리나라 침구계에 巨星的 존재로 君臨하게 되었으며 침체 하에 있는 침구연구의 熱을 북돋아주게 하는 原動力이 되었다."
    『醫林』 30호 p.42
5) 제12차 국제침술학회 亞洲地區大會 1962년 10월 6일~8일
    中華民國鍼灸學會(會長 吳惠平) 主催

代表席上에서 국위를 高揚시켜야 하는 대표자격 人選을 몇몇 인사가 獨善的으로 선정하였다는 것은 도저히 납득할 수 없는 常識 以下의 처사가 아닌가 생각이 된다.[6]

권연수는 거창한 수사(修辭)를 동원했는데 간단하게 말하면, 자신과 같이 이미 '국제적이 된'[7] 인물을 국제 학술회의에 보낼 결정을 하지 않은 한의사회가 불만스럽다는 것이다. 그러니 1965년에 일본침구치료학회가 개최할 예정인 국제침구학회(國際鍼灸學會)에 참가 통지가 오면 다른 사람 말고 이미 국제적인 인물인 자신을 꼭 뽑아달라는 뜻이다. 국제적인 인물이 되고 싶은 한의계 인사가 권연수 한 사람 만은 아니었으리라. 권연수의 글이 실린 『醫林』 44호에 다음과 같은 공고가 나온다.

　　醫林社 社告 제1호
　　제13회 世界鍼灸學會 招請
　　1965년도 제13회 세계침구학회가 오지리, 비엔나에서 同年 5월 8일부터 12일까지 5일간 개최하는데, 다음과 같은 초청장이 外科醫師 宋台錫 先生 앞으로 送付해 왔다. ~이상 3항[8] 가운데 희망하시는 침구학자 선생들은 오는 9월 10일까지 醫林社로 명단과 논문으로 보내주시면 심사 당선된 논문은 영문번역을 하여 준비위원회에 보낼 작정이오니 많은 投稿해주시기 바랍니다. 宋台錫 謹.[9]

권연수가 이 공고를 보고 의림사 앞으로 자신의 논문을 보냈는지 알 수는 없다. 하지만 평소에 늘 준비하고 있던 사람은 기회가 왔을 때 그 기회를 놓치지 않는다. 결과적으로 한의사회에서는 공식적인 대표를 보내지 못하고 말았던 제12차 국제침술학회 아주지구대회에 참석하기로 예정되었던 한의계 인사는 권도원 선생과 이문재(李文宰)이다. 이들이 선정된 경위가 불만이라고 권연수가 말했던 것이다.

6) 1964년 『醫林』 44호 p.25
7) 한의원 堂號도 '國際堂' 이다.
8) 1. 학회의 소식을 계속적으로 듣고자 하는 者.
　　2. 참석 및 논문발표를 희망하는 者.
　　3. 논문만을 發送하고자 하는 者.
9) 『醫林』 44호 p.33

(3) [體質과 鍼]

권도원 선생은 의림사 마감일에 맞게 자신의 참석의사를 통보했을 것이다. 논문의 내용은 '체질침의 원리'이다. 그런데 이 당시에 권도원 선생에게는 완성된 새 논문이 없었다. 왜냐하면 1962년 10월에 대만에서 발표하고자 했던 논문 '체질침[10]'에서 구조가 크게 변화된 내용을 준비하고 있었기 때문이다. 그래서 그는 학회 준비위원회에 논문의 실제 내용은 보내지 못하고 제목만을 알렸다.[11] 이때 논문의 일부라도 완성했었다면 아마도 권도원 선생이 1964년에 『醫林』 45호에 투고한 글은 다른 내용이 되었을 것이다. 결과적으로 권도원 선생은 [體質과 鍼]이라는 글을 투고했다.

권도원 선생의 투고가 전호(前號)에 나온 권연수의 글을 의식한 것이었는지는 모르겠으나 최소한 명분 축적용이었다고 나는 생각한다. 1962년의 경우에 학회 참가를 주도했던 서울특별시 한의사회는 권도원 선생에게 회원 동료들 앞에서 사전 발표를 하도록 배려했었다. 서울특별시 한의사회는 1962년 9월 28일에 제1회 한의학연구발표회(漢醫學研究發表會)를 개최하였고[12], 권도원 선생은 '체질침구학에 대하여'란 제목으로 발표를 했던 것이다.

[체질과 침]의 내용을 요약하면 아래와 같다.

1. 체질론은 의학사의 처음이었던 것과 같이 또한 그 종(終)도 되어야 한다.
2. 고혈압의 발생원인을 본태성고혈압과 신성고혈압으로 구분함.
3. 수세보원의 약리(藥理)를 대신할 체질적 치료법인 침리(鍼理)를 연구함.
4. 약(藥)을 통하여 최강장부와 최약장부의 과도함을 조절하는 것이 가능하다면 침

---

10) 「The Constitutional Acupuncture」 1962. 9. 7.

11) 그런데도 학회 준비위원장이며 오스트리아침술학회의 회장인 요하네스 비시코 박사는 친히 권도원에게 書翰을 보내서 논문 발표에 동의한다고 했다는 것이다.
1965년 新年號인 『醫林』 47호 p.38

12) 서울特別市 漢醫師會 李鐘海 회장 개막사 중에서
~오늘 발표하는 先生들은 한방계 권위자는 아닙니다만은 다년간 연구 노력한 것을 발표하는 것이오니 여러 선생께서 學究하는데 참고자료가 되었으면 고맙겠습니다. 그리고 鍼灸學에 대해 발표하는 선생 가운데 今般 중국 臺灣에서 열리는 東南亞鍼灸學會(대회일자 10월 6일~8일)에 초청받은 분이 있어 그 학회에 가서 발표할 演題를 떠나기 전에 국내 여러 선생들 앞에 한번 발표하는 것도 큰 意義가 있지 않을까 생각됩니다.~
『醫林』 34호 p.54~55

으로는 더 명확을 기할 수 있다.

5. 각 장기는 경락을 통하여 서로 영향하고 각 경락을 통하여 각 장기를 조절할 수 있는데 그 도구가 침이다.

6. 약리가 그러하듯 침리도 같은 병명에 치료법이 다른데, 예를 들어 요통이라고 하면 체질별로 그 원인은 신허(腎虛), 신실(腎實), 대장허(大腸虛), 대장실(大腸實) 등의 구분이 있고 오히려 신허보다는 방광실(膀胱實) 요통이 더 많다.

7. 먼저 체질의학(體質醫學)을 보급한 후에 체질침(體質鍼)을 발표할 예정이다.

이 글은 마치 소논문과 같은 형태이다. 먼저 의학의 역사를 얘기했고[서론], 고혈압을 예로 들어 질병의 발생 원리에 대한 자신의 이론을 밝혔으며[병리], 치료법을 개발하게 된 배경과 치료원리를 설명했다[치료법]. 침 치료법에서는 요통을 예로 들어 자신의 독특한 치료이론을 설명했다[사례].

이 글은 1962년 9월의 연구발표회처럼, 오스트리아 학술대회 참석에 앞서 한방계의 동료들에게 자신의 체계를 미리 알리려는 목적을 가지고 있다고 판단한다.

1965년 5월에 비엔나에서 개최한 제13차 국제침술학회의 준비위원회에서는 참석 예정자들에게 1965년 2월 1일까지 연제(演題)를 제출하고, 3월 15일까지 원고를 제출하도록 요구했다. 권도원 선생은 원고 제출 기한에 맞춰서 원고의 일부를 보낸 것으로 보인다. 공식적인 그의 첫 발표 논문(the 1st Paper)에 아래의 내용이 있다.

A part of this study done by the present writer was reported through Dr. Johannes Bischko in The 13th International Congress of Acupuncture, held in Vienna in May of 1965.[13]

(번역) 필자의 본 연구의 일부는 1965년 5월 비엔나에서 개최되었던 제13차 국제침술학회에 요하네스 비시코(Johannes Bischko) 박사를 통하여 보고된 바 있다.

---

13) 「A Study of Constitution-Acupuncture」 1965. 10. 20.

이것은 1962년의 논문과는 다른 형식과 내용을 가진 논문이 1965년 3월 15일 이전에 완성되었다[14]는 뜻이다. 이 논문에는 체질침과 8체질의학의 역사에서 아주 중요한 내용이 포함되어 있다. 그것은 바로 체질 감별도구인 체질맥(體質脈)의 내용과 체질맥도(體質脈圖)이다.

■■■ 비교맥진과 체질맥진

(1) 소곡(小谷) 이재원(李在元)

소곡 이재원[15]은 1967년 2월 21일(음 1월 12일) 오전 10시에 부산시 동구 범일동 658번지 댁에서 별세하였다.[16] 향년 67세였다고 하므로 생년은 1901년이었을 것 같다. 의림사의 배원식(裵元植) 사장은 이재원의 타계를 애도하는 글을 남겼는데, 이 글에서 소곡의 일생을 간략하게 소개하였다.

경남 창원군(昌原郡) 웅천면(熊川面)[17] 남문리(南門里)에서 출생하였고, 17세에 부모와 함께 도일하였다. 도쿄에 있는 동양음악학교(東洋音樂學校)에 입학하여 바이올린을 전공하였다. 졸업 후에 사회에 나와 양장잡화점(洋裝雜貨商)을 경영하다가, 인술(仁術)에 대한 관심으로 침구학교에 입학하여 수료하였다. 이후에 일본에서 실지침술(實地鍼術)을 3년간 경험하였다. 49세에 귀국하였다. 귀국 후에 사암오행침(舍巖五行鍼) 책자를 입수하여 연구를 시작하였다. 부산시 광복동 상공회의소 정문 앞에 사암침구학술연구소(舍巖鍼灸學術研究所)를 열고 연구와 진료를 지속하였다.

배원식 선생[18]은 평생 한약을 통한 치료만 하였다. 침술은 사용하지 않았으므로 침법은 거의 알지 못했다. 이런 연유로 사암침법(舍巖鍼法) 자체가 생소했던 당시의 한의약계(漢醫藥界)에서 사암침법의 연구로 이름을 날리던 이재원을 특별히 더 존경했던 것 같다. 그리고 두 사람은 동향(同鄕)으로 적지 않은 나이 차이에도 불구하고 의기가 투합하여 자주 술잔을 기울였다고 한다.

---

14) 전체가 아닌 일부라 하더라도, 학술대회에서 발표할 정도의 체계를 갖춘
15) 1901~1967
16) 『醫林』 60號 (p.84) 61號 (p.78,38,) 1967년(丁未年)
17) 창원군 웅천면은 현재의 진해(鎭海)이다.
18) 1914~2006

위에 소개한 이재원의 일생은 평소에 소곡이 한 말을 배원식 선생이 기억하였다가 기록한 것이라고 생각한다. 타계를 애도하는 글이므로 사실과는 다르게 약간 부풀려졌을 수도 있다. 이와는 조금 다른 진술이 있다. 이재원에게 직접 사암침법을 배웠다고 주장하는 최○○ 씨의 진술이다.

청년기까지는 한국에 있었다. 요리사가 될 꿈을 안고 도일하였다. 요리사가 되는 것은 실패를 하고 양복점 점원으로 일했다. 침구학원에 등록하여 침술을 배웠다. 그런 후에 일본 침구사에게서 오행침(五行鍼)을 배웠다. 귀국하여 대구에서 침술원을 개업했다. 전쟁 후에 부산에서 다시 열었다.

나는 최 씨의 증언이 더 현실적이고 믿을 만하다고 생각한다. 물론 삶의 행로가 졸지에 뒤바뀌는 상황에 처할 수는 있다. 하지만 다른 시대도 아니고 일제 치하에서 일본 본토에 가서 음대를 졸업한 사람이 갑자기 잡화점을 경영하게 되고, 침구학교에 입학하는 과정이 잘 설득되지 않는다. 그런데 권도원 선생은 『의림』에서 본 내용을 믿고 있었던 것 같다. '대구에 일본 가서 음대를 나와 평생을 사암을 연구' 하던 사람이 자신을 찾아와서 만났다는 것이다.

또 숨쓤을 연구하는 사람이 한국에는 누가 있었는가 하면, 혹 알지는 모르겠는데, 대구에 日本가서 음대를 나와 평생을 숨쓤을 연구를 하다가 죽은 사람이 있었다. 내가 한참 하는데 그 사람이 찾아왔더라, 그가 '내가 평생을 바쳤는데 모르겠다' 해서 '그것 왜 그래?' 하고 물으니, '될 것 같아서 했는데 결국 성공을 못하고 죽는다'고 하더라.

권도원 선생 화리 강의_1999년 10월 21일

정유옹은 2013년에 경희대학교 대학원에 제출한 박사학위 논문인 「사암침법의 발전과 해외전파과정 연구」에서 일본에 사암침법을 전한 것은 이재원이나 이재원의 스승이라고 추정하였다. 그 이전의 국내자료 어디에도 이재원이 사암결(舍岩訣) 필사본을 일본 침구계에 전해 주었다는 기록이 없다.

이재원은 1955년에 사암침법의 원류가 한반도라고 『醫道の日本』에 기고하여 주장했고, 평소에도 자주 일본 사람들이 오행침(五行鍼)[19]을 자기들의 고유침법이라고 주장하는 것에 대하여 울분을 토했다고 한다. 그리고 그는 『의림』지에 사암침법에 관한 내

---

19) 사암침법을 일본에서는 오행침 또는 본치법(本治法)이라고 부른다.

용을 오래도록 연재[20]했다. 자신이나 자신의 스승이 사암침법을 일본에 전해준 것이 진정 사실이라면 직접 공개적으로 밝힐 기회가 많았다는 것이다. 또 권도원 선생을 만났을 때도 말했을 것이다.

이재원은 1963년과 1964년에는 대구에 체류하며 사암침구연구원(舍岩鍼灸研究院)[21]을 했던 것으로 나온다. 그리고 1965년부터 타계할 때까지는 부산에 있었다. 일본에서 귀국하여 처음에는 대구에 있었는데 백중침술원을 열고 있었다고 한다. 그러다가 전쟁 후에는 부산에서 오행침구법연구원을 열고 침술업과 강습을 했다. 그리고 다시 대구로 갔다가 말년에는 부산에서 생을 마쳤다.

(2) 김홍승

김홍승 원장은 복수면허자이다. 의대를 졸업하고 내과전문의로 병원에 근무하다가 한의대에 들어 왔다. 한의사가 된 이유는 단지 8체질의학 때문이었다. 의대에 다닐 때 전세일 교수가 지도하던 동서의학비교연구회에서 활동했는데, 그때 일주일에 한 번 씩 외부에서 강사를 초청하여 강의를 듣는 시간이 있었다고 한다. 환자였다가 권도원 선생께 치료를 받고 개인연구자가 되었던 금음체질인 이○○란 사람의 강의를 통해서, 난치병에 놀라운 효과를 보인다는 체질침에 대해서 듣게 되었다. 이○○는 의사를 고용하여 의원을 차려서 고가(高價)의 치료 행위를 하다가 당국에 적발되어 국외로 도피하였다. 이 사람처럼 되어서는 안 되겠다고 생각하고 정식으로 한의사가 되어 8체질 진료를 해보고 싶다고 생각했다는 것이다.

Onestep8.com에서 처음 그의 아이디를 본 것이 2007년 7월 22일이다. 그때는 서로를 잘 알지 못하는 상태에서 쪽지 기능을 통해서 주로 대화하였다. 그리고 논쟁도 자주 하였다. 그러다가 이메일을 통해서 의견을 나누고 여러 경로를 통해서 서로가 수집한 자료를 주고받았다. 2008년 3월부터 2015년 8월까지 그와 나 사이에 오고간 이메일이 800회가 넘는다. 그러던 중에 그는 2010년 6월 10일에 보낸 이메일에서 '권도원 선생의 체질침과는 다른 길을 가겠다' 고 알렸다.

그는 소곡(小谷) 이재원(李在元)과 사암침법의 여러 유파(流波)의 자료를 많이 수집했고 넓게 알고 있었다. 내가 이재원과 관련하여 갖게 된 지식과 개념의 기초는 거의 그

---

20) 이재원의 『의림』 기고는 1963년 제35호(新年號)부터이다.
21) 대구시 대봉동 3구 177번지

의 자료와 설명에 의해 형성되었다.

그를 직접 만난 것은 2009년 2월 10일로 화요일 오후에 쉬던 날이다. 지하철 홍제역 근방에 있던 그의 한의원으로 찾아 가서 만났다. 그때 김홍승 원장이 내게 자신이 개발했다는 '비교맥진(比較脈診)에 의한 8체질 감별법'을 시연해 주었다.

(3) 비교맥진

비교맥진은 전통한의학의 육부정위(六部定位) 맥법(脈法)을 기본으로 한다. 즉 좌수(左手) 촌관척(寸關尺)에는 심간신(心肝腎)이, 우수(右手) 촌관척에는 폐비명문심포(肺脾命門心包)을 배당한다. 비교맥진은 사암침법의 장부허실보사(臟腑虛實補瀉)를 사용하기 위하여 장부의 허실을 판별하는 도구로 채택된 것이다.

좌수 촌관척인 심간신은 차례로 화(火), 목(木), 수(水)이고, 아래인 척에서 위인 관과 촌까지 수〉목〉화로 상생(相生)의 순서이다. 우수 촌관척인 폐비명문은 차례로 금(金), 토(土), 화(火)이므로, 이 역시 아래로부터 화〉토〉금으로 상생의 순서이다.

양쪽의 촌관척을 각각 비교하면 심(火)과 폐(金), 간(木)과 비(土), 신(水)과 명문/심포(火)가 상극(相剋)의 관계이다. 이렇게 육부가 상생과 상극으로 배열된 것을 기초로, 동등한 위치에서 비교하거나 다른 위치의 비교를 조합하여 장부의 허실을 판별하게 된다.

나는 비교맥진이 부침지삭(浮沈遲數)을 변별하는 전통적인 맥진과 8체질에서 나타나는 고유한 체질맥상(體質脈相)을 판별하는 체질맥진(體質脈診)의 중간적인 개념을 가지고 있다고 생각한다. 그래서 8체질의 내장구조(內臟構造)를 바탕으로 두고, 비교맥진을 활용한 8체질 감별법에 접근한 김홍승 원장의 방법이, 체질맥진의 실체를 탐구하는데 의미가 있다고 판단했다.

(4) 김홍승式 비교맥진에 의한 8체질 감별법

아래에 STEP 1에서 5까지 내가 표로 정리한 것이 김홍승 원장이 제시한 방법이다.

양쪽의 寸(左心火/右肺金)을 비교한다

1) 左寸이 우촌보다 강하면 목양체질, 목음체질, 토양체질, 수음체질이다.

2) 右寸이 좌촌보다 강하면 금양체질, 금음체질, 토음체질, 수양체질이다.

단, 우촌右寸이 좌촌左寸보다 강할 때는 반드시 우촌(右肺金)이 좌관左關(左肝木)보다 강하여야 하며, 반대의 경우에는 반드시 역(逆)이 성립하여야 한다. 이러한 패턴은 어떤 형식으로든 맥에 표현된다.

비교맥진은 비교하는 양수(兩手)의 맥을 동시에 진맥하는 것이 원칙이다. 반면에 체질맥진은 한쪽 손을 맥진할 때 그쪽 편으로 가서 술자(術者)의 양손을 모두 사용해야 하므로 양손의 맥을 동시에 잡을 수는 없다. 체질맥진에서는 보통 환자 좌수(左手)를 먼저 본다.[22] 이러면 환자의 좌수 맥진을 통해서 금수(金水)체질[23]과 목토(木土)체질[24]을 구분할 수 있다.(교감신경긴장체질과 부교감신경긴장체질로 나뉜다.) 감별해야 할 범위가 1/2로 좁혀지는 것이다.

이 STEP 1의 방법으로는 내장구조에서 폐금(肺金)이 강한 장기에 속한 체질과 간목(肝木)이나 심화(心火)가 강한 장기에 속한 체질이 구분된다.

STEP 2

STEP 1의 2)

우촌(右寸)이 좌촌(左寸)보다 강한 경우는 금양체질, 금음체질, 토음체질, 수양체질이다.

이 경우에는 양쪽의 關(左肝木/右脾土)을 비교한다.

3) case 1 : 우관(右關)이 좌관보다 강하면 금양체질, 금음체질, 토음체질

4) case 2 : 좌관(左關)이 우관보다 강하면 수양체질이다. (수양체질 감별완료)

이 경우에 반드시 우척(右尺)(右命門)이 좌촌(左心火)보다 강하다.

---

22) 정해진 원칙이라는 뜻은 아니다.

23) 금양체질, 금음체질, 수양체질, 수음체질은 교감신경긴장체질이다.

24) 목양체질, 목음체질, 토양체질, 토음체질은 부교감신경긴장체질이다.

STEP 2와 3은 폐금(肺金)이 강한 장기에 속한 네 체질 사이에서 감별하는 방법이다. 먼저 수양체질을 찾아낸다. 수양체질의 내장구조는 신(水)〉폐(金)〉간(木)〉심(火)〉췌(土)이다. 그러므로 좌관(肝木)이 우관(脾土)보다 강하다. 아래의 경우도 해당체질의 내장구조를 떠올린 후 추리해보면 이 방법을 쉽게 이해할 수 있다.

STEP 3

3) case 1에서 우관(右關)이 좌관보다 강한 경우는 금양체질, 금음체질, 토음체질이다.

이 경우에는 우관(右關)(右脾土)과 좌척(左尺)(左腎水)을 비교한다.

5) case 3 : 우관(右關)이 좌척보다 강하면 금양체질, 토음체질이다.

6) case 4 : 좌척(左尺)이 우관보다 강하면 금음체질이다. (금음체질 감별완료)

금양체질, 금음체질, 수양체질의 경우 반드시 우척(右尺)(右命門)이 좌촌(左心火)보다 강하다. (금양체질 감별완료)

토음체질일 경우 반드시 좌촌(左心火)이 우척(右尺)(右命門)보다 강하다. (토음체질 감별완료)

STEP 4와 5는 간목(肝木)이나 심화(心火)가 강한 장기에 속한 네 체질 사이에서 감별하는 방법이다. 먼저 토양체질을 찾는다. 토양체질의 내장구조는 췌(土)〉심(火)〉간(木)〉폐(金)〉신(水)이다. 그러므로 우관(脾土)이 좌관(肝木)보다 강하다.

STEP 4

좌촌(左寸)(左心火)이 우촌(右寸)(右肺金)보다 강할 때는 반드시 좌관(左關)(左肝木)이 우촌(右肺金)보다 강하다. 목양체질, 목음체질, 토양체질, 수음체질이다.

이 경우에는 좌관(左關)(左肝木)과 우관(右關)(右脾土)을 비교한다.

7) case 5 : 좌관(左關)이 우관보다 강하면 목양체질, 목음체질, 수음체질이다.

8) case 6 : 우관(右關)이 좌관보다 강하면 토양체질이다. (토양체질 감별완료)

이 경우에 반드시 우관(右脾土)이 좌척(左腎水)보다 강하고 좌촌(左心火)이 우척(右命門)보다 강하다.

남은 세 체질의 경우도 해당체질의 내장구조를 떠올린 후 추리해보면 이 방법을 쉽게 이해할 수 있다.

STEP 5

좌촌(左寸)(左心火)이 우촌(右寸)(右肺金)보다 강할 때는 반드시 좌관(左關)(左肝木)이 우촌(右肺金)보다 강하다.

---

7) case 5에서 좌관(左關)이 우관보다 강한 경우는 목양체질, 목음체질, 수음체질이다. 여기에서 좌척(左尺)(左腎水)과 우관(右關)(右脾土)을 비교한다.

9) case 7 : 좌척(左尺)이 우관보다 강하면 목양체질이다. (목양체질 감별완료)

이 경우에는 반드시 좌촌(左心火)이 우척(右命門)보다 강하다.

---

10) case 8 : 좌척(左尺)이 우관보다 강하면서 또 우척(右命門)이 좌촌(左心火)보다 강하면 수음체질이다. (수음체질 감별완료)

11) case 9 : 우관(右關)이 좌척보다 강하면 목음체질이다. (목음체질 감별완료)

이 경우에는 반드시 좌촌(左心火)이 우척(右命門)보다 강하다.

사실 체질맥진 방법에 익숙하고 능통하다면 이런 방법은 아주 답답하게 느껴질 수 있다. 만약 어떤 사정에 의해서 체질맥진을 시행하기 힘들다면 이 방법을 숙련해서 8체질을 감별할 수 있다고 판단한다.

김홍승 원장의 이 방법론은 어떤 시사점을 던져 준다.

(5) 이재원의 설명

이재원은, 비교맥진으로 오장육부의 허실을 판별하는데, 육부(六部)에서 제일 허약(虛弱)한 맥(脈)을 찾고 그 맥의 소속 장부(臟腑)를 찾아 그것을 주증(主證)으로 삼는 것이 목표라고 하였다. 이때 주증은 질병의 근원(根源) 장부로 근본장부(根本臟腑), 주증장부라고 하였다. 해당 환자에게 있어서 모든 질병은 이 주증장부로부터 파생된다는 것이다.

그런데 이 주증장부는 선천적으로 고정되는 선천적 체질이 있다는 것이다. 『영추』의 오행인론(五行人論)을 여기에 연결하여 간담(肝膽)이 주증이 되는 목성인(木性人), 심소장(心小腸)이 주증이 되는 화성인(火性人), 비위(脾胃)가 주증이 되는 토성인(土性人), 폐대장(肺大腸)이 주증이 되는 금성인(金性人), 신방광(腎膀胱)이 주증이 되는 수성인(水

性人)을 말했다. 결과적으로 5체질을 주장한 것이다.

사암침법은 장부허실보사법이므로 해당 환자에게서 어떤 장부가 허(虛)하고 실(實)한지를 판별하여 치료하는데, 이렇게 오행인(五行人)을 판별하여 치료하면 근본을 치료하는 근본적 치법이 된다고 하였다.

이재원의 설명에 의하면, 비교맥진은 양수(兩手)의 맥을 동시에 진맥하는 것이 원칙이다. 그리고 육부(六部)의 상생과 상극의 관계를 대비(對比)하면서 허(弱)와 실(强)을 색출한다. 술자는 맥진의 개념과 과정을 사전에 충분히 숙지하여 순발력 있게 대응해야한다. 허한 장부는 보법(補法)을 쓰고 실한 장부는 사법(瀉法)을 쓴다. 최종 목표는 환자의 전맥상(全脈狀)에 대해서 제일 허약한 맥을 찾는 것이다. 그것이 주증(主證)이다.

예를 들어 이런 방법이다. 양쪽의 촌(心과 肺)을 비교하여 우촌(肺金)이 강하면 심맥(心脈)은 허한 것이다. 심의 자(子)는 비(右關土)이고, 심의 모(母)는 간(左關木)이다. 이때 양쪽의 관(肝과 脾)을 비교한다. 우관이 허하면 심비(心脾)가 허한 것이다. 좌관이 허하면 간심(肝心)이 허한 것이다. 자맥(子脈)이 주병증이 된다고 하므로 심비가 허한 것은 비허증(脾虛證)이고, 간심이 허한 것은 심허증(心虛證)이다.

심맥과 간맥이 허한데 신맥까지 약하면 심간신(心肝腎)이 구허(俱虛)하다 하고 심신구허증(心腎俱虛證)이다. 간심은 약맥이나 폐비신(肺脾腎) 삼맥(三脈)이 강하면 심허증이다. 전맥(全脈) 중에서 폐비(肺脾) 맥이 제일 약하면 비는 모(母)요 폐는 자(子)인 고로 폐허증(肺虛證)이다.

(6) 『鍼灸經絡治療講話』

권도원 선생은 눈병이 나기 전에 침을 전혀 몰랐다. 실명의 위기로까지 내몰렸던 눈병을 겪으면서 체질침을 창안했다. 그리고 전통맥진법에는 통 관심이 없었다. 맥진의 불신론자이기도 했다. 그런데 어느 날 우연히 체질맥을 발견하게 되었다고 여러 자료에서 주장하였다. 체질침의 창안과 체질맥의 발견에 대한 두 주장에는 유사성이 있다. 체질침과 관련해서는 여구혈이 실렸던 자료를, 체질맥의 경우에는 이때 참고했던 맥진 방법을 은닉하기 위한 의도가 있다는 것이다.

권도원 선생이 혼마 쇼하쿠(本間祥白)의 책[25]에서 여구혈이 들어 있던 이노우에(井上惠理)의 취혈표를 보았다면, 그 책에서 단지 그 표만을 참고하지는 않았을 것이다. 그

---

25) 『鍼灸經絡治療講話』

책에는 비교맥진도(比較脈診圖)가 나온다. 책에 나오는 내용에서 아래에 보면 심허증형, 비허증형, 폐허증형, 신허증형 네 경우의 맥도가 있다. 이런 맥도를 도출하기 위해서는 양쪽의 맥을 동시에 잡는 소위 비교맥진(比較脈診)을 해야 한다.

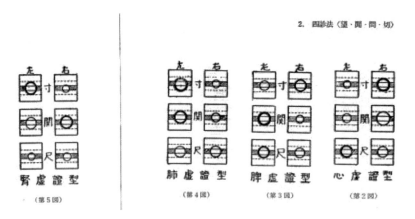

『鍼灸經絡治療講話』 p.180,181

일본 침구 고전파(古典派)[26]는 1940년경에 한반도에서 유래한 사암침(舍岩鍼) 필사본을 입수하여 그것을 오행침(五行鍼)이라고 하다가 후에 진단법을 합쳐서 치료체계를 성립시키고 경락치료(經絡治療 Meridian Therapy)라고 명명하였다. 그래서 후세에 이들을 경락치료파라고 부르게 되었다.

경락치료에는 4단계 치료법이 있다. 1) 맥진(脈診)으로 치료 방침을 결정한다. 동시에 문진과 복진을 한다. 2) 본치법(本治法)은 병증을 오장(오행)으로 분류하여 치료하는 것으로 수증치료(隨證治療)이다. 3) 표치법(標治法)은 오장의 허실에 관계없이 대상(對象)을 치료하는 것이다. 4) 다시 맥진하여 예후를 판단한다.

여기에서 시행하는 맥진 방법이 바로 비교맥진인 것이다. 한반도에 있는 사암침 유파들은 비교맥진을 이재원이 창안한 것으로 알고 있는 것 같다. 물론 자신의 경험과 차후 연구의 결과를 반영했을 수는 있지만, 이재원은 일본에서 오행침을 배웠고, 경락치료의 내용을 그대로 가지고 왔다. 그가 썼다고 알려진 원고들도 거의 혼마의 책 내용을 인용한 것이다. 그러면서 일부 용어를 바꾸었다. 예를 들면 혼마의 책에서는

---

26) 柳谷素靈(야나기야 소레이), 井上惠理(이노우에 케이리), 岡部素道(오카베 소도), 本間祥白(혼마 쇼하쿠), 竹山晉一郎(다케야마 신이치로)가 대표적인 인물이다.

소질(素質)인 것을 자신의 원고에서는 체질(體質)로 바꾸었다.

혼마 쇼하쿠가 지은 『鍼灸經絡治療講話』 초판이 1949년에 나왔다. 이재원은 1958년에 원고를 쓰면서 이 책을 베꼈고, 권도원 선생은 1958년에 자신의 눈병을 고칠 방도를 찾기 위해서 이 책을 뒤졌고 이노우에의 취혈표를 발견했던 것이다. 두 사람이 혼마와 묘하게 겹친다.

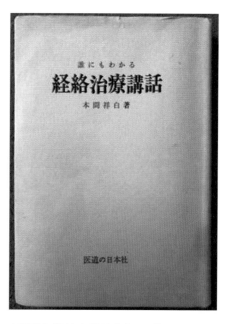

本間祥白『鍼灸經絡治療講話』醫道の日本社

(7) 맥도(脈圖)의 구상(構想)

권도원 선생은 체질맥이 언제 발견되었는지 정확한 일자를 밝힌 적이 없다. 다만, 어느 날 전통적인 맥진 방법대로 시행하다가, 맥이 비슷한 사람들을 연속적으로 보게 되면서 우연히 체질맥을 발견하게 되었다고 했다. 처음 발견한 체질맥은 수양체질의 체질맥이었다고 한다.

수양체질은 양쪽의 3지(약지)에 맥동이 있다. 그리고 양쪽의 힘과 높이 그리고 형태가 비슷하다. 체질맥진을 오래 숙련한 임상가들도 수양체질의 체질맥을 감별하는 것이 쉽지 않다. 왜냐하면 심장에서 계속 도달하고 있는 맥동과의 구별이 어렵기 때문이다.

권도원 선생이 체질맥이란 개념조차 없던 때에, 어느 날 우연히 수양체질인 사람 여러 명이 겹쳐서 와서 연속적으로 동일한 맥을 잡게 되었다는 것이다. 그런데 이 말을 순수하게 믿는다고 해도 전통적으로 한쪽의 맥을 잡는 맥진 방법으로는 이렇게 되기가 더 어렵다. 양쪽의 맥을 동시에 잡는 방법이라야 발견의 가능성이 있다는 것이다.

권도원 선생이 당시에 비교맥진을 했다고 가정하면 이해가 금방 된다. 막힌 곳이 뚫린다. 그리고 그의 책상 위에는 미리 구상되어 작도된 여덟 가지의 맥도(脈圖)가 있었을 것이다. 그런데 그날 만난 여러 명의 수양체질의 맥이 그 맥도에는 들어 있지 않았던 것이다. 그러니까 '발견'이다.

나는 『학습 8체질의학 Ⅱ』[27]에서 「8체질의학에서 체질맥도의 성립에 관한 궁리」라는 글을, 『체질맥진』[28]에서는 체질맥(體質脈) 발견의 역사와 체질맥도(體質脈圖)를 분석한 글을 발표하였다. 이를 통해서 '비교맥진에서 아이디어를 얻어서 최초의 체질맥도가 구상되었다' 고 주장한 바 있다. 그리고 체질맥도가 구상된 흔적을 「1차 논문」에서 Jupita Ⅰ(木象人 臟質)과 Mercuria Ⅰ(水象人 臟質)의 맥도에서 발견하였다. 두 체질에 당시에 적용되었던 내장구조를 고려하여 맥도를 구상했던 것이다.

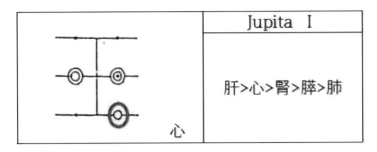

Jupita Ⅰ의 맥도

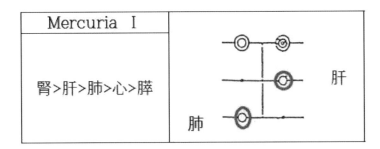

Mercuria Ⅰ의 맥도

권도원 선생은 「2차 논문」에, 「1차 논문」에서 그림의 형태가 변화된 '8체질의 맥상(脈相)' 을 발표하였는데, 논문에 '1차 발표문의 그림과 2차 발표문의 그림이 동일하다' 고 하였다. 그러나 두 논문의 맥도는 동일하지 않다. 동일하지 않은 것을 동일하다고 한 것은, 체질맥도를 가지고 너무 깊이 파지 말라고 차단하려는 뜻이 아니었나 짐작한다.

---

27) 이강재 『학습 8체질의학 Ⅱ』 행림서원 2013. 10. 5.
28) 이강재 『체질맥진』 행림서원 2017. 4. 10.

8이란 프레임은 동무 이제마와 다른 동호 권도원의 정체성이었다. 그래서 반드시 여덟 가지의 맥도가 필요했다. 권도원 선생은 경락치료파가 사용하는 비교맥진도를 참고하고, 자신이 정해 놓은 여덟 가지의 내장구조와 조합하여 여덟 개의 맥도를 구상(design)한다. 그런 후에 밝혀지지 않은 어느 날에 체질맥을 발견했다. 이것이 내가 내린 결론이고 주장이다.

█████ 1965년, 도쿄 국제침구학회(國際鍼灸學會)의 위상

권도원 선생은, 1965년 10월 18일부터 20일까지 일본 도쿄에서 개최된 국제침구학회에서 자신의 체질침(體質鍼) 논문[29]을 공식적으로 발표하였다.

유럽에서는 1950년대 초반에 독일침술학회, 프랑스침술학회, 오스트리아침술학회 등이 생겼고[30], 이런 조직들을 중심으로 프랑스 파리에 본부를 둔 국제침술학회[31]가 성립되었다. 이 학회의 명칭은 프랑스어 표기[32]에 따라 SIA라고 약칭한다. 국제침술학회는 1965년 5월에 오스트리아 비엔나에서 열린 학술회의까지 총 열세 번의 국제침술학회[33]를 개최하였다.[34]

일본에서는 1950년을 전후하여 두 개의 침구관련 단체가 결성되었는데 일본침구의학회(日本鍼灸醫學會/JSMA)와 일본침구치료학회(日本鍼灸治療學會/JAMS)이다.[35] 1965

---

29) Dowon Kuan 「A Study of Constitution-Acupuncture」

30) "The German Society for Acupuncture was founded in 1952, and then the Austrian Society for Acupuncture in 1954."
   출처 : http://www.akupunktur.at/english/oegaa/gruegess.htm

31) International Society of Acupuncture

32) Societe Internationale d' Acupuncture

33) International Acupuncture Conference

34) "The 13th International Acupuncture Conference was held in Vienna in 1965."
   출처 : http://www.akupunktur.at/english/oegaa/gruegess.htm

35) "Thence forward, many institutes or scientific groups have assembled and disassembled, and by around 1950, two groups became the most outstanding in size and quality: Nihon Shinkyu Igaku Kai (日本鍼灸醫學會, Japan Society of Medical Acupuncture: JSMA), established in 1948, and the Nihon Shinkyu Chiryo Gakkai (日本鍼灸治療學會 Japan Acupuncture and Moxibustion Society: JAMS), established

년 10월 18일부터 20일까지 도쿄 동경상야문화회관(東京上野文化會館)에서 열린 국제침구학회(International Congress of Acupuncture & Moxibustion)를 개최한 것은 일본침구치료학회이다. 그리고 한참 후에 열린 1977년 제5회 세계침구학술대회(世界鍼灸學術大會)는 두 단체가 협력하여 개최하였다.[36]

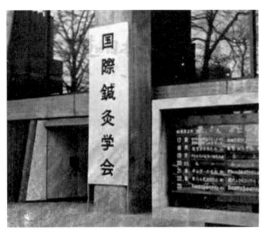 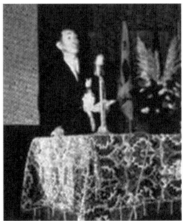

(왼쪽) 東京上野文化會館 / (오른쪽) 組織委員長 木下晴都(Haruto Kinoshita) [37]

유럽에서 꾸준하게 국제적인 침술학술회의가 개최되는 동안 동아시아 3국에서는 이렇다 할 국제적인 학술회의가 열리지 못했다. 그러다가 1962년 10월 6일부터 8일까지 대만의 중산당(中山堂)에서 제12차 국제침구학회 아주지구대회(亞洲地區大會)가 열렸다. 이것은 중화민국침구학회 주최로 열린 것인데 동아시아에서는 처음 열린 국제학술회의이다. 학술회의 명칭에 '제12차 국제침구학회'라고 한 것을 보면 이 학술회의는 주최 측이 유럽의 SIA와 협의하여 'International Acupuncture

---

in 1951."
출처 : http://jsam.jp/jsam_domain/english/intro_index.htm

36) "In 1977, when the two societies cooperated in organizing the Fifth World Conference of Acupuncture of SIA (International Society of Acupuncture, with its head office in Paris), staff members of both societies realized that it would be more beneficial to merge the two groups for the progress of acupuncture science."
출처 : http://jsam.jp/jsam_domain/english/intro_index.htm

37) 『醫道の日本』1965년 11월호/12월호 醫道の日本社

Conference'의 개최전통을 계승한 것이라고 판단한다.[38]

학회와 학술회의 명칭에서도 알 수 있듯이 서양의 학자들은 구술(炙術/Moxibustion)에 관하여는 큰 관심이 없었던 것 같다. 그리고 당시의 정치적 문제 때문이겠지만 동양의학의 종주국이라고 할 수 있는 중국대륙과는 교류가 원활하지 않았던 것 같다.

이런 배경을 가지고 일본침구치료학회는 학회 발족 15년을 기념하여 국제학회를 개최한다. 그리고 그것은 당연히 제1회 국제침구학회(國際鍼灸學會)가 되어야만 한다고 생각했다. 그러나 그것은 주최 측 혼자만의 생각이었다. 앞에서 밝힌 바와 같이 프랑스 파리에 본부를 둔 국제침술학회(SIA)는 1965년 5월 비엔나 대회까지 13차례의 국제침술학회를 개최한 상태였다. 프랑스 측은 국제침술학회(International Acupuncture Conference)가 이미 유럽에 존재하고 있고, 지금까지 비엔나 회의까지 13회가 이어졌으며, 과거에 일본으로부터 이미 대표가 참가하고 있었기 때문에 1965년 10월의 일본 국제침구학회는 제14회 국제침구학회로 해야 한다고 하며 선취권을 주장하고 양보하지 않았다.

하지만 유럽의 학회(International Society of Acupuncture)와 일본의 학회(Japan Society of Acupuncture & Moxibustion)가 정식으로 협의하여 진행한 국제학술회의는 도쿄대회가 처음이므로 일본 측으로서는 국제침구학회로서는 제1회로 하여야 한다는 것을 주장한 것이다. 학회에 대표라 하여 개인적으로 참가[39]한 것을 양쪽의 조직이 협의하였다고 하는 것은 부당하다는 것이다.

또 다른 의견이 있었는데, 이탈리아 대표는 아시아에서 거행된 것이기 때문에 아시아국제침구학회여야 한다고 말했다. 이 주장은 1962년 10월 대만에서 제1회라고 칭하는 것이 거행되었는데 만약 아시아국제침구학회라고 한다면 제2회가 되지 않으면 안 된다는 것이다. 이 의견도 일본 측은 받아들일 수 없었다.

학술회의 명칭과 개최 회수의 지정 문제로 국제침술학회 본부가 있는 프랑스와 1회 개최라고 주장하는 일본 사이에 타협점을 찾지 못해서, 도쿄에서 차기 대회로 결정한 1969년 프랑스 대회를 서양(유럽)과 동양(일본)의 독자적인 기구들을 통합한 명

출처 : 醫道の日本社 홈페이지

http://www.idononippon.com/information/topics/2009/09/0914.html

38) 동아일보 1962. 11. 22. 기사, [國際鍼灸學術大會를 보고]

39) SIA 초청으로 1955년에 柳谷素靈과 本間祥白이 유럽에서 개최된 학회에 참석한 적이 있다.

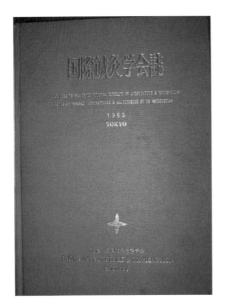

『國際鍼灸學會誌』醫道의 日本社
1966. 6. 20.

실상부한 1차 대회로 하기로 정하고 그 명칭을 제1회 국제침구세계대회[40]로 하기로 하였다.[41]

『대한학의학회보(大韓漢醫學會報)』에서 권도원 선생의 학술회의 참가를 소개하면서 '제2회 국제침구학회'나 '제2회 아세아침구학회'라고 한 것은 위와 같은 사실 때문이다. 이렇게 도쿄에서는 유럽 측과 일본 주최 측이 서로 명쾌한 결론을 내지 못하고 애매하게 마무리를 짓고 말았다. 1966년 6월에 나온 『국제침구학회지』에 회지 호수와 국제침구학회의 개최 회수가 없는 이유는 이런 사정 때문이라고 생각한다. 이 책은 『일본침구치료학회지』로서는 통권 제35호이다.

애초에 일본 주최 측이 예상한 학술대회의 스타는 북한의 김봉한(金鳳漢)이었다. 당시 국제침술학계의 연구 동향은 주로 경락의 존재에 대한 탐구에 있었다. 그러므로 경락과 경혈의 실체를 발견했다는 김봉한의 논문은 국제학계의 관심을 집중시켰다. 하지만 여러 가지 정치적인 문제에 얽혀 결국 김봉한은 도쿄에 오지 않았다.

당시에 한국의 한의사협회로서는 국제학술회의에 공식적인 대표를 처음 파견한 것이었다.[42] 그래서 학술대회 운영 협의체에서는 활동하지 못했다. 이후에 1973년 제3회 대회는 한국에서 유치하였다.[43]

---

40) 國際鍼灸世界學會 International World Congress of Acupuncture & Moxibustion
41) 1965년 11월 27일자 동아일보 기사에서는 이것을 '국제적으로 유대 갖는 침구'라고 하면서 동양과 서양의 두 개의 국제침구학회를 통합하여 새로운 단체로서 새 출발을 한다면서 환영하는 분위기로 보도하였으나, 실상은 국제적인 주도권 확보를 위한 힘겨루기에서 파생된 궁여지책이었던 것이다.
42) 대한한의사협회는 배원식, 진태준, 권도원을 대표단으로 파견하였다.
43) 제3회 世界鍼灸學術大會(WCA:World Congress of Acupuncture)
한국개최 대회를 3회로 한 것은 65년 동경을 1회로, 1969년 프랑스 대회를 2회로 본 것이다.

国際鍼灸学会誌

（日本鍼灸治療学会誌）　第15巻　第1号（通巻第35号）

© 昭和 41 年 6 月 20 日　発行　　　　　　¥ 2,500

編　集

東京都杉並区西荻北 3 丁目 17-1

日 本 鍼 灸 治 療 学 会

　권도원 선생은 일본에서 돌아온 후에, 도쿄에서 발표한 발표문을 『대한한의학회보』 제20호에 실었는데, 자신이 참가했던 도쿄 국제침구학회(國際鍼灸學會)를 위와 같이 'International Congress of Acupuncture' 라고 규정하였다. 학술회의 명칭에서 Moxibustion을 의도적으로 누락시킨 것이다. 도쿄학술회의를 유럽의 국제침술학회의 맥락으로서 파악했다고 볼 수 있다.

A Report To International Congress of Acupuncture In Tokyo. -October 20, 1965

『대한한의학회보』 제20호 1965. 12.

—REFERENCES—

1) Journal of the International Congress of Acupuncture & Moxibustion, Japan Acupuncture & Moxibustion Society, pp. 149-167. 1965.

2) Classical Literature 'Nanching' 69th and 75th Difficulties, A.D. 605-616.

3) Studies on Constitution—Acupuncture Therapy, The Korean Central Journal of Medicine, Vol. 25, No. 3, 1973.

『명대논문집』 제7집 p.602

　하지만 논문에서 지칭하고자 할 때는 근거의 문제가 발생하므로, 위의 참고문헌 표기처럼 학회와 학회지의 명칭을 그대로 인용하였다고 생각한다.

(1) 1966년 설날

권도원 선생은, 1965년 10월 18일부터 20일까지 일본침구사회(日本鍼灸師會)가 동경 상야문화회관(東京上野文化會館)에서 개최한 국제침구학회(國際鍼灸學會)에 참가하여 그의 체질침(體質鍼) 논문을 국제적으로 처음 발표하였다.[44]

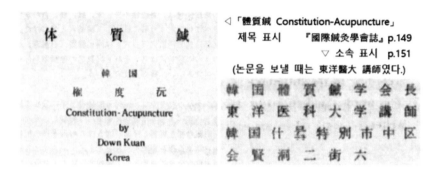

◁「體質鍼 Constitution-Acupuncture」
제목 표시 『國際鍼灸學會誌』 p.149
▽ 소속 표시 p.151
(논문을 보낼 때는 東洋醫大 講師였다.)

그로부터 3개월 후, 경향신문 1966년 1월 22일자에 「名醫를 찾아 韓國땅에…水陸 數萬里 곳곳 헤맨 美國人」이라는 제목을 단 기사가 실린다. 이날은 음력(陰曆) 1월 1일, 즉 설날이었다. 아래에 기사 내용을 옮긴다.

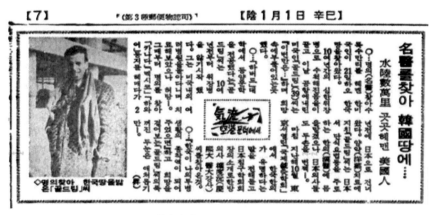

『경향신문』 1966. 1. 22.

---

44) 권도원 선생은 1965년 10월 20일 오전에, 미국대표인 R. B. Amber의 「The Treatment of the Emotionally Disturbed–East and West」 발표 후에 두 번째로 논문을 발표하였다.

名醫를 찾아 수륙수만리를 헤맨 한 미국인이 21일 하오 한국땅을 찾아왔다. 10여 년간의 심한 위장병으로 수척해진 몸을 이끌고 이날 공항에 내린 미국인 '골드링(39)' 씨는 '이번만은...' 하며 희망 속에 부풀어 있는 듯 했다.

하버드대학에서 동양문학을 전공했다는 골드링 씨는 10여 년 전부터 위장병을 앓기 시작했다. 그는 미국 내의 여러 병원을 찾아다니며 치료해 보았으나 허탕. 그때부터 명의를 찾아 카나다, 멕시코, 하와이 등지를 헤매다가 2년 전에 日本으로 건너왔다. 양약(洋藥) 치료에 지친 골드링 씨는 日本서 단식요법 등을 주로 하는 한편 한의(漢醫)에 몸을 맡겼으나 일본 의사들도 두 손을 번쩍. 마침 지난해 10월 東京서 열린 「국제침구학회」에서 한국 한의가 유명하다는 말을 전해 듣고 일본침구학회 회장의 소개로 한방의사 權度沅(경희대 의대 강사) 씨를 찾아온 것.

'한국이 나의 투병생활의 종착역이 되어 주었으면' 하고 희망을 걸어보는 골드링 씨의 푹 꺼진 두눈은 애처롭기만. (昇)

'승(昇)'이라고 적은 기자(記者)가 쓰던 연재 기사의 제목이 바로 '氣流, 空港 문턱에서' 이다. 명의인 닥터 권(權)을 찾는다는 골드링 씨의 입국 일성(一聲)은, 마침 김포공항을 통한 입출국(入出國) 소식을 전하던 기자에게 바로 알려졌던 것 같다. 그런데 골드링 씨는 닥터 권의 주소나 전화번호도 없이 공항에 내렸던 것이다. 기자는 곧바로 닥터 권의 소재를 수소문했고 골드링 씨와 연결시켜주었다.

(2) 오카베 소도(岡部素道 Okabe Sodo)

오카베 소도[45]는 국제침구학회가 열린 1965년 당시에 일본침구사회 회장이었다. 그래서 국제침구학회의 대회장(大會長)을 맡았다.[46] 1907년 11월 20일생이니 학회가 열린 1965년에 58세였다.[47] 고전파(古典派)를 지탱하던 스승과 동지들은 일찍 세상을

---

45) 1907~1984

46) 국제침구학회 조직위원장은 일본침구치료학회(日本鍼灸治療學會) 이사장이던 하루토 키노시타(木下晴都)였다.

47) 권도원 선생은 오카베 소도를 만났던 사실에 대하여, 이후 여러 자리에서 말하였는데 그의 신상(특히 나이)에 대해서는 정확하게 알지 못했던 것 같다. 그리고 (아마도 고의적으로) '오카베 소도'라는 이름을 직접 거명하지는 않았다. 2001년 3월에 신기회 회원들을 대상으로 강의를 하면서, 오

떴고, 그는 『六部定位 比較脈診 69難의 本治法』, 『鍼灸經絡治療』[48] 등의 저서를 남겼다. 후세에 그를 경락치료(經絡治療)의 완성자라고 평한다.

오카베 소도는 국제침구학회에서 논문[49]을 발표했다. 이것은 오행침(五行鍼)을 이용하여 간염(肝炎)을 치료한 사례 보고였다. 권도원 선생은 그것이 궁금했다.

대한한의사협회를 대표하여 국제침구학회에 참가한 대표단은 배원식(裵元植), 진태준(秦泰俊), 권도원 세 명이다. 대표단은 10월 18일에 출국했다. 그리고 일본 측으로부터 허가 받은 체류기간이 20일이었다.[50] 권도원 선생은 학술대회가 끝나고 21일에 바로 귀국하자는 의견을 내었으나, 두 선생은 허가 받은 기간 동안에 일본 한방계도 방문하고 동포들의 생활상도 살펴야 한다는 의견을 적극 내세워 체류하기로 하였다. 권도원 선생은 10월 27일부터 11월 5일까지 두 사람과 별도로 독자적으로 행동하였다.[51] 오카베 소도의 진료소는 도쿄에서 조금 떨어진 소도시에 있었다.

권도원 선생은 1992년 5월 9일, 기독한의사회 두 번째 강의에서 아래와 같이 말했다.

　　　　가서 이 사람이 치료하는 방법을 보고 있는데, 한번도 오행적인 방법을 쓰지를 않아요.~그런데 며칠이 지나도 한번도 오행적인 방법을 쓰지를 않아요.~ '당신의 논문을 보니까 간염을 혼마의 오행적인 방법으로 치료했다고 논문이

카베 소도를 처음 만났을 때 '대회장 어른의 나이가 70대였다' 고 묘사하기도 하였다.

48) 1983.

49) Sodo Okabe,
「經絡의 證明-肝臟疾患의 治驗例-
Proof of the meridian – Therapeutic Experience in Liver Diseases-」
『國際鍼灸學會誌』日本鍼灸治療學會 1966. 6. (pp. 54~68)

50) 國際鍼灸學會에 참가한 대표단의 일본체류기간은 1965년 10월 18일(출국)부터 11월 7일(귀국)까지이다.

51) 배원식 선생이 『의림』 제52호에 실은 '國際鍼灸學會의 참관기' 결론에서 "인간은 만나고 또 만나는데 情이 드는 것이 常情임을 東西가 같은 바요, 정든 곳에 通事情도 述懷할 수도 있다. 노벨상을 받을 만한 특수한 학술 논문이 못될 바에는 해박한 지식과 能한 외국어로 통사정할 수 있으며 그리고 폭 넓은 社交術을 겸비한 漢醫學者가 가야만 되겠다는 것을 다시 한 번 强調하여 두는 바이다."라고 강조하여 밝힌 것은, 아마도 권도원 선생의 태도에 대한 아쉬움의 표현이었던 것 같다.
이 당시 裵元植 선생과 權度沅 선생은 모두 경희 의대의 講師였다. 그래서 배원식 선생은 참관기에서 '우리 慶熙大學校' 라고 쓰고 있다.

나와 있는데, 내가 그걸 보고 당신을 찾아 왔다. 그런데 전혀 오행적인 방법을 쓰지 않는 이유가 뭐냐?'고 물어봤습니다. 그랬더니 그 분이 하는 말이 '오행적인 방법은 무지 어렵다. 이건 진단이 대단히 어려워서, 진단을 할 수가 없어서 쓸 수가 없다.' '그러면 간염 환자는 어떻게 진단을 했길래 나았느냐?' 고 물어 봤더니 우연히 그랬다고 합니다. 이렇게 치료해도 안 되고, 저렇게 치료해도 안 되고, 우연히 그 방법으로 치료를 했더니, 자기도 모르게 이유도 모르게 나았다고 합니다. 아주 솔직한 고백을 하더라구요.

오카베 소도와의 만남은 실망으로 끝났다. 도리어 오카베 씨는, '지금 어떤 환자를 보는데 죽을 지경'이라면서 권도원 선생에게 자신이 오래 치료하던 환자를 대신 치료해 달라고 부탁하기에 이른다. 그 사람을 나중에 보내겠다고 했다.

'승(昇)' 기자는 골드링 씨가 찾는 닥터 권에게 전화를 했고 두 사람이 만나게 되었다.

(3) 골드링(Goldring)

일본에서 오카베 소도의 소개를 받고 무작정 '닥터 權'을 찾아온 골드링 씨는 39세[52]의 미혼 남자였고 유태인이었다. 굉장한 부호(富豪)의 아들인데 자기가 앓고 있던 위병(胃病) 때문에 결혼도 하지 않고 병을 고치러 미국 전국을 돌고, 다른 나라에도 가고, 하다가 일본까지 가서 오카베 소도를 만났던 것이다. 그곳에서 치료를 해보니 낫는 것 같다가 안 되고 자꾸 시간만 끌게 되어, 그렇게 가지도 오지도 못하고 피차(彼此)에 죽을 지경이었던 것이다.

권도원 선생이 진찰을 해보니 금양체질이었다. 체질침 치료를 했다. 다음날 바로 기분이 좋다고 했다. 그래서 서울에 머물면서 치료받기 위해 부암동에 집을 사고, 일본에 가서 음식을 만들어 줄 여자를 데리고 오겠다며 갔다. 그런데 7~8회 치료를 받고는 병이 다 나아버렸다. 골드링 씨는 같이 있던 일본인 여자의 여권이 만료되어 여권을 갱신하러 일본으로 함께 갔는데, 어떤 사정이 있었는지 한국에 다시 오지 않았다.

---

52) 권도원 선생은 동의대 한의 강연에서는 골드링 씨가 당시에 47세였다고 하였고, 신기회 강의에서는 57세라고 하였다.

나중에 한국외국어대학에 있는 골드링 씨의 친구가 집을 대신 처분해 달라는 부탁을 받았다면서 찾아와서 골드링 씨의 또 다른 부탁을 전했다. 권도원 선생이 원하는 것을 말하면 무엇이든지 골드링 씨가 응해 주겠다고 했다고 하면서 원하는 것을 말하라고 하였다.

이런 식의 이야기 진행은 무척 익숙하지 않나. 권도원 선생이 무어라고 답변을 했을까.

옳다. 독자들이 예측한 그대로다.

■ 일도쾌차, 신화(神話)가 되다

국제정치문제연구소 이사장인 허경구 전 의원(11, 12대 국회의원)은 1988년 여름에 권도원 박사로부터 이명복 박사(1913~2004)를 소개 받아 그 분의 사무실을 방문한 적이 있었다고 한다. 서울대 의대에서 해부학 교수로 40여 년을 봉직했던 이명복 박사는 젊어서부터 위장병을 앓고 있었는데, 어느 날 체질침 한 방을 맞고 속병이 깨끗이 나았다고 토로하였다는 것이다. 환담 중에 "선생님, 동양의학과 서양의학이 서로 만날 수 있는 접점이 없습니까?"라고 물었다고 하고, 이명복 박사는 한마디로 "모르겠다"였다는 것이다.[53]

두 사람의 대화 중에 나오는 '어느 날 체질침 한 방을 맞고 속병이 깨끗이 나았다'는 대목은, 이명복 박사가 1993년에 펴낸 『체질을 알면 건강이 보인다』로 대중에게 알려진 이후로 우리 사회에 널리 퍼져 있다. 그래서 질병의 고통에 빠져 있는 사람들

---

53) 이명복 박사는 서양의학의 가장 기초분야인 해부학 교수였고, 권도원 박사를 만나기 전에 서양의학으로 치료하는 임상의사의 역할을 맡았던 적은 없었으므로, 허경구 전 의원의 질문은 그다지 적절하지는 않았다.
　나도 허경구 전 의원의 연락을 받은 적이 있다. 2007년 가을에 권도원 박사의 진료실에서 나에 대한 얘기를 전해 들은 허경구 전 의원은, 남양주의 진료실로 전화를 걸어서 나를 만나고 싶다고 했다. 그래서 대학로에 있는 일식집에 가서 만났다. 그때 그분이 한 말의 요지는 '권 박사는 후학들에게 난치병 치료처방을 가르쳐 주지 않는다고 하는데, 자네라도 처방 연구에 열심히 파고들어서 혹여라도 내가 난치병에 걸리면 고쳐주어야 할 거 아닌가' 였다. 나는 대답이 궁색해서 그저 열심히 공부를 하겠다고만 하였다. 그 대답이 실망스러웠던지 그 이후에는 다시 연락이 오지 않았다.

에게는 체질침 치료법이 마치 마법의 지팡이 같이 인식되었고, 이 이야기는 사람들의 입을 통해서 전파되면서 마침내는 신화(神話)의 위치에 올라간 것이 아닌가 나는 생각한다. 이명복 박사도 "나는 오랜 지병인 위장병을 동양의학의 힘으로 고쳤다."고 분명하게 표현했다. 그런데 이명복 박사 스스로도 그렇고 대중에게도 역시 강력하고 강렬한 내용이 기억창고에 깊게 각인되기 마련이다. 그리고 그 경험이 삶의 방향을 송두리째 뒤바꾼 것이라면 더욱 더 그러할 것이다.

「40년의 고질이 단 한 방의 침으로 치유됐다! 우연일까? 神通力인가?」

이명복 박사는 충북 청원에서 태어났고, 서울대 의대의 전신인 경성제대 의학부를 졸업하고 1939년에 경성여자의전 해부학 강사로 시작해서, 1955년부터 1979년에 정년퇴임할 때까지 서울대학교 의과대학 해부학교수로 재직했다. 그는 7, 8세 때부터 위장병을 앓았다. 10대 후반에는 만성소화불량이 되어서 소화가 잘 되지 않아 늘 배가 묵지근했고 기분 나쁘게 살살 아팠다. 머리도 멍하고 기억력도 떨어졌다. 맑은 머리로 공부를 제대로 하고 싶었던 대학 때부터는 그것을 꽤 심각하게 생각했다. 그런데 진찰을 해준 은사는 신경성이라며 운동을 하라거나 소화제나 주는 게 고작이었다.

계속 그렇게 고생을 했는데, 50대에는 점점 심해져서 55, 56세 때에는 위통과 간부통증(肝部痛症)이 계속적으로 나타나서 일상생활과 활동에 지장을 받았다. 그때까지 양방병원에서 여러 가지 검사를 받았지만 신경성이라고만 해서, 유명하다는 한의원에 가서 한약을 복용해 보았지만 역시 효과가 없었다. 그래서 이후에는 침구치료원을 찾아가 2개월씩 몇 군데에서 치료를 받았지만 그 역시 아무 반응이 없었다.

그러다가 1968년에 권도원 박사를 만나게 되었다. 그리고 또 2개월간 열심히 치료를 받았다. 권도원 박사의 치료법인 체질침은 간단하고 특수한 침술이었고, 치료를 받으러 다니는 난치병 환자들도 많았으며 효과를 보는 사람들도 만날 수 있었다. 하지만 정작 자신의 병은 치료가 되지 않았다. 기대가 많았던 만큼 실망은 커졌고 그래서 자신의 병은 너무 오래된 고질병이라 안 된다고 판단하고 치료를 중단했다.

그런데 만성기관지천식을 앓던 자신의 친구에게 소개를 했는데 이 친구가 침 치료를 받은 후에 식이요법을 오래도록 꾸준하게 해서 완치가 되었다는 소식을 듣게 된 것이다. 그래서 이명복 박사는 이듬해인 1969년 봄에 다시 권도원 박사를 찾아가서 2

차로 2개월간 치료를 받게 되었다. 하지만 그때도 별다른 효과가 나타나지 않아서 다시 치료를 중단하고 말았다. 그러던 중에 1970년 2월 어느 날 권도원 박사로부터 전화가 걸려왔다. "더 연구했으니 한번 만납시다."[54]

『더 연구했으니 한번 만나자』

그래서 세 번째로 2개월간 치료를 받았는데, 이번에는 이전의 두 번과 다르게 부작용이 발생했다. 침 치료를 받으면 어찔 하는 현기증이 생겼던 것이다. 처음에는 너무 피로해서 그런가보다 하고 넘겼는데 1주일간 계속해서 매일 똑같은 증상이 발생했다. 권도원 박사에게 말했더니 그제서야 체질감별이 잘못된 것 같다고 하면서 다음날에는 다른 체질로 치료를 해보겠다고 하였다.

다음날에 권도원 박사가 체질을 바꾸어 치료했고, 그 치료에서 놀라운 결과가 생겼다. 이번에는 부작용이 없고 아주 편안했다. 그날 밤을 자고 이튿날 아침에 깨어보니 뱃속이 아주 시원하고 입맛이 나고 기분이 이루 말할 수 없이 시원하고 좋았다. 일생 동안 이렇게 속이 시원하고 좋은 일은 경험한 적이 없었다. 기적 같은 일이고 신비한 일이었다. 이후에 1주일 정도 더 치료를 받으며 권도원 박사가 알려준 대로 자신의 체질에 해가 되는 음식을 안 먹었더니, 계속 소화가 잘 되고 기분이 좋아졌고 그동안 지녔던 위장병이 완치되었던 것이다.

'놀라운 결과'는 그의 삶을 바꾸어 놓았다. 이명복 박사는 이렇게 표현했다. "체질맥진법과 체질침법에 나는 반하지 않을 수가 없었다. 그것이었다. 나의 길은. 나는 환자가 아니라 제자로서 권 박사 댁에 드나들었다."[55] 서울대학교 의과대학의 해부학 교수인 이명복 박사는 스스로 권도원 박사의 제자가 된 것이다. 58세에, 그때까지는 전

---

54) "한번 만납시다."
  나도 권도원 박사로부터 이런 전화를 두 번 받았다. 첫 번째는 2009년 10월 6일이고, 두 번째는 2011년 11월 12일이다. 처음 만났을 때는 『학습 8체질의학』 원고로 칭찬을 받았고, 두 번째는 4시간 동안 욕을 먹었다. 2010년이 시작되던 무렵부터 이미 나는 권도원 박사를 향한 신심(信心)을 거두고 있었지만, 그때 먹은 욕이 결정적인 계기가 되었다는 것을 부정할 수는 없다.
55) 1970년에 권도원 박사의 제자가 된 이명복 교수는 한국체질침학회에서 고문을 맡았고, 이후에는 한국자연건강회에서 더 왕성하게 활동했다.

혀 상상되지 않았던 '침(鍼)으로 치료하는 임상가'라는 '새로운 길'이 눈앞에 펼쳐지고 있었던 것이다. 그의 삶을 극적으로 전환시킨 것은 1968년의 2개월, 1969년의 2개월, 그리고 1970년의 2개월, 그러니까 3회에 걸쳐 이루어진 6개월의 치료실패 경험을 단방에 날려버린 오직 한 번의 명쾌한 치료효과 때문이었다. 10대 후반부터 40년간 그를 괴롭혔던 만성 소화불량이, 그 이전의 어떤 치료법으로도 아무런 효과를 보이지 않던 고질병이, 58세 봄날의 어느 날에 기적처럼 사라져버렸으니 말이다.

그는 이후에 여러 매체를 통해서 이 강렬한 기억을 얘기했고, 오로지 그것만을 전해 들었던 대중은 진위를 판별할 필요도 없이 서울대 교수의 고백에 감동했던 것이다. 그리고 대중이 느낀 감동의 시간이 쌓여갈수록 그것은 감히 거부할 수 없는 신화가 되었던 것이다.

이명복 박사는 3회에 걸쳐 6개월간 치료를 받았는데, 이 때는 아마도 Mercuria Ⅱ(水象人 腑質)로 감별받았던 것 같다. 현재의 명칭으로는 수음체질인데 8체질 중에서 이 체질이 소화력이 가장 약한 체질이다. 그래서 권도원 박사는 이명복 교수의 만성 소화불량에 선입견을 가졌던 것이 아닌가 짐작한다. 부작용을 통해 교정된 체질은 금상인(金象人) 장질(臟質)이다. 이명복 교수는 금양체질이었던 것이다.

이명복 박사가 치료를 받았던 3년간은 권도원 박사의 체질침 체계가 변화를 준비하던 시기였다. 앞선 두 차례의 치료를 말하면서 단지 '효과가 없었다.'고 했지 부작용이 생겼다고 언급하지는 않았다. 그러니 첫 번째 치료였던 1968년과 두 번째 치료였던 1969년에는 아마도 「1차 논문」 수준의 치료였거나 「2차 논문」 체계의 처방이더라도 기본방 수준의 치료가 이루어졌을 가능성이 크다.

1차 치료	1968년
체질	Mercuria Ⅱ(水象人 腑質)
치료 처방	Ⅲ3p Ⅴ3p Ⅴ1c Ⅲ3p Ⅴ3p
	양곡p 해계p 함곡c 양곡p 해계p
처방 해석	火(+) 木(−) 〉〉 土(+)

이것은 火(+) 木(−) 〉〉 土(+) 하는 것으로 火(+)가 金(−)의 효과를 보이기도 하므로 심각한 부작용은 별로 없었을 것이다.

2차 치료	1969년 봄
체질	Mercuria
치료 처방	기본방 양곡p 해계p 양곡p 해계p 임읍c 합곡c
처방 해석	火(+) 木(−) 〉〉 土(+)

1970년이 시작되었을 때 권도원 선생은 이명복에게 전화를 걸어서 "더 연구되었으니 한번 만나자."[56]고 했다. 더 연구되었다는 것은 1969년 봄과는 다른 치료방법이 생겼다는 뜻이었을 것이다. 그것은 아마도 부방체계를 추가한 체질침의 2단방 체계였을 것이라고 짐작한다.

세 번째 치료에서도 지난 두 번과 같이 먼저 Mercuria로 치료했다. 하지만 이번에는 부방이 추가된 치료였다.

3차 치료_1		1970년 2월
체질		Mercuria
치료 처방 및 처방 해석	기본방	양곡p 해계p 양곡p 해계p 임읍c 합곡c
		火(+) 木(−) 〉〉 土(+)
	부계염증부방	양곡p 곤륜p 임읍c 속골c
		火(+) 木(−) 〉〉 水(−)
	활력부방	태백p 태충p 음곡c 곡천c
		土(+) 水(−) 〉〉 木(−)

그런데 이번에는 단지 효과만 없는 것이 아니라 부작용이 발생했다. 현기증이 생긴 것이다. Hespera의 내장구조는 [Ⅶ〉Ⅴ〉Ⅲ〉Ⅸ〉Ⅰ 金〉土〉火〉水〉木]이다. 결과적으로는 Hespera였던 이명복 선생에게 Mercuria의 기본방과 부방을 함께 시술하면서 火(+) 土(+)가 되고, 木(−) 水(−)가 되어 上下의 불균형이 심화되었던 것이다.

세 차례의 실패를 경험하고서야 권도원 선생은 자신의 체질 감별이 틀렸다는 것을 비로소 인식한다. 그리고 Hespera로 바꾸어 시술한 첫 날 이명복 선생은 권도원 선생

56) '한번 만나자'는 권도원 선생이 잘 쓰는 어법인 것 같다.

을 만나 치료받기 시작한 후 2년여 만에 처음 침 치료의 효과를 경험하게 되었던 것이다. 침을 맞은 후에 일도쾌차(一到快差)하는 놀라운 결과가 발생했다.

3차 치료_2		1970년 2월
체질		Hespera(金陽體質)
치료 처방 및 처방 해석	기본방	중봉c 중봉c 음곡p 곡천p
		金(−) 水(+) 〉〉 木(+)
	부계염증부방	상구c 상구c 음곡p 음릉천p
		金(−) 水(+) 〉〉 土(−)
	살균부방	상양c 상양c 통곡p 내정p
		金(−) 水(+) 〉〉 土(−)
	활력부방	임읍p 곡지c 곡지c 삼간p
		土(−) 木(+) 〉〉 金(−)

세 번의 실패를 경험했음에도 이명복은 최후의 성공을 얻고 기꺼이 권도원 선생의 제자가 되었다.

차례	년도	치료기간	체질
1차 치료	1968년	2개월	Mercuria Ⅱ
2차 치료	1969년 봄	2개월	Mercuria
3차 치료	1970년 2월	2개월	Mercuria 〉 Hespera

우리의 모든 치료가 신화가 될 수는 없다. 하지만 체질침관을 잡은 우리는 내 눈 앞의 환자를 일도에 쾌차시키겠다는 각오를 매순간 되새겨야 한다고 나는 굳게 믿는다.

4

체질침의 날

韓國體質鍼學會 회원들은 선생님의 誕生日인
10월 23일을 '體質鍼의 날'로 정했다.
토양체질은 저혈압이 생리라고 했다.
목양체질의 생리적인 고혈압을 밝힌 弟子의 혁신적인 연구결과는
오래 묵혀졌다.

4. 체질침의 날

木下晴都(Haruto Kinoshita)**의 기록**

『醫林』誌[1]를 발행하던 배원식 선생[2]은 1964년 10월에 일본 도쿄에 있는 친지의 초청을 받아 일본에 간다.[3] 도쿄올림픽[4]이 열리던 때였다. 배원식 선생은 일본 방문 기간 중에, 국제침구학회[5]의 조직위원장을 맡아서 학술대회를 준비하고 있던 木下晴都를 두 번 만나게 된다.

10월 29일의 첫 만남에서 하루토(木下) 조직위원장은 학회의 준비와 진행 상황을 설명해주었는데, 북한의 김봉한에게 초청장을 보냈고, 김봉한이 참석하게 되리라는 소식을 함께 전했다. 그리고 공식적인 초청장 발송은 이미 2개월 전에 완료되었다는 것이다. 배원식 선생은 그 말에 격분해서 대한한의학회에서도 대표단을 파견할 수 있도록 초청장을 보내달라고 강력하게 요청한다. 이에, 하루토 조직위원장은 며칠 후 이사회[6]에 가서 한국의 침구학자들을 초청할 것을 결정하여 와서, 11월 6일에 하루토 씨

---

1) 1954년 11월에 창간한 한의약학술잡지로 월간(月刊)이다.
2) 裵元植(1914~2006) 경남 진해 출생. 1954년 11월 『醫林』 창간. 1976년 국제동양의학회(ISOM) 창립.
3) 1964년 10월 14일부터 11월 10일까지 체류하였다.
4) 1964년 하계올림픽은 1964년 10월 10일부터 10월 24일까지 일본 도쿄에서 개최된 제18회 하계올림픽이다.
5) 일본침구사회(日本鍼灸師會)가 주최하여 1965년 10월 18일부터 20일까지 도쿄 동경상야문화회관(東京上野文化會館)에서 열렸다.
6) 당시에 木下晴都는 일본침구치료학회 이사회의 이사장이었다.

의 집에서 두 번째 만났을 때, '한국침구학회 측에서 명년(明年) 대회에 참석할 준비를 갖추어 달라고 하며 연사와 수행인의 명단을 보내달라'고 요청하였다. 그래서 배원식 선생은 귀국하여 동양의대[7] 그리고 대한한의학회와 상의하겠다고 답변하였다.

귀국 후에 배원식 선생은 『醫林』을 통해서 국제침구학회 참가 신청 공고를 낸다.[8] 하지만 당시에 배원식 선생의 머릿속에는 이미 '권도원의 체질침'이 들어있었던 것 같다.[9] 배원식 선생은 한의사 생활 동안 침술치료를 시행하지 않았던 한의사였다. 그래서 오히려 뛰어난 침술을 지닌 동료들을 존중했다.[10]

권도원 선생은 1962년 10월에 타이베이[11]에 가려다가 여권 수속 문제가 얽혀서 출국하지 못했다. 그리고 1965년에 비엔나[12]에 가려던 계획도 국내의 외환사정 때문에 불발되었다.[13] 국제학술대회 참석을 위한 이런 일련의 과정은 『醫林』을 통해서 이루어 졌으므로 배원식 선생은 권도원 선생이 두 번의 좌절을 겪은 것을 잘 알고 있었다.

배원식 선생에게서 국제침구학회 소식을 알게 된 권도원 선생은 『醫林』을 통해서 국제침술학회 사무소로 초록과 논문을 순차적으로 보낸다.[14] 그림 자료에 보이는 것처럼, 국제침술학회 사무소가 접수한 논문에 명기된 주소가 '서울특별시 중구 회현동 2가 6번지'이다. 이 주소는 배원식한의원의 주소이다. 『醫林』의 발행인이 배원식 선생이므로 이 주소는 의림사(醫林社)의 주소이기도 한 것이다.

논문을 보내고 권도원 선생은 출국 신청을 위해서 일본에서 온 초청장을 들고 외무부에 갔다. 그런데 당시의 외무부 담당자는 소속된 학회의 승인을 먼저 받아오라면서 돌려보냈다. 권도원 선생은 대한한의학회로 찾아간다. 그런데 이번엔 한의학회 회장

---

7) 배원식 선생과 권도원 선생은 당시에 동양의대(東洋醫大)의 강사였다.

8) 『醫林』 제46호 p.69~70

9) 배원식 선생이 '근일(近日) 연구한 한국침구학계의 독특한 침구 논문'이 있다고 하루토 씨에게 설명했던 것이다.

10) 사암침술(舍巖鍼術)의 대가로 알려져 있던 이재원(李在元 1901~1967)과는 동향(同鄕)이어서 더 친했고 이재원이 상경하면 꼭 만나서 대작(對酌)하는 사이였다.

11) 중화민국침구학회(회장 吳惠平) 주최로 타이베이에 있는 중산당(中山堂)에서, 1962년 10월 6일부터 8일까지 3일간 제12차 국제침술학회(亞洲地區大會)가 열렸다.

12) 오스트리아 비엔나에서 1965년 5월 8일부터 11일까지 열린 제13차 국제침술학회

13) 비엔나 학술대회 참가와 관련한 외환사정 문제는 1965년 1월말쯤 알려졌던 것 같다. 그래서 권도원 선생은 비엔나에 가려던 계획을 포기하고 국제침구학회 참가 쪽으로 기울었던 것 같다.

14) 200자 이내의 강연 초록은 1965년 3월 31일까지, 원고 전문은 5월 31일까지 제출토록 되어 있었다.

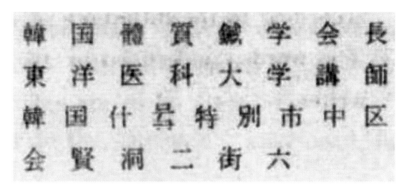

한국 서울특별시 중구 회현동 2가 6

이던 홍순용 선생[15]이 제동을 건다. 논문의 내용에 대해 학회 차원의 공식적인 검증 절차가 필요하다는 것이다. 그래서 권도원 선생은 대한한의학회와 서울특별시한의사회가 공동으로 개최한 장소에서 한의사 회원들을 대상으로 공개 발표[16]를 하게 된다. 그리고 1965년 6월 8일에는 하계임상강좌로 '체질침의 실기'를 실연하였다. 또 경기도한의사회의 요청을 받아서 수원(6/16)과 인천(6/18)에서 '체질침의 이론과 임상'이라는 주제로 순회강좌에 참가하였다.

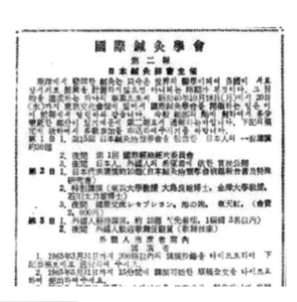

國際鍼灸學會 공고
『醫林』 제47호 p.71

---

15) 1965년 4월 20일에 제3대 대한한의학회 회장으로 취임하였다.

16) 1965년 5월 9일(日)에 대한한의학회와 서울특별시한의사회 공동개최한 제1회 종합학술강좌에서 「체질침의 이론과 실제」라는 제목으로 발표하였다.

국제적인 학술대회에 나가서 자신의 논문을 발표하고자 했던 한의계 인사들이 많았다.[17] 그래서 대한한의학회로서도 이런 공식적인 절차를 통한 검증이 명분을 위해서도 필요했으리라고 생각한다.

여러 절차와 과정을 통해서 권도원 선생은 대망에 그리던 국제학술대회에 참가하게 되었다. 1965년 10월 18일부터 20일까지 일본침구사회 주최로 일본 도쿄의 동경문화회관에서 열린 국제침구학회에, 대한한의사협회는 배원식, 진태준, 권도원을 대표단으로 파견했다. 권도원 선생은 10월 20일 오전 9시부터 진행된 '외국인 초대강좌'에서 두 번째 순서로 자신의 체질침 논문을 구두(口頭)로 발표하였다.[18]

국제침구학회의 조직위원장이었던 하루토 씨는 경희대학교의 초청을 받아서 1971년 5월에 한국에 온다. 경희대학교 의과대학에서 강연을 한 후에 한의계를 탐방한다. 그러면서 1965년 국제침구학회 당시에 알게 되었던 권도원 선생의 진료실에도 방문하게 된다. 하루토 씨는 권도원 선생의 진료실에서 목격한 것을 아주 자세하게 기록으로 남겼다.

권도원 씨는 국제침구학회를 일본에서 개최하였을 때 訪日하여 스스로 考案한 體質醫學을 발표했던 분이다. 그 체질은 8종류로 분류하고 있는데, 진단을 결정하는 주요한 조건은 脈診이고 難經계통의 맥진으로 분류하고 있다. 맥진방법은 난경계통의 尺部에 示指를 대고 中指 및 環指는 그보다 주관절 쪽으로 대고서 손가락을 강하게 압박하여 마지막에 남는 맥박부위를 구한다. 그 左右의 조합에 따라 진단을 결정한다.

이번에 訪問하여 見學했던 환자는 肝硬變의 중년남자이고 진단은 少陽人[土象人]이라고 결정되었다. 치료는 오른쪽 太白, 太谿, 復溜, 太淵[19]의 경혈에 迎 또는 隨로 單刺 5회를 반복했다. 이것은 病이 왼쪽에 있기 때문에 오른쪽만 取穴하는 것이라고 한다. 이 환자는 重症이기 때문에 다시 商陽, 至陰, 三里, 委中, 大都, 解谿, 神門, 少海 등의 경혈에 여러 번의 단자가 반복되었다. 이 취혈

---

17) 권연수, 국제학회서 초청 받을 때 우리의 태도 『醫林』 제44호 p.22~25
18) 권도원 선생은 일본으로 출국하면서 어떤 연유인지, 논문 발표 때 도표를 설명하기 위해 준비한 슬라이드를 짐에서 빠뜨리고 가져가지 않았다. 그래서 영문(英文)으로 작성된 원고를 보고 읽는 것으로 발표를 마쳤다.
19) 太淵이라고 적은 것은 經渠에 시술한 것을 木下晴都가 착각한 것이다.

은 五行法則에 따라 결정되고 있는 것이다. [20]

木下晴都가 기록한 경혈

처방내용	迎隨法 추정 복원	처방의 의미	결과
太白, 太谿, 經渠, 復溜	Ⅴ5Ⅸ5(-) Ⅶ5Ⅸ5(+)	土(-) 金(+)	腎補方[Ⅸt]
三里, 委中, 商陽, 至陰	Ⅵ6Ⅹ6(-) Ⅷ8Ⅹ8(+)	土(-) 金(+)	膀胱補方[Ⅹt]
大都, 解溪	Ⅴ3(-) Ⅵ4(-)	火(-) 火(-)	
神門, 少海	Ⅲ5(-) Ⅲ9(+)	土(-) 水(+)	心瀉方[Ⅲs]

　나는 책에서 체질침 3단방의 성립 시기에 대하여 논구하면서, 송광수가 권도원 선생의 대원한의원에서 체질침 3단방이 시술되는 장면을 목격한 시기를 '1971년에서 1973년말 사이' 라고 추정한 바 있다. [21] 그리고 체질침 3단방이 성립한 시기를 1973년 초반일 거라고 추정하였었다. 그렇게 추정한 근거는 체질침 3단방에서 3단에 위치하는 자율신경조절방이 체질침 3단방이라는 정체성을 결정하는 중요한 처방이라고 생각했고, 그것이 3단에 위치하게 된 원리 탐구에 초점을 맞췄기 때문이다. 그런데 하루토 씨가 기록하여 남겨 놓은 이 자료에서 내가 미처 살피지 못한 중요한 사실을 발견했다. 체질침 3단방을 비롯한 고단방(高段方)은 이미 1970년대 초반부터 다양한 방법과 내용으로 실험되면서 정립되었다는 사실이다. 나의 추리는 너무 단순했다. 하루토 씨가 남겨 놓은 경혈들을 정리해보면 표와 같다.

　이와 유사한 동시대의 자료가 몇 건 더 있다면 비교를 통해서 좀 더 세밀한 분석이 가능할 것이나, 이 자료 하나만으로 권도원 선생이 당시에 처방을 운용하던 방식이나 운용 상황을 살피기는 무척 어렵다. 그런데 이 자료에서 흥미로운 것은 처방에서 대도(大都)와 해계(解溪)가 사용된 이 부분이다. 이것은 ; 1) '實則瀉其子' 법은 아니다. 2) 해당 체질에서 최강장부인 췌(膵)와 위(胃)에 대한 공통적인 조치라는 뜻이며, 아래의 자율신경조절처방인 심사방(心瀉方)과도 연관지어 생각해 볼 수 있다. 위와 아래 모두 송혈(送穴)은 사용되지 않았다. 3) 즉, 膵經(Ⅴ)과 胃經(Ⅵ)의 화혈(火穴)을 함께 (-)하므로써 보수(補水)의 효과를 극대화시키려는 시도라고 생각한다. 4) 위에 나온 신보방과

---

20) 번역 : 김지권
21) 이강재, 체질침 3단방의 성립에 관한 궁리 『학습 8체질의학 Ⅱ』 행림서원 2013. 10. p.35~49

방광보방에 土(−)가 쓰인 것과도 연관이 있다.

■■■ 한국체질침학회(韓國體質鍼學會)

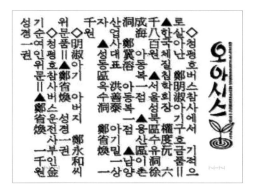

『동아일보』 1971년 5월 19일자 기사

권도원 선생이 경희대학교 대학원에서 체질의학 전공자들을 지도[22] 하던 때에, 학부생들에게도 임상특강 강의를 했다. 그런데 권도원 선생이 강의를 하러 올 때마다 가방을 들고 따라오던 이가 있었다. 그분이 들어오면 동급생[23]들은 '니 아버지 오셨다' 하면서 강명자(姜明孜)[24] 학생을 향해 놀렸다. 하지만 그분은 강 씨가 아니었다.

유호성(劉浩成)[25] 씨는 강명자 학생이 졸업한 동덕여고의 교사였다. 그는 수학담당 교사이면서도 한의학 쪽에 관심이 아주 많았다. 서울대 의대에 갈 실력이었다는 강명자 학생에게 경희대 한의대에 진학하라고 강권한 사람이다. 그리고 또 나중에는 꼭 체질의학 쪽으로 공부를 집중하라고 권유했다는 것이다. 강명자는 이후 여성(女性) 한의사로서 수많은 1호(최초) 기록을 간직하게 된다.

염태환(廉泰煥) 선생은 동양의대 6기 졸업생인데 학생 때 이현재(李賢在) 선생의 사상회관(四象會館)에 찾아다닌 적도 있다.[26] 하지만 그때는 권도원이라는 인물을 알지 못했다. 한의사가 된 후에는 시중의 유명 강사(講師)였다. 유호성 씨는 여가를 이용해서 유명 한의사들이 주최하는 임상강좌를 찾아다녔다. 그러던 중 염태환 선생을 만나게 되었고 권도원 선생과 체질의학을 소개받는다. 유호성 씨는 당시에 한의학에 관심

---

22) 염태환, 김정선, 이기태
23) 이들은 경희대학교 한의과대학에 1966년에 입학한 19기 졸업생들이다.
24) 1948. 8. 28.~
25) 1936~ ?
26) 이현재 선생의 방에 걸려 있던 동무 이제마의 초상(肖像)이 아주 인상 깊었다고 한다.

을 가진 일반인 그룹을 이끌고 있었다. 그의 그룹은 단체로 한국체질침학회(韓國體質鍼學會)에 들어갔다. 한국체질침학회는 회장은 권도원 선생, 부회장은 염태환 선생이고, 이명복 선생이 고문으로 있었다. 유호성 씨는 총무를 맡게 된다.[27]

염태환과 박성수(朴性洙)가 함께 펴낸 『현대한방강좌(現代韓方講座)』에서 흥미로운 자료를 발견하였다. 이 책은 1963년에 초판(初版)이 나왔는데, 아래 내용이 실린 것은 아마도 1971년판 이후일 것이다.

> 이 새로운 體質鍼의 출현은 분명히 《東醫壽世保元》이래 침체되고 있던 體質醫學 분야에 있어서 결정적인 새 活路를 열어줄 뿐만 아니라 새 時代의 새 醫學의 新紀元을 이룰 획기적인 사실로 여겨지는 대 發明임에 틀림없는 것이다. 현재 경희대학교 대학원에서 이를 전공하는 과정이 있어 크게 기대되는 바 있으며 또한 韓國體質鍼學會에서는 매년 10월 23일을 '체질침의 날(C-A Day)'로 정하고 權度沅 회장을 중심으로 많은 회원들이 모여 研究가 계속되고 있으므로 머지않아 人類 保健에 크게 이바지할 큰 業績이 나타날 것으로 期待되는 바이다.[28]

한국체질침학회에서는 매년, 권도원 선생의 생일인 10월 23일을 '체질침의 날(C-A Day)'로 정하여 기념하고 있었던 것이다. 이현재 선생이 주도하던 사상의학회(四象醫學會)에서 동무 이제마 탄일(誕日)인 음력 3월 19일을 기념하여 강연회 등 학술모임을 개최하였던 것처럼 말이다.

1971년 5월 19일자 『동아일보』에 실린 기사를 보면 한국체질침학회는 체질침 연구에만 몰두한 것이 아니었다. 당시에 청평호 속으로 버스가 빠진 사고가 있었는데 그 참사에서 기적적으로 살아 난 아기가 있었다. 이 아기의 구호를 위한 금품 모금에 참여[29]했던 것이다.

염태환 선생은 자신의 논문에서 유호성 씨를 '동학(同學)'이라고 지칭한 바 있다.

---

27) 한국체질침학회 회장님이 진행하는 강의에 총무가 가방을 들고 수행했던 것이다.
28) 염태환, 박성수 『현대한방강좌』 대한한방의학회 1971. p.22~23
29) 한국체질침학회장 權度沅 6,800원

筆者의 6體質脈의 發見追加緒論에서도 言及한 바와 如히 筆者는 1967年부터 1976年까지 滿 9年間, 8體質鍼 硏究에 專念했다. 그러던 것이 8體質鍼方이 모두 副作用이 發生하는 한 婦人患者에 逢着, 오직 肺正格 만이 드는 (肺虛體質) 事實을 確認하고 그 患者로부터 새 脈圖를 얻는데 成功, 이번에는 그와 같은 脈圖를 가진 1男子患者를 逆으로 發見, 이도 오직 肺正格만이 有效한 事實을 再確認하게 되자 8體質 외에 體質이 더 있지 않은가 하는 疑心이 생겼다. 나는 그 때 두 患者를 筆者의 집으로 招致 同學 李明馥, 劉浩成 兩氏를 招待, 診察케하고 肺正格 만이 드는 臨床證明을 해 보이기도 했다.[30]

아마도 유호성 씨가 한국체질침학회에서 총무로 활동한 기간은 1970년을 전후하여 3, 4년간이었을 것이다. 그가 아름답지 못한 연유로 잠적했던 기사[31]를 보았다. 술과 함께 한 그의 말년은 아주 불우했다고 강명자 원장이 전했다.

■■■ 「2차 논문」의 모순

체질침 처방의 실제 내용을 떠받치는 근본적인 조건은 체질의 구분이며, 이에 따른 각 체질별 내장구조이다. 8체질이란 여덟 가지로 다른 내장구조의 구별을 의미하고[32], 체질침은 이런 내장구조의 강약을 조절하는[33] 것이기 때문이다.

1973년 9월에 『중앙의학』을 통해서 발표된 체질침 「2차 논문」은 8체질의학의 역사

---

30) 염태환 「24體質鍼論과 그 脈診法 硏究」
    1986년 6월, 제1회 동양의학국제학술대회(라스베가스) 발표.
    1987년 4월, 『대한한의학회지』에 재록 Vol. 8, No. 1(통권 제13호)
31) 1972년 7월25일 『경향신문』
32) "8체질이란 심장, 폐장, 췌장, 간장, 신장, 소장, 대장, 위, 담낭, 방광 그리고 자율신경의 교감신경, 부교감신경의 12기관의 기능적인 강약배열의 8개 구조를 말한다." 『빛과 소금』 〈113호〉 1994. 8.
    "8체질이란 여덟 가지의 장기구조체들이다." 『빛과 소금』 〈120호〉 1995. 3.
33) 8체질의 내장구조는 강한 장기로부터 약한 장기로 서열이 있다. 체질침은 이런 8체질의 내장구조에서 강한 장기와 약한 장기를 조절(강한 장기는 瀉法, 약한 장기는 補法)하는 방식으로 구성되어 있다.

에서 큰 전환점이 되는 논문이다. 이 논문은 여러 가지 특별한 의미들을 지니고 있다. 먼저 이 논문에는 이전의 두 체질침 논문과 다르게 이제마(李濟馬)와 사상의학(四象醫學)에 관한 언급이 없다. 대신에 '8체질론'이라는 용어가 처음으로 등장한다.[34] 그리고 사상의학과의 연관성에서 탈피한 '독자적인 8체질의 명칭'[35]을 처음으로 제시하였다. 또 장체계(臟體系)를 양(陽 +) 부호로 부체계(腑體系)를 음(陰 −) 부호로 표시하였다.

체질침 처방의 영역에서 본다면 이 논문을 통해서 각 체질에 체계적으로 구축된 체질침의 계통처방이 보고되었다는 점이다. 이 계통처방은 활력방, 살균방, 마비방, 정신방, 장계염증방, 부계염증방이라고 명명되었다.[36]

8체질의학의 역사 속에서 8체질의 내장구조는 고정되어 있지 않았다. 크게 구별하자면 출발로부터 두 번 변화되었다. 그러므로 당연하게도 이에 따라 체질침 처방의 실제 내용도 변경될 수밖에 없었다.

체질침(관련) 논문

논문 & 연도	제목	비고
「62 논문」 1962. 9. 7.	The Constitutional Acupuncture	미발표
「1차 논문」 1965. 10.	A Study of Constitution-Acupuncture	『國際鍼灸學會誌』 1966. 6.
「2차 논문」 1973. 9.	Studies on Constitution-Acupuncture Therapy	『中央醫學』 1973. 9.
「明大 논문」 1974. 1.	Studies on Constitution-Acupuncture Therapy 체질침 치료에 관한 연구(國譯文)	『明大論文集』 1974. 1.
「영양학회 논문」 1985.	체질의학의 체질분류법에 따른 식품기호도와 영양상태의 상관성에 관한 연구	『한국영양학회지』 1985.

---

34) 그래서 나는 이 논문을 '8체질의 독립선언'이라고 평가한다.

35) 금양체질, 금음체질, 토양체질, 토음체질, 목양체질, 목음체질, 수양체질, 수음체질

36) 체질침 처방 운용에서 오수혈(臟腑穴)을 이용하는 다른 침법과의 차별성을 말하자면 이른바 '계통적인 치료법'이다. 계통적인 치료법이란 각 체질에 공통되는 일정한 원리에 의해, 장기(臟器)를 조절하는 처방을 선택하고 이들 처방을 조합하여 치료하는 것으로, 처방을 배합하는 방법에 따라 각 체질별로 공통된 치료의 범주를 설정한 것을 말한다. 또 다른 차별성은 신경방을 통한 자율신경조절법이다.

『東醫壽世保元』에서 태양인과 태음인의 폐(肺)와 간(肝), 그리고 소양인과 소음인의
비(脾)와 신(腎)으로 대표되는 장기 길항구조(拮抗構造)는 정반대이다.

권도원 선생은 「62 논문」에서 태양인과 태음인의 폐와 간, 그리고 소양인과 소음인
의 비와 신을 제외한 나머지 장기의 강약(强弱)를 제시하였다. 이렇게 배열된 내장구
조의 서열은 태양인과 태음인, 소양인과 소음인이 모두 정반대이다. 체질침의 내장구
조는 이런 조건에서 시작되었다.

첫 번째 변화가 공식적으로 보고된 것은 1965년의 「1차 논문」이다. 그런데 이보다
앞서 1963년 10월 23일에 『대한한의학회보』에 기고한 [체질침 치험례][37]에는 이미 내
장구조가 변화된 상태의 침처방이 실려 있다. 그러므로 공식적인 보고 이전에 실제로

공식 보고된 8체질 내장구조의 변화

「62 논문」 1962. 9. 7.	「1차 논문」 1965. 10.	「영양학회 논문」 1985.	8체질 공식 명칭
太陽人 1證	金象人 腑質	金陰體質	Colonotonia
肺〉膵〉腎〉心〉肝	大腸〉膀胱〉胃〉小腸〉膽	大腸〉膀胱〉胃〉小腸〉膽	
太陽人 2證	金象人 臟質	金陽體質	Pulmotonia
金〉土〉水〉火〉木 [38]	肺〉膵〉心〉腎〉肝	肺〉膵〉心〉腎〉肝	
太陰人 1證	木象人 臟質	木陽體質	Hepatonia
肝〉心〉腎〉膵〉肺	肝〉心〉腎〉膵〉肺	肝〉腎〉心〉膵〉肺	
太陰人 2證	木象人 腑質	木陰體質	Cholecystonia
木〉火〉水〉土〉金	膽〉小腸〉膀胱〉胃〉大腸	膽〉小腸〉胃〉膀胱〉大腸	
少陽人 1證	土象人 腑質	土陰體質	Gastrotonia
膵〉心〉肺〉肝〉腎	胃〉大腸〉小腸〉膽〉膀胱	胃〉大腸〉小腸〉膽〉膀胱	
少陽人 2證	土象人 臟質	土陽體質	Pancreotonia
土〉火〉金〉木〉水	膵〉心〉肝〉肺〉腎	膵〉心〉肝〉肺〉腎	
少陰人 1證	水象人 臟質	水陽體質	Renotonia
腎〉肝〉肺〉心〉膵	腎〉肝〉肺〉心〉膵	腎〉肺〉肝〉心〉膵	
少陰人 2證	水象人 腑質	水陰體質	Vesicotonia
水〉木〉金〉火〉土	膀胱〉膽〉大腸〉小腸〉胃	膀胱〉膽〉小腸〉大腸〉胃	

---

37) 『大韓漢醫學會報』 1권 7호 1963. 11.
38) 「62 논문」에서는 1證과 2證의 내장구조를 臟과 腑로 명확하게 구분하지 않았고, 四象人 각각에
　　서 1證과 2證의 내장구조는 동일하다.

내장구조가 처음 변화된 것은 1963년 10월 23일 이전이 된다.

　두 번째 변화는 1985년에 「영양학회 논문」을 통해서 보고되었다. 첫 번째로 변화된 기간과 비교하면 1963년에서 1985년까지는 너무 멀다. 오늘 이 글이 목표하고 있는 주제가, 두 번째 공식 보고 이전에 내장구조가 실제로 변화된 시기는 언제인가 하는 것이다.

　「62 논문」에서는 1증(證)과 2증[39]의 내장구조를 장(臟)과 부(腑)로 명확하게 구분하지 않았으므로, 사상인(四象人) 각각에서 1증과 2증의 내장구조는 동일하다. 「62 논문」의 상태에서 내장구조가 첫 번째로 변화된 것은 금상인(金象人) 부질(腑質), 금상인 장질(臟質), 토상인(土象人) 부질, 토상인 장질, 이렇게 네 체질이다. 목상인(木象人) 장질, 목상인 부질, 수상인(水象人)[40] 장질, 수상인 부질은 변화되지 않았다. 그래서 상대(相對)되는 체질의 내장구조가 정반대가 아니다. 예를 들면 금상인 부질은 강한 장기로부터 순서대로 [大腸〉膀胱〉胃〉小腸〉膽] 이렇게 배열되는데, 상대되는 목상인 부질은 약한 장기로부터 배열하면 [大腸〈胃〈膀胱〈小腸〈膽] 이렇게 된다. 두 체질에서 방광(膀胱)과 위(胃)의 자리가 다르다.

　그런 후에 두 번째 변화에서 목양체질(木陽體質), 목음체질(木陰體質), 수양체질(水陽體質), 수음체질(水陰體質)의 내장구조가 변화되었다. 두 번째까지의 변화를 통해서 8체질 중 서로 상대되는 체질의 네 짝[41]은 내장구조가 정반대가 되었다. 위에서 예를 든 (금상인 부질이었던) 금음체질(大腸〉膀胱〉胃〉小腸〉膽)과 (목상인 부질이었던) 목음체질(大腸〈膀胱〈胃〈小腸〈膽)은 강약순서만 반대이고 장기들의 자리는 동일하다.

　「2차 논문」에서 제시한 장방(場方) 내용을 분석해 보면 각 체질의 침 처방들이 어떤 내장구조를 바탕으로 조직된 것인지 추리할 수 있다. 포인트는 각 체질의 내장구조에서 중간에 위치한 장기이다. 왜냐하면 체질침에서 각 체질의 중간장기에 포함된 장부혈은 사용(자극)하지 않기 때문이다.

---

39) 1證 : 최강장기의 과강화(過强化) / 2證 : 최약장기의 과약화(過弱化)

40) 금상인(金象人)은 금성(金星)을 닮은 사람, 토상인(土象人)은 토성(土星)을 닮은 사람, 목상인(木象人)은 목성(木星)을 닮은 사람, 수상인(水象人)은 수성(水星)을 닮은 사람이라는 뜻이다.

41) 금양체질과 목양체질, 토양체질과 수양체질, 금음체질과 목음체질, 토음체질과 수음체질의 네 쌍이다.

만약 「2차 논문」이 「1차 논문」의 내장구조를 그대로 따르고 있다면, 금음체질에서는 위경(胃經), 금양체질에서는 심경(心經), 목양체질에서는 신경(腎經), 목음체질에서는 방광경(膀胱經), 토음체질에서는 소장경(小腸經), 토양체질에서는 간경(肝經), 수양체질에서는 폐경(肺經), 수음체질에서는 대장경(大腸經)의 장부혈은 해당되는 체질의 장방에서 사용하지 않았을 것이다. 이렇게 되어 있는 것을 확인하였다. 즉 「2차 논문」의 장방 체계는 「1차 논문」의 내장구조를 유지하고 있다는 것이다.

「2차 논문」에서 제시한 정신방[42]은 8체질에서 보이는 8종(種)의 자율신경불안정상태(自律神經不安定狀態)를 치료하는 처방이다. 2단방인 정신방에 부방(副方)으로 추가되는 정신부방은 금양체질과 목양체질에는 심포방(心包方)이, 금음체질과 목음체질에는 소장방(小腸方)이, 토양체질과 수양체질에는 심방(心方)이, 토음체질과 수음체질에는 삼초방(三焦方)이 운용되는데 각각의 쌍(雙)에서 선택된 두 장부혈은 동일하고 영수법(迎隨法)만 반대이다. 자율신경조절 처방은 심경과 소장경을 통해서는 자화(自火)를 심포경(心包經)과 삼초경(三焦經)으로는 상화(相火)를 조절한다.[43] 이때 자화와 상화는 서로 길항관계이다. 예를 들면 심사(心瀉)와 심포보(心包補), 소장사(小腸瀉)와 삼초보(三焦補)는 동일한 효과라는 것이다.

위에서 제시한 상대되는 체질의 네 쌍에 운용되는 자율신경조절 처방에, 같은 두 개의 장부혈이 선택되었고 영수법만 반대라는 것은 이들 처방의 보사(補瀉)가 정반대라는 뜻이다. 이렇게 자율신경조절 처방이 정반대라는 것은 상대되는 두 체질의 자화의 조건 또한 정반대라는 것을 전제하고 있다. 여기에서 자화의 조건이란 바로 내장구조의 배열이다. 즉 상대되는 두 체질의 내장구조가 정반대여야 한다는 것이다. 그런데 8체질에서 서로 상대되는 체질인 금양체질과 목양체질, 금음체질과 목음체질, 토양체질과 수양체질, 토음체질과 수음체질의 내장구조가 서로 정반대인 상태로 된 것은, 공식적으로 1985년에 「영양학회 논문」을 통해서 내장구조의 두 번째 변화가 보고된 이후이다. 그런데 그런 내용이 이미 1973년 9월에 발표한 「2차 논문」 속에 반영되어 있다는 것이다.

장방의 내용에서는 「1차 논문」의 내장구조를 따르고, 자율신경조절 처방은 「영양학회 논문」의 내장구조를 반영했으니, 동일한 논문 안에 두 가지의 내장구조가 적용되

---

42) 기본방(基本方) + 정신부방(精神副方)
43) 물론 이런 용어(自火/相火)와 인식은 「화리(火理)」의 내용이 공개적으로 알려진 이후이긴 하다.

고 있는 것이다. 이것은 「2차 논문」이 지닌 중대한 모순(矛盾)이다. 「2차 논문」에 체질별 영양법을 추가하여 『명대논문집』에 다시 보고한 것이 「명대 논문」이다. 여기에는 영문(英文)과 국역문(國譯文)이 함께 수록되어 있다. 국역문 내용 중에 8체질의 명칭을 개정한 이유를 설명하는 각주(脚註)가 있다. 여기에서 8체질의 독립성과 상관성을 말하면서 "금양체질과 금음체질은 선천적으로 완전히 독립된 두 체질이며, 상관성을 비교하면 이 두 사이보다 금양체질과 토음체질이, 그리고 금음체질과 수양체질이 더 가까운 내장구조로 되어 있다."고 하였다. 여기에서 금음체질이 금양체질보다 수양체질과 더 가까운 내장구조를 가지려면 수양체질의 내장구조가 「영양학회 논문」에서와 같이 [腎〉肺〉肝〉心〉膵]로 되어야만 한다.

「2차 논문」 시기에 내장구조는 이미 두 번째로 변화되었던 것이다. 하지만 어떤 피치 못할 사정으로 장방 체계에는 바뀐 내용을 적용시키지 못했던 것이라고 짐작만 할 뿐이다.

■ 고혈압(高血壓)이 생리(生理)

(1) 東洋醫科大學

1961년 5.16 군사 쿠데타 이후에, 6월 10일에 열린 국가재건최고회의에서 국민의료법을 전면 폐기하고 신의료법을 제정하였다. 여기에서 "국공립대학교 의과대학에서 최종 2년간 한의학을 전공한 자에게 한의사국가고시 응시자격을 인정한다."는 조항으로 인해서 한의계는 한의사제도 삭제 및 한의과대학 폐지의 위기에 몰렸다. 이에 전 한의계가 단결하여 정규 한의과대학 부활운동과 이에 직결되는 의료법 재개정요구 농성을 벌였다.

이런 대정부 투쟁의 결과로, 국가재건최고회의가 1962년 3월 20일에 한의사제도를 폐기하려고 가결 공포한 의료법(법률 제1035조) 개정안을 포기하고, 다음해인 1963년 12월 13일에 개정의료법을 공포함으로써[44] 고사(枯死) 직전의 한의사제도가 다시 부활하게 되었다. 그리고 1964년 1월 21일에 예과2년, 본과4년의 역사적인 동양의과대학이 새롭게 출범하게 되었다. 이로써 한의과대학 교육과정은 6년제로 개편되었다.

하지만 학교운영에 어려움을 겪던 동양의과대학 행림학원에는 관선 이사진이 파견되었고, 1965년 3월 20일에 경희대학교가 동양의과대학을 흡수 합병하기로 인가를 받았다. 이어서 4월 27일에 합병 조인이 되었고, 9월 3일에 학교법인 고황재단과 행림재단의 합병이 최종적으로 인가되어 동양의과대학 한의학과는 경희대학교 의과대학 한의학과로 변경되었다.

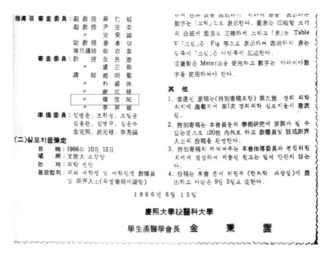

『대한한의학회보』1966년 7월호_강사 권도원

(2) 경희대학교 대학원

권도원 선생은 동양의과대학이 경희대학교에 합병되기 전부터 동양의대에 출강하고 있었다. 그리고 경희대학교에 합병된 이후에도 강사(講師) 신분을 유지하고 있었다. 그래서 1965년 10월에 열린 국제침구학회(國際鍼灸學會)의 조직위원회에 미리 보냈던 논문에는 동양의대 강사로 표기하였고,[45] 학회에 실제로 참석하여 발표[46]한 (영문으로 작성한) 논문에는 경희의대 소속으로 하였다.[47]

---

44) 문제의 의료법 제14조 2항을 국 공 사립을 불문하고 '의과대학에 한의학과'로 개정하였다.

45) 韓國體質鍼學會長, 東洋醫科大學 講師

46) 1965년 10월 20일

47) The President of The Society of Constitution-Acupuncture,

　　The Vice-Chairman of The Society of Constitution-Medicine,

　　Lecturer of Medical College, Kyung Hee University,

　　Seoul, Korea

1968년 4월 9일에 경희대학교 대학원이 개강하였고, 당해에 한의학 석사과정이 개설되었다.[48] 권도원 선생은 경희대학교 대학원에서 체질의학(體質醫學)을 전공한 학생을 지도하였다.[49] 염태환(廉泰煥), 김정선(金正善), 이기태(李基太) 세 명이다.

이 중 이기태의 석사학위 논문[50]은 8체질의학의 역사에서 아주 중요한 위치에 있다고 나는 판단한다. 하지만 잘 알려지지 않았고 제대로 평가된 적도 없다.

(3) 木象人 제1病態(Jupita I)와 本態性高血壓

1967년에 경희대학교 한의학과를 졸업[51]한 이기태는 1969년 1월부터 7월까지 서울시 종로구 당주동(唐珠洞)에 위치한 권도원 선생의 대원한의원(大沅漢醫院)에서 임상 수련을 하면서 연구를 진행하였다.

이기태는 논문의 서두에서 E. Frank가 1911년에, 신염(腎炎), 위축신(萎縮腎), 요로장애(尿路障碍) 등 혈압상승의 원인이 될 만한 질환이 없이 된 고혈압을 본태성고혈압(本態性高血壓 Essential Hypertension)이라고 명명하였는데, 체질론적 입장에서 본태성고혈압이 어떤 특정한 체질과 연관이 있는지, 이론적 근거가 무엇인지 조사한 연구라고 하였다.

이 연구는 두 가지의 조사를 통해서 진행되었다.

제1조사는 1969년 1월부터 7월까지 대원한의원에 내원한 고혈압 환자 175명을 대상으로 본태성고혈압의 증후가 어느 체질에서 발견되는가를 조사하였다. 조사결과는 고혈압 환자 분포 중 1위가 J I (Jupita I)으로 50%인데, 다른 체질은 다 명료한 원인 질환을 가지고 고혈압이 발생하고 있으나, J I 만은 원인질환을 가지지 않은 고혈압임이 발견되었다. 이런 결과는 모든 체질 중 J I 의 고혈압이 바로 본태성고혈압임을 증명한 것이라고 평가하였다.

제2조사는 1969년 1월부터 6월까지의 내원 환자 중 J I 의 각종 질환자 199명을 대상으로 고혈압의 실태를 조사하였다. 조사결과는, 이들 중에 고혈압은 41.7%로 수위(首位)를 차지하며 다음 순위인 신경계질환도 편두통, 안면신경마비 등 고혈압과 관계

---

48) 학의학 박사과정은 1974년에 설치되었다.

49) 권도원 선생은 1972년까지 경희대학교에 몸담고 있었다.

50) 李基太 「本態性高血壓의 체질적 분포에 관한 조사연구」 경희대학교 대학원 1970.

51) 경희대 한의학과 14기

가 깊은 병들이 많다. 그리고 기타 질환도 본태성고혈압에 가장 많이 병발되는 질환들이었다. 이기태는 이 조사 연구를 통해서 원인불명으로 알려진 본태성고혈압이 체질론적으로 특정한 체질군에서 발생한다는 것을 밝히면서, JI에서 고혈압과 이와 연관된 질환들이 발생하는 기전과 이론적인 근거를 함께 제시하였다.

(4) 高血壓의 生理

체질론이 인간의 다름을 주장하는 이론이라고 한다면 이 연구의 결과는 아주 획기적이다. JI을 다른 일곱 개의 그룹과 구별할 수 있는 명확한 근거와 지표를 제공하였기 때문이다.

권도원 선생의 체질침 「1차 논문」[52]에서 목상인 제1병태(Jupita I)는 「2차 논문」[53]에서 목양체질(JUPITO)이 된다. 그리고 목양체질의 국제명은 이후에 Hepatotonia를 거쳐서 Hepatonia로 확정되었다.

아래는 8체질의학 임상에서 사용하고 있는 8체질별 섭생표의 2005년 8월 버전으로 목양체질 부분이다. '당신(목양체질)의 혈압은 일반 평균보다 높은 것이 건강한 상태'라고 명시하였는데, 평균보다 높은 고혈압을 건강한 상태(생리)라고 밝힌 것은 여덟 체질 중에서 목양체질이 유일하다. 이것은 바로 1970년에 이기태가 보고한 연구결과를 계승하고 있는 것이다.

목양체질 섭생표_2005년 8월 ver.

목양체질 (HEPATONIA)

당신이 건강할 때는 귀찮도록 땀이 나고 쇠약할 때는 되려 땀이 없으며 무슨 방법으로든지 땀만 흘리면 몸이 가벼워지는 것을 느끼는 것은 체질적으로 땀이 많이 나야 하기 때문이오니, 항상 온수욕을 즐기는 것은 좋은 건강법이 될 것입니다. 등산이 좋고 말을 적게 하는 것이 좋습니다. 당신의 혈압은 일반 평균보다 높은 것이 건강한 상태입니다.

해로운 것	유익한 것

---

52) Dowon Kuan 「A Study of Constitution-Acupuncture」 『國際鍼灸學會誌』 醫道의 日本社 1966. 6.

53) Dowon Kuan 「Studies on Constitution-Acupuncture Therapy」 『中央醫學』 中央醫學社 1973. 9.

(5) 목양체질과 고혈압

그럼 권도원 선생은 목양체질을 언급할 때 고혈압과 연관하여 항상 말해 왔던 것일까. 권도원 선생은 1974년 1월에 『명대논문집』에 실은 「명대 논문」[54]을 통해서 공식적으로 처음 8체질별 섭생법을 발표하였다. 여기에서 목양체질(JUPITO) 부분을 보자.

> 당신이 건강할 때는 귀찮도록 땀이 나고 쇠약할 때는 되려 땀이 없고 무슨 방법으로든지 땀만 흘리면 몸이 가벼워지는 것은 체질적으로 땀이 많이 나야하기 때문이니 항상 온수욕을 즐기는 것은 좋은 건강법이 될 것입니다. 말을 적게 하고 술을 끊어야 합니다.

위와 같이 1974년에는 섭생표에 목양체질과 고혈압을 연관하여 명시하지 않았다. 자 지금 다른 체질은 관심의 밖에 있다. 토양체질(SATURNO) 부분으로 시선을 옮겨 본다.

> 당신의 건강은 당신의 조급한 성품과 직결되므로 항상 여유 있는 마음으로 서둘지 않는 것이 당신의 가장 좋은 건강법입니다. 저혈압은 당신의 건강한 상태이며 술과 냉수욕은 해가 많습니다.

오히려 토양체질에게는 '저혈압이 건강한 상태'라고 말하고 있다. 이렇게 명시하기 위해서는 명확한 근거가 있어야 했을 텐데 1974년 이전 자료에서 이와 관련한 내용은 별로 없었다.

권도원 선생은 1964년에 9월에 발표한 [체질과 침]에서 고혈압의 발생에 대한 자신의 인식을 처음 밝힌 적이 있다. 이 당시에는 명확히 8가지의 체질을 말하지는 않았다. 다만 각각의 병근(病根)에 따른 다섯 가지 종류의 고혈압 병리 구조 차이를 말하고 있다.

---

54) 권도원 「체질침 치료에 관한 연구」 『明大論文集』 제7집 1974. 1.

[體質과 鍼]에서 언급한 고혈압의 병리 차이

病理	구분	病理를 통해 추정한 내장구조	체질
肝熱 〉 心熱	本態性 고혈압	木 〉 火 〉 水 〉 土 〉 金	Hep.
肝虛 〉 膵熱 〉 心虛熱		金 〉 土 〉 火 〉 水 〉 木	Pul.
大腸無力 〉 膽熱 〉 小腸熱 〉 心熱		木 〉 火 〉 水 〉 土 〉 金	Cho.
腎熱 〉 交感神經興奮	腎性 고혈압	水 〉 木 〉 金 〉 火 〉 土	Ren.
腎虛 〉 心熱		土 〉 火 〉 木 〉 金 〉 水	Pan.

고혈압을 크게 본태성고혈압과 신성(腎性)고혈압으로 구분하였는데, 본태성고혈압을 일으키는 병리를 세 가지로 제시하였다. 병근이란 내장구조가 기본이고, 이런 병리 기전은 세 종류의 내장구조를 기반으로 한 것이다. 즉 결과적으로 본태성고혈압을 일으키는 세 가지 체질을 제시했던 것이다.

이런 인식에서 출발하여 권도원 선생의 진료실에 임상사례가 축적되면서 점차 한곳으로 아이디어가 집중되었을 것이다. 연구의 아이디어가 누구로부터 출발하였는지는 중요하지 않다고 생각한다.

1994년 2월 19일에, 김용옥(金容沃)이 권도원 선생을 초청한 도올서원 강의가 있었다. 목양체질과 고혈압의 관계에 대하여 공식적으로 밝힌 것은 이때가 처음이다. 권도원 선생은 '체질 생리' 순서에서 설명하면서 혈압을 측정한 의사가 놀라게 되는 생리적인 고혈압에 대해 말했던 것이다. 이기태의 논문이 보고된 1970년으로부터 공식 발표까지는 너무 긴 시간이 흘러오지 않았나.

왜! 권도원 선생은, 자신이 지도한 대학원생이 자신이 주재하는 한의원에서 자신이 진료한 환자들을 대상으로 진행하여 도출한, 특별한 연구 결과를 왜 적극적으로 수용하지 않았던 것일까.

5

새벽을 알리는 종소리

체질침의 場方 체계가 확립되기 직전까지도
기본적인 槪念을 뒤집으려는 시도를 했다.
創始者란 체계를 처음 만든 사람이다.
그리고 그의 체제를 한순간에 허물어버릴 권한도 있다.
이걸 간혹 잊어버린다.

5. 새벽을 알리는 종소리

대원한의원 제원한의원 제선한의원

제13회 한의사국가시험 합격자 발표일은 1962년 3월 26일이다. 그리고 3월 30일 자 관보에 합격자 명단이 실렸다. 그러므로 권도원 선생의 한의사면허증은 다음 달인 4월에 발부되었을 것이다. 한의사 면허번호는 1,295이다. 그 해 5월에 실시한 보사부 의 의료인 정기신고 결과를 보면 한의사 수는 1,671명으로 나온다.

1962년 보사부 의료인 정기신고_5월

한의사	서울	경기	충북	충남	전북	전남	경북	경남	강원	제주
1,671	692	224	36	117	51	34	151	299	64	3

『醫林』 26호

(1) 대원한의원

권도원 선생이 처음 한의원을 개원한 곳은 신당동(新堂洞)이다.

자신의 생일날인 1963년 10월 23일에, 『대한한의학회보』에 보낸 [체질침 치험례] 의 말미에 대원한의원(大源漢醫院)의 주소를 기록하였다. '서울 성동구 신당동 256-8 번지'이다. 1964년 9월에 『의림(醫林)』에 실은 [체질과 침]에서도 대원한의원은 신당 동이다.

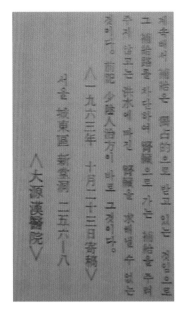

『대한한의학회보』 7호 p.5 1963. 11.

具 本 情	1938. 3. 23	신문로1가19		대	원	75-11
楮 度 玩	1923. 10. 23	당주동168	대	삼	세	72-17
楮 英 植	1900. 6. 2	원남동249-4	대			21-3

대원한의원 : 서울시 종로구 당주동 168번지 / 75-1135
출처 : 사단법인 대한한의사협회 회원명부(1976)

539	康英洙	"	서울	21. 2.26	종로5가 89	홍제	763-9203
1934	富兆彦	"	"	43. 1. 3	종로5가 88~4	삼양	763-0546
1498	具本情	"	"	38. 3.23	신문로2가 1~145	송재	74-8479
1295	楮度元	"	충남	23.10.23	당주동 171	대원	75-1135
688	楮五達	"	서울	21. 6. 3	종로6가 239~42	장순	762-7339

대원한의원 : 서울시 종로구 당주동 171번지 / 75-1135
출처 : 사단법인 대한한의사협회 회원명부(1980)

청년이던 김용옥이 1967년에 자신의 병을 치료하기 위해 처음 방문했던 대원한의원이 당주동(唐珠洞)에 있었다고 했다. 1968년의 염태환 논문과 1970년의 이기태 논문에는 대원한의원의 주소가 서울시 종로구 당주동으로 나온다. 1976년 대한한의사협회 회원명부에 대원한의원은 '서울시 종로구 당주동 168번지'이다. 4년 후인 1980년 명부에서는 '서울시 종로구 당주동 171번지'로 바뀐다. 그 사이에 근처로 이전했던 것 같다. 전화번호는 동일하게 75-1135이다.

(2) 제원한의원

도올 김용옥의 누이인 이화여자대학교 식품영양학과의 김숙희 교수가 지도한 이필자의 논문[1]에서 권도원 선생의 소속이 제원한의원(Jaewon Hanyiwon)이라고 나온다. 제원한의원은 '서울시 중구 신당동 236-378' 이다. 1984년 회원명부에 있다.

제원한의원 : 서울시 중구 신당동 236-378
출처 : 사단법인 대한한의사협회 회원명부(1984)

(3) 동틴 암연구소

동틴 암연구소는 1969년에 설립하였고, 재단법인으로 등록한 것은 1987년이다. 주소는 '서울시 중구 신당1동 236-378' 이다. 동틴이란 영문과 한글이 조금 다른데, 영문으로는 dawn과 ting의 합성으로 새벽을 알리는 종소리라는 뜻이고, 한글로는 '동이 트인' 이란 의미의 동틴이다. 서로 소리(音)가 비슷하면서 의미도 통한다.

재단법인 동틴 암연구소 부설
제선한의원 : 서울시 중구 신당1동 236-378 / 2237-1998

---

1) 김숙희 · 김화영 · 이필자 · 권도원 · 김용옥
　「체질의학의 체질분류법에 따른 식품기호도와 영양상태의 상관성에 관한 연구」 1985.
　『한국영양학회지』 제18권 제2호 (pp. 155~166)

(4) 제선한의원

제원한의원이 제선한의원으로 변경된 것은 1986년이다. 재단법인 동틴암연구소 부설이다. 주소는 제원한의원 주소와 같다. 1986년 회원명부에서 확인하였다.

免許番号	姓　名	性別	本籍	生年月日	住　　　　所	医院名	
2473	姜英才	男	중국	50. 1. 8	명동 2 가 105	강영재	7천
1437	高鳳翼	〃	서울	12. 3. 8	필동 3 가 10 - 2	동 제	20
1295	權度杬	〃	〃	23. 10. 23	신당동 236 - 378	제 선	64
3562	權純琜	〃	경북	58. 5. 18	신당동 368 - 89	울 산	64

제선한의원 : 서울시 중구 신당동 236-378
출처 : 사단법인 대한한의사협회 회원명부(1986)

지금(2019년 8월) 권도원 선생은 제선한의원 진료실을 지키지 않고 있다.

■■■ 허공(虛空)을 향해 검(劍) 휘두르기

지금 쓸 이야기는 2013년 11월 29일에 얻은 도표 한 장으로부터 시작되었다.

내가 2010년과 2011년 사이에 기획하고 진행했던 'ECM CLASS'에 참여했었고, 2013년 2월부터 시작한 '의료인을 위한 체질학교'의 기초반과 심화반[2]에서도 공부한 이OO 한의사가 공보의를 마치고 홍OOOO한의원에서 근무하게 되었다. 그가 내게 사진파일 몇 개를 보내주었다. 그 파일들 중에 이 도표가 있었다.(이OO 한의사가 보낸 사진파일) 사진 속 도표가 포함된 문서는 원본은 아니고 복사본인 듯 했다.

그런데 도표 속의 필체가 낯익었다. 나는 2008년에 권도원 선생께 서신을 드린 적이 있다. 그때 권도원 선생으로부터 받았던 답장의 필체가 기억났던 것이다. 그래서 보관하고 있던 봉투를 꺼내어 자료 속의 필체와 비교를 해보았다.(필체 비교)

---

2) '의료인 및 예비의료인을 위한 체질학교'의 제1기 기초반과 심화반을 2013년 2월 16일부터 2013년 11월 10일까지 20講으로 진행하였다.

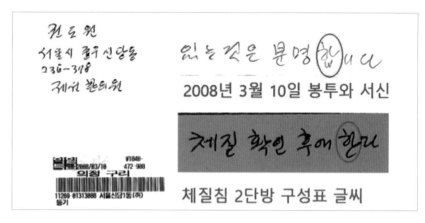

이○○ 한의사가 보낸 사진파일

2008년 3월 10일자 등기소인이 붙은 봉투와 함께 도착한 답장의 내용 중에서 '분명합니다'에 있는 '합'과 도표에 적은 '확인 후에 한다'의 '한'을 쓴 필체가 분명히 같은 사람의 것이라고 판단하였다. 그러니까 이 도표는 권도원 선생이 직접 쓰고 그렸다는 뜻이다. 나는 잔뜩 흥(興)이 일어서 이 자료가 유통된 경로가 아주 궁금해졌다.

필체 비교

(1) 권우준(權佑浚)과 조재의(趙載宜)

이 도표 복사본의 소유주는 조재의 씨였다. Jay Cho는 개명(改名) 전인 1995년에 LA에서 열린 권도원 선생의 강연에 감명 받아 8체질론에 깊이 빠지게 되었다. 그러다가 우연히도 같은 직장에 근무하던 부인(婦人)들의 인연으로 권도원 선생의 차남인 권우준 씨와 가까워졌다. 권우준 씨의 진료실을 방문했던 Jay Cho는 권우준 씨가 애지중지하던 도표 한 장을 보게 된다. 처음에는 안 된다고 했는데 사정사정을 해서 그 도표를 빌려서 복사를 해두었던 것이다.

그렇다면 확실해졌다. 이 사진파일 속의 도표는 권도원 선생이 아들을 위해서 직접 쓰고 그려준 것이다. 한국에서 신학생이었던 권우준 씨는 미국에 가서 South Baylo 한의과대학을 졸업했다. 그리고 캘리포니아주 침구면허를 1986년 6월 2일에 취득했다. 그런 후에 바로 임상을 시작했던 것 같다.[3] 그러므로 이 도표는 1986년 6월 2일 이후 어느 시기에 어떤 목적을 위해서 권도원 선생이 아들을 위해서 만들었을 것이다.

나는 분석광(狂)이다. 분석을 위해서 먼저 이 도표를 텍스트로 옮겼다. 그리고 이 도표를 '체질침 2단방 구성표'라고 규정했다.

체질침 2단방 구성표

구분	Pul.	Hep.	Col.	Cho.	Pan.	Ren.	Gas.	Ves.
기본방	I tn VII7a I7a IX9c I9c	I sn VII7c I7c IX9a I9a	VIIIsn X10a VIII10a II2c VIII2c	VIIItn X10c VIII10c II2a VIII2a	IXtn V5a IX5a VII7c IX7c	IXsn V5c IX5c VII7a IX7a	VIsn VIII8a VI8a X10c VI10c	VItn VIII8c VI8c X10a VI10a
부염증방	I tnq V sa/n/c,	I snq V ta/n/c,	VIIIsnq ta/n/c,	VIIItnq sa/n/c,	IXtnq III sa/n/c,	IXsnq III ta/n/c,	VIsnq IX ta/n/c,	VItnq IX sa/n/c,
	부염증은 이비인후병, 안면증, 위염, 장염, 방광염, 자궁염, 피부염, 다래끼. 부방 끝의 a/n/c는 병의 위치표. a는 병이 명치 이상일 때, n은 병이 명치와 배꼽 사이일 때, c는 배꼽 이하일 때 a는 처방의 a part를 repeat, n은 non repeat, c는 처방의 c part를 repeat							
장염증방	I tnq VIIsa/n/c,	I sno VIIta/n/c,	VIIIsnq III ta/n/c,	VIIItnq III sa/n/c,	IXtno V sa/n/c.	IXsno V ta/n/c,	VIsno I ta/n/c,	VItno I sa/n/c,
	o는 5 / .은 1 장염증은 간염, 췌장염, 신장염, 두통							
활력방	I tnq VIIsa/c,	I snq VIIta/c,	VIIIsnq IV ta/c,	VIIItnq IV sa/c,	IXtnq VIsa/c,	IXsnq VI ta/c,	VIsnq II ta/c,	VItnq II sa/c,
	저혈압 - 부방a / 다리신경통은 부방c / 노인무력증 등							
살균방	I tnq VIsa/c,	I snq VIta/c,	VIIIsnq II ta/c,	VIIItnq II sa/c,	IXtnq IVsa/c,	IXsnq IV ta/c,	VIsnq X ta/c,	VItnq X sa/c,
	감기는 부방a / 장질부사는 부방c							
정신방	I tnq III'sa,	I snq III'ta.	VIIItnq IVta,	VIIItnq IVsa,	IXtnq III sa,	IXsnq III ta,	VIsnq IV'ta,	VItnq IV'sa,
	장염증방 부방n과 함께 쓸 것.(신경쇠약, 불면증)							
지혈방	I tnq,	q,는 4+2로 6회를 뜻함. 무슨 출혈이든지 멎는다.(1回만 사용)						
유아방	I tnq	5세 미만 유아는 이것으로 모든 병이 다 듣는다. 그러나 아이들은 맥을 보기가 어려우니 함부로 하지 말 것. 볼 뻔 데는 I tno을 할 것.						
당노방	좀 더 기다리라.	◎ 체질이 불확실할 때는 치료를 하지 말고, 체질 확인 후에 한다.						

---

3) 1997년에 권우준 씨가 조재의 씨의 주선으로 하와이에서 한의사들을 가르칠 때, 임상년차가 10년 정도라고 밝힌 것으로 보면 면허발급 후에 바로 임상을 시작했던 것 같다.

(2) 체질침 2단방 구성표

권우준 씨는 공식적인 자리던지 사적인 자리던지 자신과 부친의 관계가 일반적인 부자관계는 아니라고 말하곤 했다. 자신에게 부친은 8체질론을 엄격하게 가르쳐주는 스승의 위치였다는 것이다.[4] 이 도표는 권도원 선생이 임상을 하던 권우준 씨의 요청을 받고 만들었다고 판단한다. 당뇨방을 물어온 아들에게 '좀 더 기다리라'고 답하고 있다.

(3) 분석

사실 당사자인 두 사람 중에 어느 한 분에게라도 이 도표가 작성된 전후 사정에 관하여 직접 물어볼 수만 있다면, 블루스크린 앞에서 상대도 없이 허공을 향해 칼을 휘두르는 듯한 나의 노력은 필요가 없을 것이다. 하지만 여러 사정이 그렇지 못하니 참으로 안타깝기 그지없다.

1) 제일 윗줄에 8체질 명칭이 국제명(國際名)의 약어(略語)로 표시되어 있다. 권도원 선생이 참가했고 1985년에 『한국영양학회지』에 수록된 이필자의 논문[5]에서는 8체질의 국제명으로 목양체질은 Jupito, 목음체질은 Jupita, 금양체질은 Hespero, 금음체질은 Hespera, 토양체질은 Saturno, 토음체질은 Saturna, 수양체질은 Mercurio, 수음체질은 Mercuria가 제시되었다. 이것은 「2차 논문」에서 8체질의 명칭이 1972년 6월 8일에 이와 같이 개정되었다고 보고한 이후에 1985년 5월까지 추가적인 개정이 없었다는 의미이다.

그러다가 8체질의 국제명은 각 체질의 최강장기(最强臟器)를 의미하는 용어로 변경[6]되었는데 이 명칭이 이 도표에 사용된 것이다. 사실 최강장기를 의미하는 국제명이 공식적으로 처음 등장하는 것은 『빛과 소금』에 연재된 기고문 중에 [금(金)과 체질]과

---

4) 다른 사람들에게 그런 관계였음을, 즉 자신은 특별한 대우 없이 누구보다도 더 어렵게 8체질의학을 공부했노라고 강조하려는 의도였을 수도 있다.
5) 김숙희 · 김화영 · 이필자 · 권도원 · 김용옥
  「체질의학의 체질분류법에 따른 식품기호도와 영양상태의 상관성에 관한 연구」 1985. 5.
6) Hepatotonia, Cholecystotonia, Pulmotonia, Colonotonia, Pancreotonia, Gastrotonia, Renotonia, Vesicotonia
7) 『빛과 소금』 109호 110호

[중환자는 무조건 채식해야 하나][7]이다. 1994년 4월과 5월이었다. 그러므로 이 사실을 통해서 이 도표가 작성된 시기를 1986년 6월부터 1994년 4월 사이라고 일단 추정해 본다.

그리고 무엇인가 변화된 내용을 알릴 필요가 있을 때 그 사항을 꼭 기록에 남겨두는 경향이 있는 권도원 선생의 평소 태도로 보아, 아마도 이 도표가 작성되던 무렵에 8체질의 국제명이 최강장기를 의미하는 내용으로 변경된 것이 아닌가 추리해 볼 수도 있다.

2) 기본방의 자리를 보면, 기본방의 목표가 각 체질의 병근(病根) 장부(臟腑)[8]를 목표로 하는 것은 1973년의 「2차 논문」과 동일하다.[9] 하지만 기본방을 구성하는 네 장부혈(臟腑穴)의 세부내용은 다르다. 그 이유는 「2차 논문」의 장방(場方) 체계는 1985년에 「영양학회 논문」을 통한 내장구조 공식 변경[10] 전의 내장구조를 바탕으로 하고 있기 때문에 그렇다.

3) 「2차 논문」에서는 2단방의 체계가 양체질(陽體質)은 장계염증방이 주방(主方)이고, 음체질(陰體質)은 부계염증방이 주방이다. 예를 들어, 금양체질의 장계염증방은 간보폐사방(肝補肺瀉方 ⅠtⅦs)이고, 금음체질의 부계염증방은 대장사담보방(大腸瀉膽補方 ⅧsⅡt)이다. 즉 주방이란 각 체질의 내장구조에서 가장 중요한 길항구조를 조절하는 처방이라는 말이다. 그래서 나머지 부방(副方)들은 주방이 되는 부방을 기준으로 배열되었던 것이다.

그런데 이 도표에서 금음체질의 부염방은 대장사간보방(大腸瀉肝補方 ⅧsⅠt)이고 살균방이 대장사담보방(大腸瀉膽補方 ⅧsⅡt)이다. 양체질은 그렇지 않은데 네 음체질에

---

8) 양체질(陽體質)은 장(臟), 음체질(陰體質)은 부(腑)

9) 1992년 5월에 행한 기독한의사회 초청 강의에서 목양체질, 목음체질, 수양체질, 수음체질의 기본방을 새롭게 제시하였는데, 이것은 그 이전까지 지속되었던 병근장부에 의한 병리와 체질침 치료 이론을 전복(顚覆)시킨 획기적인 체계였다. 이때의 시도는 깊은 고민과 실험의 과정이다.

10) 두 번째 내장구조 변화
    : 두 번째 변화에서 목양체질(木陽體質), 목음체질(木陰體質), 수양체질(水陽體質), 수음체질(水陰體質)의 내장구조가 변화되었다. 두 번째까지의 변화를 통해서 8체질 중 서로 상대되는 체질의 네 짝은 내장구조가 정반대가 되었다.

서 부방을 배열하는 방식이 「2차 논문」과 달라진 것이다.

4) 장염방과 부염방은 부방에서 a, n, c법[11]이 모두 있다. 그런데 활력방과 살균방은 부방에서 a법과 c법만 있고, n법(중초치료법)은 없다. 또 정신방은 부방에서 a법(상초치료법)만 있다. 상(a), 중(n), 하(c) 치료법이 체계를 잡아가고 있는 단계라고 판단할 수 있다.

5) 장염방의 수리(數理)는 5:1이고, 나머지 부염방, 살균방, 활력방, 정신방의 수리는 4:2이다. 살균방의 수리가 4:2인 것은 「2차 논문」과 다르다.

6) 장계염증방의 주치(主治)에서 상부(a)에 위치하는 폐렴(肺炎)이 명시되지 않았다.

7) 살균방은 「2차 논문」 때처럼 부염방과 관계보다는 독자적인 영역이 강조되고 있다.

8) 정신방은 「2차 논문」 때와 달리, 독자적인 사용이 아니고 장계염증방 n방과 함께 사용하라고 적시되어 있다. 그리고 신경쇠약, 불면증을 구체적으로 명시하였다.

9) 지혈방(止血方)의 출현이 흥미롭다. 권도원 선생은, 1회 사용으로 '무슨 출혈이든지 멎는다' 고 자신감을 표출하였다. 각 체질의 기본방을 여섯 번 반복하는 치료법이 체질침의 지혈방이 된 연유는, 「2차 논문」에 등장했던 마비방(痲痺方)에서 비롯되었다고 나는 짐작한다.

---

11) a는 ana-puncture로 부방에서 영(迎)하는 혈을 반복하고, c는 cata-puncture로 부방에서 수(隨)하는 혈을 반복한다. n은 non repeat로 부방에서 반복하는 방법이 없다.

(1) 대한기독한의사회

대한기독한의사회는 기독교를 믿는 한의사들의 모임으로 친목과 학술교류, 의료봉사를 통한 신앙생활의 실천과 믿음의 전파를 목적으로, 1965년 8월 19일에 창립하였다. 초대 회장은 당시에 대한한의사협회 회장이던 김정제(金定濟)[12] 선생이다. 1982년 1월부터 매주 토요일에 토요학술강좌를 개최하였는데 비회원에게도 강좌를 개방하여 호응이 좋았다. 또 동양의료선교회를 결성하여 해외의료선교활동도 적극적으로 펼쳤다.

1988년에 김정제 선생이 별세한 후에 홍순용 선생이 2대 회장을, 1992년부터는 3대 김현제 회장, 4대 회장은 라기성 씨가 맡았다. 2009년에 라기성 회장이 별세한 후에는 회장을 선임하지 않은 채로 모임을 유지하고 있다.

(2) 권도원 선생 초청 강의

대한기독한의사회는 권도원 선생을 초청하여 서울시청 앞에 있는 코리아나호텔 22층에서, 1992년 5월 2일부터 23일까지, 토요일 아침에 4회 연속으로 학술집담회를 열었다. 제1강은 8체질의 특징과 체질침의 개요, 제2강은 부계염증방, 제3강은 강의 참석자 체질감별과 체질침 치료를 시연하였고, 제4강[13]은 체질감별 등이었다. 강의 당일의 진행은 김현제 회장이 주도했다.

애초에 이 강좌는 3회로 예정했는데 참석인원이 매주 늘어서 1회를 더 연장하게 되었다. 100여 명이 참석하다가 마지막 강의에는 200명 이상이 몰려서 호텔 강의실을 더 늘리게 되었다. 1992년 5월은 배철환[14]이 권도원 선생을 만나기 전이다. 1990년대 한의계의 젊은 층에 권도원 선생이 널리 알려지기 전이라는 뜻이다. 그런데도 강의를 듣기 위해서 전국에서 모여들었는데[15] 젊은 층은 역시 별로 보이지 않았다.

---

12) 金定濟(1910~1988)
　　 1963년 11월부터 1966년 3월까지 제6대 대한한의사협회 회장을 지냈다.
13) 제4강에서 '디스크는 체질침으로 21회에 치료된다'는 특정질환에 대한 치료회수를 언급한 것이 기억에 뚜렷이 남았다고 장승환 원장이 전했다.
14) 한의사면허번호 : 3658
15) "어떤 분은 충청도에서 오셔서 기차표를 권 박사님께 보여주시면서 체질감별을 빨리 해달라고

(3) 장승환

경상남도 진주시 동산한의원의 장승환[16] 원장은 1983년에 한의사가 되었는데 한의대에 다닐 때는 8체질에 대하여 한마디도 들어보지 못했다고 했다. 졸업 후에 군대에 가기 전에 서울 흑석동에 있는 한의원에서 부원장을 몇 개월 했는데 그때 토요일마다 기독한의사회 강좌에 참석을 했다고 한다. 이후에 임상을 하면서 사암침법(舍岩鍼法)을 공부하다가 가로 막는 벽을 느끼고 헤매고 있었다. 그러다가 1991년에 체질침을 접하게 되었다는 것이다.

그는 한의사협보(韓醫師協報)[17]에서 기독한의사회의 강좌 개최 소식을 봤고 기쁜 마음에 먼 길을 마다 않고 상경하여 네 번의 강의에 모두 참석했다. 첫 주에는 노트를 하였고, 둘째 주에는 강의 현장을 녹음했다.[18] 그는 권도원 선생으로부터 2주 연속으로 목양체질로 감별을 받았다. 그 이전에는 소음인으로 알고[19] 있었으므로 무척 놀랐고 집에 내려와서 무작정 열다한소탕(熱多寒少湯)을 달여서 먹어보았다고 한다. 그랬더니 이전에 소음인 약을 먹었을 때와는 느낌이 전혀 달랐다. 이후에 경험이 쌓이면서 스스로 목양체질로 확정했다.

그는, 체질침은 "생각하고 경험할수록 엄청난 느낌을 받습니다. 효과도 효과려니와 경혈과 경락에 대한 새로운 느낌, 침 치료에 대한 새로운 세계를 제시해 주는 것 같습니다."라고 평했다.

장승환 원장이 2009년 2월에 내게 오래된 테이프를 보내 주었다. 그것은 권도원 선생의 기독한의사회 강의 중 제2강을 녹음한 것으로 약 73분 분량이었다. 나는 기계장치를 이용하는 테크닉에 무척 취약한 사람이다. 그때 내게 MP3 플레이어가 있었다. 오디오 테크로 테이프를 재생시키고 MP3 플레이어로 그것을 다시 녹음했다. 음성 디지털파일을 만든 것이다. 그리고 오디오 테이프를 장승환 원장께 돌려드렸다.

(4) 기독한의사회 강의

제1강에서는 8체질 각각의 특징과 체질침법에 대한 개요를 설명하였다.

하신 분도 있었습니다." 장승환 원장의 전언이다.

16) 한의사면허번호 : 3385

17) 한의사협보는 1993년 6월 28일자인 제644호부터 한의신문(韓醫新聞)으로 제호를 변경하였다.

18) 이후 두 번의 강의는 실기 위주라 메모나 녹음이 없다고 했다.

19) 한의과대학 때 은사인 홍순용 선생도 소음인으로 감별하였다고 한다.

제2강에서는 체질침의 부계염증방을 주제로 강의를 하였는데, 아래와 같은 내용으로 진행되었다.

1) 부계(腑系)란 무엇인가?

2) 체질침 처방은 8가지 체질별로 다른 치료 처방이 있다.

3) 그러므로 체질침 처방은 오로지 해당 체질에만 적용된다.

4) 처방의 표기와 자침의 방법.

5) 난경(難經)에 오행(五行)을 이용하여 치료하는 방법이 나오는데, 이것은 목음체질에게만 해당하는 방법이다.

6) 당주동(唐珠洞)에서 진료하던 시절 명동에 개원한 여한의사의 의료사고를 도와준 일화.

7) 일본 방문 때에 오행침 관련 논문을 발표했던 의사[20]를 찾아갔던 일화.

8) 부계염증방은 부계에 발생한 단순한 일반 염증을 치료하는 처방이다. 위병(胃病)일 경우 위축이나 궤양, 암은 안 된다. 또 화농되었거나 바이러스성인 것도 이것으로 안 된다.

9) 목양체질은 모든 부(腑)의 병이 폐(肺)와 신(腎)의 문제(불균형)로 발생한다. 그런데 앞으로 처방이 변경될 여지가 있다. 그리고 목양체질의 부(腑) 치료에는 또 다른 방법이 있다.

10) 체질침 처방은 역사 속에서 임상을 거치면서 바뀌어 왔다.

11) 체질침의 처방은 본방만 쓰는 1단 치료로부터 부염방과 같은 2단 치료, 3단 치료, 4단 치료, 이렇게 계속 올라가서 9단 치료가 있는데 9단 치료가 마지막이다.

12) 체질침에서는 침을 놓는 방법이 중요하다. 찔렀다가 뺐다가 해야 한다. 찔러만 놓으면 처방들 사이에 비교를 할 수 없어서 안 된다. 그리고 수리와 순서도 반드시 준수해야 한다.

13) 8체질의 부염방을 소개하였다. 목양체질(ⅦpⅨs), 목음체질(ⅠsⅨp), 토양체질(ⅨpⅢs), 토음체질(ⅤsⅠp), 수양체질(ⅤpⅦs), 수음체질(ⅨsⅦp), 금양체질(ⅠpⅤs), 금음체질(ⅦsⅢp) 이와 같다.

---

20) 국제침구학회(國際鍼灸學會)의 대회장(大會長)이었던 오카베소도(岡部素道)로 일본 침구사이다.

강의 후에 몇 가지 질문에 답변을 하였다. 체질침에서 오수혈(五兪穴)만 쓰는 이유는, 장기의 강약을 조절하기 위해서는 반드시 오수혈이 필요하기 때문이라고 하였다. 그리고 아이들의 체질은 부모를 닮고 유전되기 때문에 부모의 체질을 통해서 아이들의 체질을 추측할 수 있다고 했다. 사주(四柱)에서 가장 약(弱)한 것을 용신(用神)이라고 하는데 용신을 통해서 체질을 추리해 볼 수도 있다고 하였다.

(5) 병근(病根)

8체질은 각각 독자적인 병근이 있다. 그리고 체질침의 치료체계는 병근을 기본으로 시작한다. 즉 병근이 각 체질의 질병을 바라보는 기준점이라는 뜻이다. 그래서 각 체질에서 체질침 체계의 기본방은 병근을 조절하는 처방이 된다.

『동의수세보원』의 사상인 병증론과 편명(篇名)을 해석하면서 생긴 새로운 깨달음과 인식으로부터 권도원 선생은 체질침의 핵심 개념인 8체질의 병근을 도출했다. 또한 체질침의 체계를 만들면서 병근으로부터 발생하는 병리(病理)를 두 가지로 구분하였다. 병근이 최강장기(最强藏器)이면 그것은 항상 너무 강해지려는 경향성을 가지고(1병증/1병형), 병근이 최약장기(最弱藏器)이면 그것은 항상 너무 약해지려는 경향성을 가진다(2병증/2병형)는 것이다.

장승환 원장은 권도원 선생이 강의 중에 자주 '아직 미완성의 학문'이라고 하였다고 전했다.

이 강의 내용 중에서 주목하게 되는 부분은, 목양체질과 목음체질, 그리고 수양체질과 수음체질의 기본방이 그 이전의 개념과는 다르게 제시되어 있다는 것이다. 목양체질에는 폐방(VIIp)이 목음체질에는 간방(Ⅰs)이, 수양체질은 췌방(Vp)이 수음체질은 신방(IXs)이 기본방으로 제시되었다. 이것은 아주 체제전복(體制顚覆)적인 내용이다. 왜냐하면 이때까지 지속되었던 8체질의 병근 개념을 무너뜨리고 있기 때문이다.

나는 현재 운용되고 있는 체질침 처방체계가 1992년 말(末) 쯤에 성립된 것으로 추정한다. 그러므로 이때(1992년 5월) 제시한 다소 획기적인 개념은 연말까지의 7개월 남짓한 기간 동안에 전격적으로 폐기되었다는 뜻이다.

권도원 선생은 창시자이다. 체계를 만들고 또 폐기할 수 있는 유일한 인물이다. 그는 체질침이 시작되었던 1959년 이래로 '조직과 폐기의 과정'을 수없이 반복해왔을

기독한의사회에서 발표한 부염방을 통해서 추정한 당시 체질침 2단방의 구조

			1弱補 2强瀉		
부계염증방	陽體質	Pul.	I t V s	VIIt IXs	Hep.
		Pan.	IXt IIIs	V t VIIs	Ren.
	陰體質	Col.	VIIs IIIt	I s IXt	Cho.
		Gas.	V s I t	IXs VIIt	Ves.
			1强瀉 2弱補		
			1弱補 2强瀉		
살균방	陽體質	Pul.	I t VIs	VIIt X s	Hep.
		Pan.	IXt IVs	V t VIIIs	Ren.
	陰體質	Col.	VIIs IVt	I s Xt	Cho.
		Gas.	V s IIt	IXs VIIIt	Ves.
			1强瀉 2弱補		
			1弱補 1强瀉		
장계염증방	陽體質	Pul.	I t VIIs	VIIt I s	Hep.
		Pan.	IXt V s	V t IXs	Ren.
	陰體質	Col.	VIIs I t	I s VIIt	Cho.
		Gas.	V s IXt	IXs V t	Ves.
			1强瀉 1弱補		
			1弱補 1强瀉		
활력방	陽體質	Pul.	I t VIIIs	VIIt II s	Hep.
		Pan.	IXt VIs	V t Xs	Ren.
	陰體質	Col.	VIIs II t	I s VIIIt	Cho.
		Gas.	V s Xt	IXs VIt	Ves.
			1强瀉 1弱補		

것이다. 권도원 선생이 도달했던 고민의 깊이를 헤아리기 참 힘들다. 기독한의사회 강의에서 발표한 부계염증방을 통해서 당시 체질침 2단방의 구조를 추정해보는 정도가 나의 몫이다.

■ Dr. Lage U. Kim

(1) 선교활동을 위한 도미(渡美)

신기회(新紀會)의 창립[21]멤버이면서 리더그룹인 십인회(十人會)의 일원이기도 했던 서용원 원장[22]에게서 2014년 무렵에 이런 이야기를 들은 적이 있다. 권도원 선생이 진짜 아끼던 사람이 한 명 있었다. 권도원 선생은 공식적으로 자신의 제자를 한 번도 인정한 적이 없는데, 이 사람은 권도원 선생에게 인정을 받았던 유일한 사람이다. 목사였고 권도원 선생에게서 체질침을 배운 후에 선교활동을 위해 미국에 갔다. 그런데 불행하게도 1990년대 초반에 미국에서 교통사고를 당하여 사망하였다.

2015년 여름에 조재의(趙載宜) 씨[23]를 처음 만났다. 그에게서 이 분에 대해 좀 더 듣게 되었다. 한국에 있을 때 사업을 하다 실패를 했고 부인과도 헤어졌다. 혼자서 생활하다가 큰 병을 얻게 되었는데 그 병 때문에 권도원 선생을 만나게 되었다. 치료를 받으면서 신학교를 다녔고 목사가 되었다. 권도원 선생에게 체질침을 배운 후에 미국으로 갔는데 한인들이 거의 살지 않는 아이다호(Idaho)에 가서 살았고, 지역사회에서 꽤 인정을 받았다.

조재의 씨도 선교활동을 위해 1990년에 하와이에 갔다가 LA로 갔는데, 이 분을 직접 만났던 적은 없다고 했다. 이후에 사망했다는 사실은 알았고 이 분의 연배(年輩)가 자신보다 20년 쯤 위[24]라고 했다. 조재의 씨가 8체질에 대해 알게 된 것은 미국 캘리포니아주 오렌지카운티(Orange County)의 가든그로브(Garden Grove)에 있는 경산한의과대학[25]을 다니던 때다.

(2) John Baik

미국으로 선교활동을 떠난 사람이 또 있다. 나는 조재의 씨를 만난 후에 그가 오래도록 가지고 있던 문서 파일을 몇 개 받았다. 조재의 씨의 설명을 통해서 이 파일들의

---

21) 2000년 1월 15일에 상신(相信)한의원에서 공식적으로 출범하였다.

22) 대구시 고신한의원 원장

23) Jay Cho : 원래 이름은 재희(載熙)인데, 권도원 선생을 만난 후에 재의로 개명했다. 8체질을 하는 치과의사로 유명한 조인희 원장이 4촌 형이다.

24) 조재의 씨가 1962년생이니 이 분은 1940년대 생이다. 권도원 선생과도 20년쯤 차이가 난다.

25) 경산한의과대학은 1995년에 캘리포니아주 교육국과 침구위원회로부터 정식 인준을 받았다.

출처가 John Baik[26]이라는 것을 알게 되었다. John Baik은 물론 미국에 있으니 John Baik이라는 사람을 그냥 피상적으로 알게 된 것이다. 이 파일들을 분석했다. 그런 후에 2015년 8월에 John Baik의 정보를 인터넷을 통해 찾아서, '내가 분석한 내용을' 이메일(E-mail)로 그에게 직접 보냈다. 그는 이메일로 답장을 주었다.

졸업을 하고, 1993년 선교를 준비하면서 생각해보니 선교지에서는 한약보다도 침이 실제적으로 쓰임이 있겠다싶어, 침을 제대로 좀 배워보고자 잘 하는 분을 찾고 있었습니다. 그때 한 분이 권도원 박사님에 대해 이야기해 주셔서, 두 개의 논문을 찾아 한글로 번역하였습니다. 그때 당시만 하더라도, 그 두 논문은 영어로 되어 있었고, 한글 번역본은 찾아볼 수 없었습니다. 그리고 이 두 논문을 통하여 권 박사님의 오수혈에 대한 이해를 보고, 이 분이 정말로 놀라운 것을 발견했다고 확신하였습니다. 권 박사님의 한의원을 방문하여 권 박사님께 제가 왜 왔는지를 말씀드리고, (~ 中略 ~) 그렇게 해서 인연을 맺고, 강의를 듣고, 권 박사님 한의원에서 여러 번 권 박사님이 치료하는 것을 참관하면서 조금 배우게 됐던 것입니다.[27]

(3) John Baik의 파일

John Baik이 가지고 있었거나 만든 자료들 중에서, 지금 내가 이 글을 통해 집중하고 있는 사람의 흔적이 있었다. 아래에 John Baik의 파일 중에서 캡처한 내용을 보자. 여기에 나오는 질병명칭은 영문으로 되어 있다. 질병명칭을 이렇게 쓰는 것은 한의사에게는 썩 어울리는 일은 아니다. 그래서 나는 이 파일의 내용은 John Baik이 직접 만든 것은 아니라고 판단했다. 여기에서 질병의 계통이 나열된 순서를 보면 '소화기의 이상' 다음에 '호흡기의 이상'이 나온다. 이 순서에 주목하면서 비교해 볼 것이 있다.

---

26) 백OO 씨는 경희대학교 한의과대학 출신이다. 학부시절에 UBF(University Bible Fellowship)에서 활동했다. 한의과대학을 졸업할 때까지는 8체질의학을 몰랐다.
27) John Baik은 1993년 11월 9일에 롱비치 UBF에 선교사로 파송되었다.

John Baik의 파일

이명복 선생이 인용한
체질침 처방 자료

　1993년 4월에 이명복 선생이 『한국자연건강학회지』 제1집에 '체질의학 식사법과 침법'이라는 글을 실었다. 이 글 중에서 이명복 선생은 최신치료법의 일람표[28]라고 하면서 체질침 처방 자료를 소개하였다. 이명복 선생이 소개한 처방 자료가 John Baik이 가지고 있던 한글 파일 속에 고스란히 들어 있었던 것이다. 이명복 선생이 실은 자료는 영문으로 된 질병명칭을 한글로 바꾼 것이다. 이명복 선생은 의사였지만 임상의는 아니었다. 그리고 『한국자연건강학회지』가 전문적인 의학잡지는 아니므로 한글로

---

28) 『한국자연건강학회지』 제1집 p.58

번역해서 실었을 것이라고 판단한다. 그러므로 나는 두 자료를 비교하여 선후(先後)를 가린다면 영문 명칭을 쓴 John Baik 자료 쪽이 먼저라고 생각한다.[29] 그리고 John Baik의 파일 속에서는 이명복 선생이 인용한 것보다 더 많은 분량의 처방자료가 이어지고 있다.

John Baik도 이명복 선생도 이 파일 내용을 직접 만든 당사자가 아니라면, 작성자는 과연 누구일까. 이 파일의 전체내용을 분석해보면 아래와 같은 특징을 가지고 있다.

1) 영문 질병명칭을 사용했다.
2) 3단방 이상의 고단처방에도 방향성 표시[30]가 있다.
3) 중간장기를 조절하는 처방을 M방이라고 하였다. 그리고 M방이 처방 중에서 상당히 적극적으로 사용되고 있다.
4) 제시된 질병명칭이 한의사 친화적이지는 않다.

위에서 4)번을 언급한 이유는 John Baik이 직접 작성한 파일과 이 파일이 구분되기 때문이다. John Baik이 작성한 한글 파일에는 '조열(潮熱)'이란 용어가 나온다. 조열은 한의사에게 익숙한 용어이다. John Baik이 자신이 한의사임을 증명해 놓은 것이나 마찬가지다. 그러므로 위 영문 질병명칭이 들어간 파일을 만든 사람이 양방의사가 아니라면, 영어를 쓰는 지역에서 영어에 익숙해진 사람일 것이다.

(4) 이명복 선생의 도미

이명복 선생은 1978년에 한국자연건강회에 입회하여 활동했다. 1993년 4월에 『한국자연건강학회지』 제1집이 나왔고, 1994년 12월에 제2집이 나왔다. 나는 2009년에서 2010년 사이에 국립중앙도서관에 열심히 다녔는데 그때 이 자료들을 이미 검색했었다. 하지만 당시에는 소홀히 넘겼던 것이 있었다. 2015년에 조재의 씨를 만난 후에 다시 국립중앙도서관에 가서 이 자료들을 살펴보다가 흥미로운 것을 발견

---

29) 위 내용 중에서 snoring을 번역하면 '코골이'라고 하는 것이 어울린다. 그런데 이명복 선생의 자료에서는 '코고는 것'이라고 되어 있다.
30) c(con-puncture)와 p(pro-puncture)

하게 되었다.

'체질의학 식사법과 침법'의 말미에 미국 아이다호에 거주하는 한의사인 Dr. Lage U. Kim에게 1991년에 개인지도를 받았다고 기록[31]한 것이다. 그렇다면 무슨 개인지도였을까. 이 글의 내용은 체질침 처방과 이명복 선생의 임상사례이다. 임상사례란 지극히 개인적인 기록이므로 개인지도를 받았다면 체질침 처방이었을 가능성이 높다. 여기에 최신치료법이라고 소개한 처방은 대부분 3단방이고 4단방도 있다. 1991년 당시에는 국내에서 공개되지 않은 것이다. 책이 나온 1993년 4월이라고 해도 그렇다. 체질침 처방에서 가장 낮은 단계라고 할 수 있는 기본방이 배철환을 통해서 동의학당에서 공개된 것이 1994년 8월이니 말이다.

이명복 선생은 1967년에 자신이 오래 앓아온 위장병을 치료하기 위해서 권도원 선생을 처음 만났고, 이후에 오랜 치료 끝에 병을 고치게 되어 권도원 선생의 제자가 된다. 이명복 선생은 1970년 2월부터 체질침을 연구하기 시작했다고 밝혔었다. 1970년대 초반에 권도원 선생을 따르는 사람들을 중심으로 한국체질침학회가 조직되었고 이명복 선생은 여기에서 고문을 맡기도 했다. 1978년 이후에는 한국자연건강회를 중심으로 활동하면서 독자적인 연구를 지속했고, 1994년에는 『체질을 알면 건강이 보인다』를 출간하여 대중에게 권도원 선생과 체질침을 알리는 데 큰 몫을 하였다.

이렇게 권도원 선생과 오래 전부터 교류했던 그가 1991년에 도미하여 Dr. Lage U. Kim에게 개인지도를 받았다고 책에 기록하여 놓은 것이다. Dr. Kim이 아이다호에 있었다는 부분에 내 시선이 꽂혔다.

이명복 선생은 한국자연건강회에서 활동하면서 권도원 선생과 차츰 멀어졌던 것 같다. 그리고 오링테스트나 완력테스트를 이용한 체질감별법을 주장하면서 결정적으로 단절되었을 것이다. 권도원 선생은 자신의 체계를 벗어나는 것을 용납하지 않는다. 권도원 선생과의 교류가 끊긴 후에, 이명복 선생은 자신의 독자적인 연구가 진척될수록 스승인 권도원 선생이 이룩한 임상적인 성과가 궁금했을 것이다. 무엇보다도 난치병을 치료할 수 있는 체질침 처방이 필요했던 것 같다. 하지만 권도원 선생이 관계를 끊은 사람에게 이런 고급 정보를 줄 리가 없다.

그래서 이렇게 추리해 본다. 이명복 선생은 주변을 수소문했고 미국으로 날아갔다. 아이다호에는 Dr. Kim이 있었다. 그러니까 그곳에 그가 있다는 것을 알고서 찾아간

31) 『한국자연건강학회지』 제1집 p.63

것이다. 이명복 선생은 한국 최고의 대학인 서울대학교 의과대학에서 교수를 했던 사람이고 유아독존(唯我獨尊)적인 성향을 지닌 금양체질이다. 그런 그가 가르침을 얻기 위해 아무런 연고도 없는 미국의 오지로 찾아간 것이다. 그 이유는 단 하나 Dr. Kim이 '권도원 선생이 진짜 아끼던 한 사람' 이었기 때문이다. Dr. Kim은 도미하기 전에 한국에서 권도원 선생으로부터 배우면서, 체질침 고단방이 수많은 난치병 치료 과정에서 실험되는 현장을 생생하게 목격한 사람이었을 것이다.

6

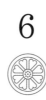

상대적인 체질침 처방

100명의 患者가 있다면 100개의 체질침 處方이 필요하다.
이에 관한 原理를 알아내는 것이 내게 남은 과제이다.
그런데 삶은 통째로 아이러니하다. 이것이 문제이다.

6. 상대적인 체질침 처방

체질침(體質鍼) 처방(處方)과 알파벳 기호

(1) 로마자 표기

권도원 선생이 체질침 논문에서 체질침 처방을 표기할 때 사용한 기호는 기본적으로 숫자이다. 장부(臟腑)의 기호는 로마 숫자로, 장부혈(臟腑穴)은 로마 숫자와 아라비아 숫자로 표기하였다.

「명대 논문」의 표 2. 8체질의 기본방

Table 2.* Fundamental Formulas of 8 Constitutions					
Name of constitution	Symbol of formula		Name of constitution	Symbol of formula	
Hespero	Therapeutical process	ICA	Hespera	Therapeutical process	ⅧRP
		I '7c			X '10c
		Ⅱ '9p			Ⅶ '10c
		I '9p			Ⅳ '4p
					Ⅶ '4p
Saturno		ⅨAM	Saturna		ⅧRP
		Ⅴ '5c			Ⅵ '8c
		Ⅸ '5c			Ⅱ '2p
		Ⅶ '7p			Ⅵ '2p
		Ⅸ '7p			

* 「체질침 치료 처방에 관한 연구」 『명대논문집』 1974. 1.

(2) 納天干法

張介賓의 납천간법

天干	甲	乙	丙		丁		戊	己	庚	辛	壬	癸
經絡	膽	肝	小腸	三焦	心	包絡	胃	脾	大腸	肺	膀胱	腎

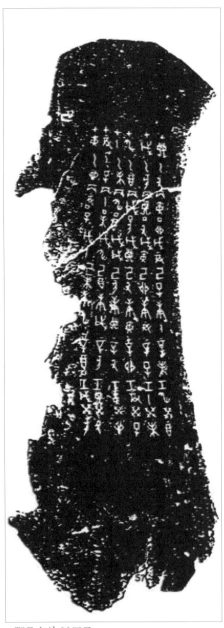

胛骨文의 60甲子

한자(漢字) 문명권에서 10간(天干)과 12 지(地支)를 조합한 60갑자(甲子)는 숫자(순서) 표기로 사용되어, 갑골문에도 새겨져 있을 정도로 역사가 깊다.

전통한의학에서 장부와 경락(經絡)에 숫 자의 의미를 갖는 천간을 배속하는 방법 을 납천간법(納天干法)이라고 한다. 장개빈 (張介賓)은 『類經圖翼』 3권, 「經絡」에서 납 천간법으로 경락에 십간(十干)을 배속하였 다. 그러니 권도원 선생이 장부와 경락을 로마 숫자로 표기한 것이 특별한 것은 아 니다.

(3) 배철환

배철환 선배[1]가 경희대학교 한방병원에 서 인턴을 하던 시절에, 선배 레지던트가 염태환식(廉泰煥式) 체질침을 공부하고 있 었는데 그것을 소개해 주었다. 그래서 체 질에 대한 관심이 생겼고, 평소에 친하게 지내던 김상훈에게 함께 공부해 보자고 권유를 했다.

---

1) 경희한의대 79학번 32기 졸업 : 배철환, 김상 훈, 김영태, 류주열, 황 민
경희한의대 79학번 33기 졸업 : 하한출

찾아가서 배우려고 알아보니 염태환 선생[2]은 미국에 있었다. 수소문해서 그분의 동생인 염동환(廉東煥) 선생을 찾아, 강릉에 있는 염한의원에 가서 공부할 것을 청하고 배웠다.

배철환 선배가 권도원 선생을 처음 만난 때는 아마도 1992년 중후반쯤인 것 같다. 대한기독한의사회가 초청한 권도원 선생의 강의[3]에는 배철환이 참석하지 않았으므로[4], 1992년 6월 이후일 것이다. 배철환 일행은 대기실에 머물면서 권도원 선생에게 끈질기게 청해서, 몇 차례 진료 참관을 허락받았고, 매주 수요일에 진료가 끝난 후에 일식집에 가서 저녁식사를 함께 하면서 이야기를 나누는 자리[5]를 마련한다. 그러니까 정식으로 강의라는 형식을 갖추지는 않았다는 뜻이다. 처음에는 배철환과 김상훈이었고, 이어서 류주열과 김영태가 왔고, 늦게 황 민과 하한출이 합류했다. 이외에도 몇 사람이 더 있었다고 한다.

(4) 김상훈

김상훈 선배는 신당동에서 신당한의원을 하던 시절에는, 석곡(石谷) 선생의 부양론(扶陽論)을 공부하고 있었다. 그러다가 동기인 배철환을 통해서 염동환 선생[6]을 알게 되었다. 그래서 부양론을 함께 공부하던 친한 후배[7]를 염한의원에 부원장으로 보낸다. 그렇게 염 선생과 관계를 맺던 사이에, '자신보다 높은 선생님이 계시다'는 염 선생의 말을 듣고, 배철환이 비로소 권도원 선생을 알게 되는 순간이 온다. (더 높은 선생님께 배우는 것이 좋겠다고 생각하고) 배철환은 즉각적으로 방향을 튼다. 염 선생과의 관계를 끊고 두 사람은 신당동에 있는 제선한의원으로 권도원 선생을 찾아간 것이다.[8] 두 선배의 갑작스런 방향 전환에 강릉에 가 있던 후배는 곤란한 지경에 빠져서 자리를 접고 귀경하게 된다.

김상훈 선배는 체질침 임상을 해야겠다고 작심하고 송파구 가락동에 있는 오피스

---

2) 『體質鍼診療提要』를 통해서 24체질을 주장하였다.
3) 1992년 5월 2일부터 23일까지, 토요일 아침에 4회 연속으로 학술집담회를 열었다.
4) 강의에 빠지지 않고 참석했던 진주 동산한의원 장승환 원장의 증언이다.
5) 두 시간 정도였다고 한다.
6) 오상체질론을 만들었다.
7) 경희한의대 35기 윤○○
8) '등잔 밑이 어둡다'는 말이 괜히 생긴 게 아니다.

텔 빌딩에 김한의원을 연다. 김한의원은 처음에 '한약장을 들여놓지 않은 한의원' 이라고 소문이 났다. 한의원의 한약장은 환자 대기실에서 잘 보이게 노출시키던 시절이라 한약장이 없는 한의원은 당시로서는 파격이었다.

김상훈 선배는 제선한의원에 권도원 선생의 말씀을 들으러 다니던 때가 자신이 김한의원을 개원한 이후라고 기억하고 있다. 거의 1년 정도 다녔다고 하는데, 자신이 배울 때는 체질침 처방의 기본체계가 모두 세팅된 상태였다고 한다.

나는 체질침의 장방(場方) 체계가 확립된 시기를 1992년말(末)이라고 추정하고 있다. 그 이전까지, 내장구조가 두 번 변화되었고 이에 따라 처방의 내용도 변경되었으며 몇 차례 소소한 변화가 있었다. 무엇보다도 1992년 5월의 기독한의사회 강의에서는 기존의 병근(病根) 이론을 뒤엎은 새로운 처방체계를 제시하기도 했었다. 그러다가 양체질(陽體質)과 음체질(陰體質)의 기본방을 모두 장방(臟方)으로 하는 장방 체계가 확정되었던 것이다. 그러니까 배철환 동기들이 권도원 선생을 만나던 시기는 8체질의학의 역사에서 큰 소용돌이가 일어나고 가장 중요한 치료체계가 확립되던 시기였다는 말이다. 내가 가장 아쉽게 생각하는 것은, 당시에 이들의 8체질의학적 인지(認知)는 거의 초보 수준이었을 것이므로, 이런 거대한 변화의 기운과 실제 내용을 감지할 수는 없었다는 점이다. 권도원 선생이 일방적으로 전달해주는 내용을 그대로 수용하기에 급급했을 것이다.

앞선 네 사람[9] 중 김상훈 선배가 후배교육에 열성적이었다. 한의대의 동아리[10] 출신을 중심으로 많은 후배들이 김한의원에 모여 체질침을 배웠다.[11] 이때 교육 목적으로 체질침 처방 기호를 영문 알파벳으로 기록하는 방식을 김상훈 선배가 만들었다고 한다. 이것을 '김상훈式 기호' 라고 부르자. (지금까지 이 방식을 배철환이 처음 만들었다고 알

---

9) 배철환, 김상훈, 류주열, 김영태 네 사람은 1996년 10월에 『8체질건강법』을 함께 펴냈다.

김상훈 선배가 전하기를, 권도원 선생은 다른 사람 이름으로 책이 나오는 것을 싫어한다고 했다. 이 책을 내면서 권도원 선생과 배철환의 소통이 원활하지 않았던 것 같다. 책이 출간된 후 네 사람이 모두 제선한의원에서 쫓겨났다는 것이다. 그런 후에 배철환과 김상훈이 다시 찾아가서 제선한의원 앞에서 무릎을 꿇고 빌었다고 한다. 그런 후에 다시 받아들여졌다는 것이다.

2007년 가을에 허경구 전 의원(議員)을 만났을 때, 그분이 『8체질건강법』의 출간과 관련하여 말한 적이 있다. 자신이 권도원 선생에게 '裵를 조심하라' 고 조언했다는 것이다.

10) 대학을 다녔던 당시에는 동아리라 하지 않고 써클이라고 불렀다.

배철환은 녹원이었고, 김상훈은 피닉스였다.

11) 3년 동안 20~30명 정도를 가르쳤다고 한다.

고 있는 사람들이 많았다.) [12]

그런데 영문 알파벳이 포함된 체질침 처방 약어를 처음 기록으로 남긴 사람이 있다. 바로 이명복 선생이다. 이것은 '이명복式 기호'라고 하자.

李明馥式 기호

처방	활력방	살균방	기본방	마비방	정신방	장염방	부염방
기호	A	B	本	M	火	Z	F

김상훈式 기호

처방	기본방	장염방	활력방	부염방	살균방	정신방
기호	K	Z	V	F	B	P
처방	퇴행방	면역방	뇌신경방		정신방2	
기호	D	K'	D'		P'	

(5) 李明馥式 기호

이명복 선생은 1993년 4월에 나온 『한국자연건강학회지』 제1집에 실은 글에서 '팔상체질침법의 최신 치료법'이라고 제목을 달고 각 계통질환 별로 체질침 처방을 제시하였는데, 이 처방들을 표기한 기호에 대하여 서두에 먼저 설명을 붙였다.

권도원 선생이 논문에서 臟을 Zang으로, 腑를 Fu로, 살균방을 Bactericidal Formulas라고 표기한 것을 따라, 이명복과 김상훈 모두 장염부방, 부염부방, 살균부방을 각각 Z, F, B로 하였고 나머지는 다르다.

체질침 2단방은 장계염증방, 부계염증방, 활력방, 살균방, 정신방이라고 부르고 이대로 표기하는 것이, 처방이 가진 의미를 전달하기에도 아주 명쾌하다. 2단방만을 놓고 본다면 별도의 기호를 사용한 표기법이 그다지 필요하지 않다. 1995년 12월에 청년한의사회에서 강의하면서 배철환은 체질침 2단방까지만 설명했기 때문에 알파벳 기호를 사용한 처방을 말하지 않았다. 그런데 3단방 이상이 되면 사정이 좀 다르다. 3단방 이상의 고단방은 처방을 운용하는 방식이나 적용하는 영역이 다양하므로 처방

---

12) 장염방, 활력방, 부염방, 살균방, 정신방이라고 표기된 것은 사실은 장염부방, 활력부방, 부염부방, 살균부방, 정신부방이라고 해야 옳다.

을 대표하는 이름을 정하기가 쉽지 않다.[13] 체질침 처방은 계통성을 가지고 있다. 그래서 체질침 처방을 로마 숫자 말고 각각의 단위 처방을 대표하는 알파벳 기호로 표기하는 것이 고단방 표기에서는 좀 더 편리하다는 인식에 이르렀던 것 같다. 이명복과 김상훈의 목표가 비슷했다는 것이다.

이명복 선생이나 김상훈 선배 모두 체질침 고단방에 관한 정보를 얻었고, 이를 전달하거나 학습하기 쉽게 표기하기 위하여 비슷한 고민을 했다는 것을 알 수 있다.

12. 팔상체질침법의 최신 치료법의 일람표

❋기호설명 A : 활력방, B : 살균방, 本 : 기본방, M : 마비방,
火 : 정신방, Z : 장계염증방, F : 부계염증방

A. 소화기계통질병

1. 위염, 십이지장궤양 :

   (1) 本4, A2, 火2　　(2) 本4, F2, 火2

2. 위궤양 : 本4, A2, 火2 또는 本4, A2

3. 대장궤양 : 本4, A4, 火4 또는 本4, Ap2, 火p2

4. 위하수증 : 本4, A4, 火4 또는 本4, A2, 火2

B. 호흡기계질병

1. 감기 : 本5, Bc1 또는 本5, Bc1, Fc2

2. 편도선염, 축농증 : 감기방과 동일

3. 기관지염, 폐결핵 : 本5, Bc1과 本5, Zc1, 1일 교대로

李明馥式 기호_설명

체질침(體質鍼)에 원리(原理)가 없다니

(1) 入門

나는 1997년 봄에 8체질의학에 입문했다. 입문을 권했던 정인기 선배[14]가 자료집을 한 권 주었다. 동국대학교 한방병원 침구과에서 1996년 1월에 만든 '8체질 침법 정리집'이다. 그리고 배철환 선배가 청년한의사회에서 강의[15]한 내용이 담긴 VHS테이프

---

13) 물론 1990년대 중반부터 KZP는 척추방이나 디스크방으로, KFP는 궤양방으로, KBP는 바이러스방으로 KVP는 활력(응용)방으로 불러오기는 했다. 그런데 결과적으로 이런 命名으로 인해 해당 처방이 가진 의미가 오해되고 축소되었던 것이 사실이다.

14) 계성고등학교 졸업, 경희한의대 81학번 34기 졸업.

15) 1995년 12월

를 함께 받았다. 그런데 이 비디오테이프는 여러 사람을 거치면서 반복적으로 복사되어서, 영상 속의 배철환 선배가 내가 알고 있던 그 사람이 맞는지 분간하기가 곤란한 수준의 화질이었다.

그리고 입문을 예상하지 못한 상태에서 연초(年初)에 샀던 『8체질건강법』[16]이 있었다. 나는 당시에 충북 제천시에 있었고, 위 자료가 입문 당시에 내가 접한 8체질 정보의 전부였다.

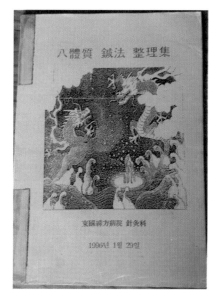

8체질 침법 정리집

정인기 선배가 자료집을 주던 날 한의원에서 쓸 만한 체질침 처방을 머리에서 발끝까지 차례로 읊어 주었다. A4 한 장 정도의 분량이었다.

내가 KZP[17]를 알게 된 것은 입문 후에 1년 반 정도 지나서였다. KZP를 알기 전까지 요통 환자에게 쓴 처방은 [KZp / KZp+KVp / KZp×3 / KZp+KBp][18] 이런 처방들이었다.

당시에 고단방까지도 알고 있었던 배철환이 한의사통신망 동의학당에서 1994년 8월부터 공개한 것은 체질침 기본방과 2단방이 끝이었다. 배철환 선배는, 권도원 선생이 처방의 추가 공개를 막았다고 항변할 것이다. 권도원 선생은, 후학들이 처방을 운용할 능력이 안 되므로 높은 단계의 처방을 알려줄 수 없다고, 2013년까지도 같은 주장을 되풀이했었다.[19]

그렇게 나는 체질침 임상의 시작부터 정보에 굶주렸고 늘 처방에 목이 말랐다.

---

16) 1996년 10월 발행
17) KZP를 처음에는 척추방, 디스크방이라고 불렀다. 현재는 '관절염증방'이라고 부른다. 이 처방을 운용하는 개념과 범위가 확대된 것이다.
18) 입문 당시에는 2단방 하초방 표시를 p로 한다고 배웠다. 상초방은 c로 표기했다. c는 con-이고, p는 pro-이다. 현재는 상초방은 a로 하초방은 c로 표기한다. a는 ana이고 c는 cata이다.
19) 8체질 치료에 관하여 『민족의학신문』 제892호 2013. 3. 7.

(2) 蒐集癖

수집벽은 목음체질의 특징이기도 한데 내 수집이력도 다채롭다. 초등학교[20] 때부터는 우표, 경제적 곤궁기에는 껌 종이, 대학 때는 시집(詩集)을 모았다. 8체질의학 입문 이후에는 체질침 처방을 수집했다. 물론 처방이 수록된 자료를 수집한 것이었지만 처방에 대한 궁금증은 늘 끝이 없었다.[21]

'체질침 처방'은 8체질의사가 치료의 기술을 완성시키는 필수 요소다. 종종, 자신이 전 인류의 질병을 다 고쳐줄 것도 아니면서, 체질침 처방을 다른 사람에게는 절대로 가르쳐주지 않고 혼자만 아는 구중심처에 간직하고 사는 사람들이 있다.

또 한편으로는, Onestep8.com 개설자란 타이틀이 한의사 사회에 알려져서 각지에서 자료를 보내주는 분들이 있었다. 나는 내가 얻은 자료를 정리해서 Onestep8.com을 통해서 아낌없이 공개했다. '자료의 공개와 공유'는 내가 Onestep8.com을 열던 초심(初心)이다.[22]

사실 나는 치료보다는 8체질의학의 원리 탐구에 더 흥미가 있다. 특히 체질침 처방이 운용되는 원리를 궁리하는 것이 아주 재미있다. 그러려면 다양한 처방 정보가 필요하다. 그런데 처방 정보라는 것이 부실한 경우가 많았다. 충실한 정보가 되려면 최소한 체질과 병증, 그리고 침 처방이 온전히 노출되어 있어야 한다. 그런데 이런 조건을 갖춘 처방 정보는 많지 않았다. 이런 현실이니 만약에 어떤 체질의 어떤 질병에 어떤 처방을 운용하여 어떠한 치료경과를 밟았는지 기록되어 있다면 아주 훌륭한 정보가 된다. 그런 자료가 바로 임상보고서이다.

처방이 어느 정도 쌓이자 이번에는 임상례를 구했다. 처음 임상례를 구하던 시기에는 공개되어 알려진 것이 많지 않았다. 그래서 2002년 3월에 새로운 서버로 옮기고 Onestep8.com을 개편했을 때 가장 신경을 쓴 것이 [임상보고란]이었다. 여기에 열성 회원들의 임상 보고서들이 축적되었다. 내가 수집한 체질침 처방 자료들과 Onestep8.com이 축적한 임상보고서를 결합하여 만든 것이 「Onestep8.com 임상자료집」이다.[23]

---

20) 내가 다니던 시절에는 국민학교였다.

21) 2015년 8월 12일에 『陽體質과 陰體質에서 처방의 구조를 통해 분류한 5단방의 짝』이라는 자료를 만든 후에, 비로소 더 이상 처방 수집이 필요하지 않고 의미도 없다고 판단했다.
　　이 자료는 『임상 8체질의학 Ⅱ』 p.347~353에 실렸다.

22) 그리고 이 원칙을 지금까지 지키고 있다. 책을 쓰는 일은 이 원칙의 적극적인 실천행위이다.

이것을 Onestep8.com에서 기금을 모아서 자체 출판하려고 했다. 사실 출판이라고 하기에는 너무 거창하고, 이것이 이미 편집을 마친 파일 형태였으므로 인쇄소에서 출력해서 제본을 하여 책자 형태로 만들려던 계획이었다. 그런데 사정이 생겨서 계획을 취소했다.

몇 년이 지난 후에 그 원고를 읽어보니 참으로 부끄러웠고, 어쩌면 쓸데없는 작업을 한 것이 아닌가 하는 후회가 생기기도 했다. 그래도 이때 정리해 둔 자료가 「의료인을 위한 체질학교」[24]의 심화반에서 유용하게 쓰였다. 그리고 『임상 8체질의학』[25] 을 만들 때도 기반 자료가 되었다.

(3) 脈絡의 探索

나는 자료를 체계적으로 정리하기를 좋아한다. 그리고 그런 자료들 속에 빈 곳이 있다면 앞뒤의 맥락을 궁리해서 빈자리에 들어갈 것을 색출해내는 재능이 있는 것 같다. 그리고 그런 것들에 함축된 의미를 발견해내는 것도 제법 잘 한다. 그런데 이런 궁리도 임상경험이 뒷받침되어야 현실이 된다는 것을 깨우치기까지는 시간이 많이 필요했다.

의료기술이나 의학이론은 실제적인 임상 경험과 결과가 뒷받침되지 않으면 그저 허황한 주장에 불과하다.[26] 아무리 훌륭한 치료처방이라도 자신이 직접 그것을 사용하여 치료결과를 도출해내고 경험하지 못한다면 그저 그림의 떡일 뿐이다. 그런 직접 경험을 통해서 그 처방을 이해하게 되고 또한 사람의 몸과 질병을 이해하게 되는 것이다.

---

23) 이 《臨床資料集》은 2002년 3월부터 11월까지 Onestep8.com의 「임상보고란」에 보고된 자료를 중심으로 하고, Onestep8.com의 가비아(Garbia) 서버 시절(2001. 5.~2002. 2.)의 임상 사례 보고 자료와 여러 곳에 산재해 있는 체질침 관련 임상사례를 모아서, 「부산체질침자료」 중의 '체질침 치료 各論' 부분과 합쳐서 편집한 것이다. 편집이 완료된 것은 2002년 12월 24일이다. 당시에 나는 한국타이어 대전공장 의무실에 근무하고 있었고, 12월 말로 그곳에서의 근무가 종료되었다.
24) 2013년 2월 16일에 기초반을 먼저 시작했고, 심화반 5기의 강의를 종료한 것이 2016년 3월 26일이다. 기초반과 심화반을 합하여 총 173명이 수료했다.
25) 『임상 8체질의학 Ⅰ』 2016. 5. 20. / 『임상 8체질의학 Ⅱ』 2016. 6. 17.
26) 그래서 국가의 공식 면허를 가진 의료전문가가 아닌 일반인이 내세우는 의학이론이 모두 그 밥에 그 도토리 식으로 저열한 수준에 머물고 마는 것이다.

그런 나만의 결과물이 『임상 8체질의학 Ⅲ』[27]이다. 침 처방만 수집하는 사람에 머물렀다면 이 책을 쓰지 못했을 것이다. 또 원리에 대한 탐구에 몰두하고 처방을 수집하지 않았다면 결과는 동일했을 것이다. 처방을 수집했고, 처방을 분석했고, 처방을 탐구했고, 처방을 사용했고, 처방을 이해했다. 그리고 그렇게 얻은 깨달음을 정리했다.

(4) 체질침에 원리가 없다니

2013년 11월 10일 11시 50분에, 전국한의학학술대회가 열린 코엑스 오디토리움에서 김상훈 선배를 만나 잠시 이야기를 나누었다.[28] 김 선배가 체질침을 열심히 하지 않는다는 것은 소문으로 들어서 알고 있었지만, 10월에 나온 『학습 8체질의학 Ⅱ』를 드렸다. 그랬더니 "이 원장은 체질침에 원리가 있다고 생각해요?" 하는 것이다. '네, 그런 것에 대해 쓴 책입니다.' 했더니, 자신은 아무리 궁리를 해봐도 '체질침에는 원리가 없는 것 같아서 이제는 쓰지를 않고 버렸다' 는 것이다.

체질침의 3단방까지는 계통성이 유지되고 있고, 처방이 가진 의미도 비교적 잘 알려져 있다. 그런데 체질침 고단방에 관한 정보는 공개된 적이 없었다. 나는 체질침 고단방의 수집과 원리 탐구에 오랜 기간 몰두해 왔다. 체질침 처방은 로마자와 부호(符號)로 기록한 약속이다. 당연한 것인데, 이 기록 방식을 공유한 사람끼리는 그 의미가 소통된다.

낮은 단계일 때 체질침 처방은 언뜻 질병에 고정된 것처럼 보인다. 체질침 처방은 계통성을 갖고 있다고 알려져 있고, 그 계통에 맞는 질병에 적합하게 운용할 수 있기 때문이다. 예를 들면, 부염방과 살균방이 조합된 처방은 체질에 크게 구애받지 않고, 부계통(腑系統)의 염증 질환에 광범위하게 적용된다. 그런데 환자의 상태가 좀 더 복잡해지면 이런 통상적인 적용법이 잘 들어맞지 않는 상황이 발생한다.

8체질 임상의 연차가 길어지고 체질침 운용의 실력이 늘어난 것처럼 느껴지는 때에, 오히려 환자에 따라 적합한 처방을 선택하기가 용이하지 않게 된다는 것이다. 스스로는 발전한 것 같은데 임상은 더 어려워지는 지경에 다다르게 되는 것이다. 잘

---

27) 『임상 8체질의학 Ⅲ』 행림서원 2018. 3. 30.

28) 내가 전화를 먼저 해서 사전에 약속을 잡은 것인데, 막상 만나고 보니 서먹했고 긴 시간 이야기를 나누지는 못했다. 사실 1992년에 내가 경동시장에서 근무하던 시절에는, 다른 선배의 한의원에서 카드놀음도 함께 하곤 했던 사이였다.

짜여 있는 것 같았던 체질침 처방 시스템이 오히려 미로처럼 혼란스럽게 느껴지게 된다.

왜 이런 것일까. 체질침 처방은 원래 질병에 고정되는 것도, 그렇다고 체질에 고정되는 것도 아니기 때문이다. 체질침 처방은 궁극적으로 개인에게 고정된다. 쉽게 말하면 100명의 환자가 있다면 100개의 처방이 필요하다는 뜻이다. 그러니 이런 상황을 목도하고 '체질침에는 원리가 없다' 고 판단하는 것도 무리는 아니다.

인류가 자신의 몸에 대해 알고 있는 것은 지극히 협소하고 제한적이다. 알고 있다고 판단하는 부분 말고, 모르는 부분을 떠올려보면 그렇다. 사람의 몸을 치료하는 기술과 학문인 의학도 이런 제한적인 지식에 기대고 있다. 8체질의학이라고 더 특별한 것은 아니다. 다만 8체질의학은 기존의 의학체계가 보지 않은 다른 세계를 본다. 그런 점에서 특별하다. 그것은 바로 '관계' 이다.

이 세계를 이루는 구조는 관계의 그물망으로 이루어져 있다. 이 그물망 속에서 모든 개체와 단위들은 서로 연결되어 있고 영향을 주고받는다. 이 망(網)을 벗어나서 순수하게 독자적인 것은 없다. 체질론은 이런 관계를 보는 학문이다. 이 관계의 망 안에서 절대적인 가치는 없다. 모든 가치는 상대적(相對的)이다. 체질침 처방도 그렇다. 환자 개인의 매(每) 상황에 따라 처방도 상대적인 것이다.

■■■■ 목양체질에서 목음체질로

도올 김용옥은 1948년 6월 14일에 충남 천안에서 태어났다. 보성중,고등학교를 나왔다. 고려대학교 생물학과와 한국신학대학 신학과에 입학했었다. 다시 1968년에 고려대학교 철학과에 들어가서 1972년에 졸업했다. 대만과 일본에서 석사학위를 하고 미국으로 가서, 펜실베니아대학교 동방학과 대학원에서 수학하였다. 1977년 9월부터 1982년 6월까지 하버드대학교 동아시아어문학과 대학원에서 수학하고, 「王夫之의 철학 The Philosophy of Wang Fu-chih」으로 박사학위를 받았다. 1982년 9월에 고려대학교 철학과 부교수로 부임하여 1985년 9월에 정교수가 되었다. 그러다 1986년에 「한국의 오늘을 사는 한 지성인의 양심선언」을 발표하고 교수직에서 사퇴하였다. 원광대학교 한의학과에 편입하여 1996년 2월에 졸업하였다. 1993년에 대학로에 도올서원을 열고 강의를 하였다. 1996년 9월부터 1998년 6월까지 도올한의원을 운영하였다. 2013년 3월부터는 한신대학교 석좌교수로 있다.

⑴ 류마티스성 관절염

김용옥은 동숭동 성좌소극장 4층에 있던 도올서원에서 강좌[29]를 진행하면서 1994년 2월 19일[30]에 권도원 선생을 초청하였다. 권도원 선생을 소개하는 인사말을 하면서 아래와 같이 말하였다.

> 20대에 상당히 몸이 좋았던 사람인데 아주 폐인이 되다시피 해서 거의 앞날에 대한 희망을 갖지 못하고 좌절의 인생의 고비에 있을 때 천안 살던 집사님인데 우리 집에 우연히 오셨어요. 저를 보시더니 우리 남편이 다 죽었었는데 권 선생님이 왕진 와서 침 한번 놓고 소생해 버렸다. 그러니 네 병도 문제가 없을 것이다. 나를 데리고 올라왔는데 권 선생님은 그 당시 광화문의 교육회관 뒤편에 있는 건물의 2층에서 개원을 하고 계셨습니다. 1967년도 8월 말쯤 되었을까 그때에 권 선생님을 처음 뵈었어요. 그리고 제가 침을 맞기 시작했습니다.

청년 김용옥은 온몸에 퍼진 류마티스성 관절염 때문에 학교를 휴학하고 천안 집에서 요양 중이었다. 김용옥의 부친[31]은 천안에서 광제의원을 하던 의사였다. 하지만 아들을 위해 어떤 도움을 줄 수도 없었고, 권도원 선생에게 데리고 갔다. 김용옥은 이후에 18개월간 거의 매일 침을 맞았다고 한다. 그리고 관절염을 고쳤다.

그렇다면 스무 살의 김용옥은 1967년 8월부터 어떤 치료를 받았을까? 이때는 체질침 2단방이 다양하게 시도되던 시기였다. 아마도 2단방이 시술되었을 것이다. 그런데 「2차 논문」에 발표한 체질침 2단방에는 류마티스성 관절염을 치료하는 처방이 없다. 권도원 선생은 이 논문의 장계염증방을 설명하는 대목에서 "단, 류마티스 관절염은 여기에 속하지 않는다."고 하였다. 이 말은 마치 '류마티스성 관절염을 치료하는 처방

---

29) 1993년 9월 18일부터 1994년 8월 20일까지 1년간 한 달에 한 번씩 열두 번 진행한 동의수세보원 강론
30) 6강
　권도원 선생의 8체질의학 강연은 오후 2시 30분부터 두 시간 동안 진행되었다.
31) 김치수(金致洙)

이 개발되었지만 이 논문에는 싣지 않는다.'고 말하고 있는 것 같다. 다르게 보면 이 말은 장계염증방으로 류마티스성 관절염을 치료하던 시기도 있었다고 인정하는 것인 지도 모른다.

청년 김용옥이 치료를 받았던 시기는 「2차 논문」 발표 시기보다는 훨씬 이른 시기 이다. 그런데 2단방의 수준에서 류마티스성 관절염을 어떻게 치료했었는지 살펴볼 수 있는 단서가 있다. 심 영이 1995년에 펴낸 『팔상체질침』에 '류마티스성 관절염에 는 장계염증방을 전체로 2배로 시술하라.'는 대목이 있다.[32]

(6) 염증방(炎症方)

비세균성 염증 치료에 쓰는 처방이고, 장계염증방(臟系炎症 方)과 부계염증방(腑系炎症方)으로 구분한다.

① 장계염증방(臟系炎症方)

이것은 장계(心, 肺, 肝, 脾, 腎)에 염증이 있을 때 사용하고 세균성 감염 염증에는 살균방과 교대로 사용한다. 또 관절염, 허리디스크, 골수염치료에도 사용하고 기본방 5회에 이 방을 1 회 가미한다. 류머티즈성 관절염에는 장계염증방을 전체로 2회

『팔상체질침』 p.43

(2) 부작용이 없었다

김용옥이 어떤 치료를 받았는지 추리해 보려면 먼저 무슨 체질로 감별을 받았었는 지 알아야 한다. 권도원 선생은 1995년 미국 LA강연에서 김용옥의 가족들 체질을 소 개[33]하면서 김용옥은 목음체질이라고 하였다. 이 정보를 가지고 1967년으로 가보자.

권도원 선생은 「2차 논문」의 증례에 1966년에 정신방을 시술하였다고 보고하였으 므로, 1967년에는 아마도 다른 2단방들도 성립하였을 것이다. 심 영의 책 내용을 바 탕으로 김용옥에게 목음체질 장염방을 시술하였다고 설정해 보자. 목음체질은 「1차

---

32) 이 책에 수록된 내용 중 상당 부분은 이명복의 『체질을 알면 건강이 보인다』를 배경으로 하고 있다.

33) '김숙희 장관은 금음체질이고, 김용옥은 목음체질이고, 그의 부친은 목양체질이고, 모친은 금음 체질이다.'

논문」에서 'Jupita Ⅱ'이다. 「2차 논문」에서는 Jupita이다. 「2차 논문」에서 목음체질 (Jupita)의 장계염증방, 기본방이 대장보방(ⅧAP)으로 [삼리, 곡지, 삼리, 곡지, 양곡, 양계]를 5회 반복하고, 장염부방인 소장사방(ⅣR) 즉 [상양, 소택, 임읍, 후계]를 1회 반복하는 것이다.

목음체질 장계염증방

Ⅵ6 Ⅷ6 Ⅵ6 Ⅷ6 p	Ⅵ4 Ⅷ4 c	大腸補 ⅧAP	5회 반복
삼리 곡지 삼리 곡지 p	양곡 양계 c		
土(+)	火(−)	金(+)	
Ⅷ8 Ⅳ8 p	Ⅱ2 Ⅳ2 c	小腸瀉 ⅣR	1회 반복
상양 소택 p	임읍 후계 c		
金(+)	木(−)	火(−)	

만약 이대로 청년 김용옥에게 시술되었었다면 큰 문제가 있다. 1985년에 정식으로 보고된 목음체질의 내장구조[34]에서는 위(Ⅵ)가 중간장기이므로 위경(胃經)의 송혈인 족삼리(Ⅵ6)가 20회나 반복하여 자극되는 상황이 아주 부담스럽다. 이 처방의 내용으로는 土(+)가 木(−)나 金(+)에 도움이 되지만 火(+)가 되고 水(−)가 되므로 좋지 않다. 만약 김용옥이 이 처방을 계속 맞았다면 아마도 김용옥은 심장과 신장 계통으로 부작용[35]이 생겼을 것이다. 하지만 김용옥은 그 어떤 매체를 통해서도 그 당시의 치료에서 부작용이 생겼었다고 단 한 번도 말하지 않았다. 권도원 선생을 배려했다기보다는 실제로 부작용이 발생하지 않았던 것이다. 왜 그랬을까?

(3) 목양체질로 치료

김용옥은 1993년 5월에 펴낸 『너와 나의 한의학』에서 자신의 체질에 대하여 아래와 같이 소개하였다.

"두환이와 나는 목욕친구다. 두환이와 나는 권도원 선생 체질의학으로 말하면 목양체질인데, 이제마의 사상으로 말하면 태음인이다."[36]

---

34) Ⅱ〉Ⅳ〉Ⅵ〉Ⅹ〉Ⅷ 木〉火〉土〉水〉金

35) 예를 들면, 심장계통으로는 심계, 정충, 상열, 두통 등을, 신장계통으로는 빈뇨, 소변불쾌 등을 예상해 볼 수 있다.

36) 『너와 나의 한의학』 p.38

청년 김용옥은 1967년에는 권도원 선생으로부터 목양체질[37]로 감별을 받았던 것이다. 목양체질에 해당하는 치료를 받은 덕분에 큰 부작용이 발생하지 않았고, 병도 치료되었던 것이다. 김용옥에게 목양체질(Jupito) 장계염증방을 시술하였다고 가정한다면 아래와 같이 시술되었을 것이다.

목양체질 장계염증방

Ⅶ7 Ⅰ7 p	Ⅲ3 Ⅰ3 Ⅲ3 Ⅰ3 c	肝瀉 Ⅰ RC	
경거 중봉 p	소부 행간 소부 행간 c		5회 반복
金(+)	火(−)	木(−)	
Ⅴ5 Ⅶ5 p	Ⅲ3 Ⅶ3 c	肺補 ⅦA	
태백 태연 p	소부 어제 c		1회 반복
土(+)	火(−)	金(+)	

여기에서도 췌경(膵經)의 송혈인 태백(Ⅴ5)이 자극되기는 하지만 반복 회수가 상대적으로 적고[38], 다른 시술들이, 金(+), 火(−)로 金(+)과 木(−)의 충분한 역할을 하고 있으므로 부작용은 거의 발생하지 않았을 것이다. 그래서 김용옥은 자신의 체질에 대해 추호의 의심도 없었고 1994년 1월에 나온 『기옹은 이렇게 말했다−의산문답』에서 이렇게 자신 있게 말할 수 있었던 것이 아닌가.

"내가 만난 신은 단 두 사람이 있다. 그 하나가 모차르트요, 그 하나가 동호 권도원이다."[39]

(4) 목음체질 김용옥

김용옥은, 자신의 삶을 동양철학과 동양의학에 몰두하도록 이끈 인물이었고,[40] 아흐레 동안 혼수상태에 빠져 운명하기 직전의 부친을 살려낸 인물이며,[41] 그래서 자신에게 신이 되었던 인물인 권도원 선생이 알려준 대로 27년 이상을 목양체질로 알고 살았다. 그런데 1994년과 1995년 사이에 어떤 계기에 의해, 체질을 목양체질에서 목

---

37) 당시에는 木象人 臟質(Jupita Ⅰ)
38) 총 68회의 자극 중에 2회
39) 『기옹은 이렇게 말했다−의산문답』 p.123
40) 주석원 『8체질의학의 원리』 통나무 2007. p.18~20
41) 포도당주사와 체질 『빛과 소금』 111호 두란노서원 1994. 6.

음체질로 바꾸게 되었던 것이다.

김용옥은 당시에 주중에는 원광대 한의대에 다니는 학생이었으며, 주말에는 상경하여 도올서원에서 강론을 진행했으며, 간간이 제선한의원을 방문하여 권도원 선생의 자서전을 집필하기 위한 인터뷰도 진행[42]하고 있었다.

공교롭게도 김용옥의 체질이 목음체질로 바뀐 이후에 28년 정도 지속된 권도원 선생과 김용옥의 돈독했던 관계에 금이 간 것 같다. 겉으로는 '기독교에 관한 해석과 견해 차이로 갈라섰다' 로 정리된 듯하다. 오래도록 지속하던 관계가 깨졌다면 어느 일방의 잘못만은 아닐 것이다. 도올 김용옥은 자신의 전공 외에도 다방면에 능하고 욕심이 많다. 무엇을 하든지 깊게 판다. 그런데 8체질론과 8체질의학은 자신이 원하는 만큼의 깊이에 당도하지를 못했다. 그래서 권도원 선생을 향해 좀 더 가르쳐달라고 하지 않았을까. 1997년에 미국 하와이에서 배우던 한의사 일행들에게 권우준 씨가 '김용옥이 원하는 것은 8체질의학의 원론(原論)' 이라고 했다니 말이다.

이후에 김용옥은 주석원의 책에 쓴 서문을 통해 권도원 선생의 태도를 아래와 같이 공개적으로 비판하였다.

> 단지 불행하게 생각하는 것은, 권도원은 자신의 창안을 세밀하고 정직하게 밝히는 데 게으르다는 것이다. 그것은 그의 표현력의 한계일 수도 있고 협애한 인생관의 한계일 수도 있다.
> 서양의 과학은 과학적 발견이나 발명의 성과를 인류 모두가 공유할 수 있는 합리적 언어로써 공표한다는 데 그 위대성이 있다. 그러한 보편적 언어 속에서 검증되는 과정을 통하여 과학이라는 학문 자체가 성장하여 온 것이다.

(5) 지기(知己)

잘못 판단했다고 해서 그것이 반드시 나쁜 결과를 가져오지는 않는다. 삶의 아이러니다. 1967년에 김용옥은 다행스럽게도 Jupita Ⅰ(木象人 臟質)[43]로 감별 받았고, 잘못된 체질감별이 오히려 치료에 도움이 되었다. 그리고 1994년에서 1995년 사이에 목양체질에서 목음체질로 바꾸는 계기가 있었다. 그것이 김용옥의 운(運)이었다.

---

42) 2013년 11월 10일에 김상훈 선배를 만났을 때 들었다.
43) 목양체질(木陽體質)

체질론을 공부하고 체질의학 임상을 한다고 하면, 모름지기 지기(知己)한 연후에 지인(知人)과 치인(治人)의 단계로 나아가야 한다고 나는 믿는다. 자신도 제대로 알지 못하면서 어찌 다른 사람의 이해에 도달할 수가 있겠는가.

7

권도원이라는 종교

권도원 선생을 神이라고 한 김용옥의 말은 毒이다.
그는 다방면에 英敏하지만 자신을 제대로 아는 쪽으로는 게을렀다.
나는 나의 命運에 충실하고자 한다.

7. 권도원이라는 종교

「화리」와 『과학사상』

전상운(全相運)[1] 선생은 한국과학사 연구의 개척자이다. 1928년에 함남 원산에서 태어나 서울대 화학과를 졸업했다. 국사학과 대학원의 연구과정에 들어가면서 한국과학사를 본격적으로 연구했다. 1977년에 일본 교토대에서 과학사로 박사학위를 받았다. 1982년부터 1984년까지 한국과학사학회 회장을 역임하였고, 1985년에서 1989년까지 성신여대 총장, 1990년부터 1992년까지 교토대 초빙교수로 있었고, 한국과학기술한림원 원로회원이었다.

『한국과학기술사』가 대표 저작이고, 『한국의 과학문화재』, 『한국의 고대 과학』, 『시간과 시계 그리고 역사』, 『한국과학사의 새로운 이해』, 『한국과학사』 등을 지었다.

전상운 선생은 권도원 선생의 논문 「화리(火理)」가 『과학사상』 1999년 가을호에 실렸을 때 소개글을 썼다. 나는 이 분이 궁금해졌다. 이 분에 대한 자료를 검색했고 바로 『한국과학기술사』를 사서 읽었다. 그런 후에 서울대학교 연구실을 통해서 주소를 알 수 있었다. 2010년 9월 29일에 수유동 댁으로 찾아 뵙고 싶다는 편지를 드렸다. 2010년 10월 5일 오후에 댁 근처인 4.19 국립묘지 앞에 있는 찻집에서 만나 선생의 말씀을 들었다.[2] 물론 선생의 책에 사인도 받았다.

---

1) 1928. 11. 21.~2018. 1. 15.
2) 선생은 무릎이 몹시 불편한 상태였다. 나를 만나기 위해 내리막길을 워커(walker)를 밀고 오셨다. 나는 남자 어르신이 워커를 미는 광경을 그때 처음 직접 보았다.

8체질의학의 창시자 권도원 박사

권도원 박사는 널리 알려진 명의名醫이다. 그의 의학 세계는 체질의학과 침술의학에 바탕을 둔 새로운 체계의 '동의학東醫學'이다. 그것은 분명히 우리가 말하는 한의학漢醫學이나 한의학韓醫學, 또는 북한 학자들이 말하는 동의학東醫學이 아니다. 그런 좁은 틀에 갇혀 있는 의학이나 의술이 아니라는 듯하다.

물론 그의 의학은 한국의 전통의학의 맥을 잇고 있다고 나는 생각한다. 조선시대 최고의 명성을 날렸던 15세기의 노중례盧重禮와 17세기 초의 세계적 의학자 허준許浚, 그리고 19세기 사상의학四象醫學의 대가大家 이제마李濟馬의 크고도 굵은 줄기를 잇는 것이다. 그의 진로가 전래傳來의학에서 시작하는 의학의 패러다임에서 출발하고 있기 때문만은 아니다. 그가 한국인이라는 데서 나는 그의 의학세계가 한국 전통의학의 위대한 줄기를 잇는 것이라고 굳이 말한다. 그렇지만, 그의 의학은 그 테두리나 한계에 머무르고 있지 않다.

여기 소개하는 그의 글이 그 사실을 말하고 있다. 10여 년 전에 완성한 이 글은 그의 의학세계를 형성한 사상적 바탕을 간결하게 노트한 것이다. 나에게는, 권도원 박사의 이 글은 우주에 대한 그의 심오한 사상을 독자적인 시각으로 정리한 충실적인 시론이다. 그는 이 글을 논리적인 이론으로 전개하려고 하지 않았다고 나는 생각한다. 우주의 원리論 原理에서 찾듯이 그는 그만의 독보적인 8체질의 학으로 인류의 질병을 다스릴 수 있다는 확신을 간직한 뜨거운 가슴에 그의 이론을 담고 있다. 태양과 심장과 맥박이 이어지고, 흙에 바탕을 두고 사는 자연의 모든 생명체가 불과 물로 생명을 이어가는 것으로 그는 우주와 자연의 원리를 해석하고 있다. 그는 태양계의 형성과, 인간의 생명력의 원천도 불이라고 본다.

나는 1974년, 일본 교토 대학京都大學에 1년 동안 머무를 때, 일본 MBC TV에서 동양의학을 주제로 한 30분짜리 프로그램을 만든 적이 있다. 저명한 과학사 학자 오사다 요시다長田豊臣 교수와 시빈Nathan Sivin 교수가 함께 한 좌담이었다. 그는 동아시아 의학 속의 한국의 전통의학에 대한 나의 생각을 밝혔다. 21세기의 의학은 동아시아의 전통의학과 서양의학의 접목과 조화로서만이 새로운 발전을 기대할 수 있다는 것이다.

동서양의 의학 전통은 서로가 가지지 못한 훌륭한 장점들을 가지고 있다. 동아시아 전통의학은 검증되지 않은 많은 문제들 때문에 현대의학이 쉽게 받아들일 수 없다는 생각을 가진 의학자들이 많은 것이 사실이다. 그러나 동아시아의 전통의학은 그 오랜 역사를 통해서 수없이 많은 질병을 고쳐온 것 또한 사실이다. 그리고 그것에는 현대의학이 해결하지 못하고 있는 문제점들을 해결할 수 있는 열쇠들이 분명히 있다.

권도원 박사의 의학체계는 그 열쇠들을 손에 넣어, 21세기로 가는 문을 여는 길을 닦아놓은 것이라 해도 지나치지 않을 것이다. 그의 의학은 아직은 세계적인 명의의 의술의 단계에 머무르고 있다. 그의 의학은 한국 최고의 의학 두뇌들에게 계승되고 발전되어야 하며, 현대의학 체계로 도약하고 승화되어야 한다. 그 의학은 분명히 독보적이고 창조적이며 새로운 것이기 때문이다.

그래서 그가 쓴 이 글은 우리에게 많은 것을 시사해주고 새로운 의학사상으로 가는 길잡이와 디딤돌이 될 것이라고 생각된다. 또 이 글은 그 형식과 내용의 전개에서 보는 시각에 따라 비판적인 견해가 있을 수 있다. 나는 동아시아 과학사 연구자의 한 사람으로, 이 글은 이대로라도 꼭 발표되어야 할 것이라고 생각하고, 소개하는 머리글을 쓰게 되었다.

전상운/전 한국과학사학회장

『과학사상』 (전상운)

유영익(柳永益)[3] 선생은 역사학자이다. 서울대학교 문리과대학 정치학과를 졸업했고, 하버드대학교 인문대학원 역사·동아시아언어학과에서 박사 학위를 받았다. 휴스턴대 역사학과에 재직하다가 귀국해서, 고려대 사학과 교수, 한림대 사학과 교수, 스탠퍼드대 역사학과 객원교수, 한림대 부총장, 연세대 국제학대학원 한국학 석좌교수, 한동대 국제개발협력대학원 석좌교수를 역임했다. 박근혜 정부에서 제12대 국사편찬위원회 위원장을 맡았었다.

유영익 선생은 대한민국의 초대 대통령인 이승만(李承晩) 전문가로 잘 알려져 있다. 그리고 권도원 선생을 지지하고 후원하는 학계 인사 중 대표적인 인물이다. 2002년에 연세대학교 출판국에서 나온 유영익 선생의 『젊은날의 이승만』이라는 책이 있다. 자서(自序) 말미에 아래와 같이 썼다.

"이 책을 쓰는 동안 저자는 형언할 수 없는 인간적 시련을 겪었다. 그동안 저자의 건강을 보살펴 주신 제선한의원의 권도원 원장께 충심으로 감사한다."

우리 사회에서 유력한 인사가 권도원 선생의 치료에 대하여 이렇게 감사 표시를 공개적으로 한 것은 참 특별하다고 생각했다. 『젊은날의 이승만』을 찬찬히 읽었다. 그랬

---

3) 1936. 4. 9.~

더니 이승만에게서 권도원이 보였다. 책 속에서 청년기의 이승만은 이미 위대한 인물이었다. 아마도 권도원 선생은 이승만 박사를 롤모델로 삼고 싶어 했던 것 같다. 권도원 선생과 유영익 선생은 환자와 치료자의 관계 뿐 아니라 '이승만과 기독교'라는 공통의 관심사가 있어서 더욱 돈독한 관계를 맺게 된 것 같다.

전상운 선생은 하버드대학교에 교환교수로 있을 때, 유영익 선생과 친분을 쌓게 되었다. 그러다가 어느 날 유영익 선생으로부터 논문 하나를 받게 된다. 권도원 선생이 쓴 「화리(火理)」였다. 유영익 선생은 그 논문을 발표할 매체를 찾고 있었다. 전상운 선생은, 한국과학사를 전공한 신동원 교수가 편집주간으로 있는 계간지 『과학사상』을 떠올렸다. 이런 인연을 통해서 1983년 10월 24일에 완성한 「화리」가 16년의 세월을 뛰어 넘어 1999년에 『과학사상』 가을호에 실리게 되었다. 전상운 선생은 소개글에서 권도원 선생의 사상과 8체질의학을 아래와 같이 평가하였다.

1. 새로운 체계의 東醫學.
2. 권도원 박사는 한국 전통의학의 위대한 줄기를 잇는 분.
3. 21세기 의학은 동아시아의 전통의학과 서양의학이 접목되고 조화되어야 새로운 발전을 기대할 수 있다.
4. 권도원 박사의 獨創的인 의학체계는 새로운 의학체계로 가는 門이요 길이다.

전상운 선생은 내게, 권도원 선생이 화리(火理)를 논리적인 이론으로 전개하려고 시도하지 않고, 자신 만의 언어와 직관적인 방식으로 서술한 것이 아주 인상적이었다고 했다. 그래서 그런 독창성 때문에 신동원 교수에게 추천했다는 것이다.

■■■ 2001년에

(1) 신기회 강의

2001년 3월에 제천에서 동문모임을 했다. 금수산 기슭에 있는 리조트에서 모였는데 겨울 가뭄이 심해서 계곡은 바짝 말라 있었다. 고교와 대학교 동문인 일곱 명이 구성원인 이 모임은 만나면 주로 술이었는데, 4년 전에 이 모임을 통해서 8체질의학에 입문한 이후에는 세 명에게는 공동의 화젯거리가 생긴 셈이다. 일요일 아침에 메기매운탕을 먹고 헤어지는데, 대구 후배가 서울까지 태워달라고 부탁을 했다. 신기회(新紀會) 모임이 있다는 거였다. 나는 당시에 가족들을 서울로 보내고 제천에서 혼자 지내고 있던 터라 그러자고 했다. 후배는 그날도 그 신기회 모임이 '권도원 선생의 강의'를 듣기 위해 특별히 모이는 거란 사실을 내게 숨겼다.

권도원 선생이 신기회 회원들을 대상으로 직접 강의한 것은 2001년 3월 3일(土)과 3월 4일(日) 이틀이다. 그러니까 이 후배는 일요일 모임에만 참석을 한 것이다. 강의 내용에 대한 언질을 미리 들었던 건지는 모르겠다. 권도원 선생은 첫날에는 체질침 1단방과 2단방에 관한 내용을, 둘째날은 14가지의 3단방 처방에 대한 내용을 강의했다.

내가 이 강의자료를 입수한 것은 2005년쯤인 것 같다. 요한한의원의 김창근 원장과 강남신광한의원의 최연국 원장이 함께 진행하던 요한한의원 강좌에 초대를 받았는데, 그때가 2005년 2월이었다. 마침 요한한의원이 있는 동네에 살고 있어서 초대에 쉽게 응할 수가 있었다.[4] 그 강좌에 참가한 한의사들은 6기생이었다. 나의 자격은 초대 받은 참관인이었다. 수강생들은 모두 각자의 멘토가 있었다. 그러니까 멘토로부터 추천을 받은 사람만 그 강좌에 참석할 수 있었다. 멘토는 강의에 늘 동석해서 맥진과 자침 실습을 도와주었다.

8체질의학의 전수(傳受)를 위해 이런 학습방식은 아주 이상적이다. 그런데 단 하나 멘토들이 모두 선생의 자격을 갖추어야 한다는 전제조건이 있다. 내가 그 강좌를 보고 느낀 점은 바로 인맥구축이라는 것이다. 신기회가 가진 결속력은 그런 방식을 통해 강화되고 있다고 판단했다.[5] 물론 나는 국외자(局外者)였다.

요한한의원 강좌에 참석하면서, 정리된 맥진매뉴얼, 자침매뉴얼, 장부처방배열표를 얻었다. 그리고 2001년의 권도원 선생 강의를 통해서 정리된 3단방까지의 체질침

---

4) 남양주에서 퇴근하고 집에 와서 저녁식사를 하고 갔으니, 만약 집에서 먼 곳이었다면 가기가 힘들 었을 것이다. 김창근 원장도 내가 같은 동네에 있어서 불러준 것 같기 하다.

5) 강좌를 마치면 멘토나 선배의 한의원에서 진료현장을 참관하게 한다. 그리고 8체질 한의원으로 개 원하면 그 한의원과 가까운 곳에 사는 환자를 보내준다. 그리고 대학원의 학위과정을 하면 같은 전공 교실로 인도하고, 논문을 쓸 때도 케이스를 모아 주면서 서로 돕는다. 그렇게 자연스럽게 네 트워크가 형성된다.

처방 자료도 있었던 것 같다. 또 권도원 선생의 저작을 모아서 복사해서 제본한 책자를 김창근 원장이 선물로 주었다. 『ECM』이라고 금색(金色)으로 제목을 박은 이 책자는 김창근 원장이 제작해서 권도원 선생에게 드리고 칭찬을 들었다고 한다. 그런데 나중에 알고 보니 정용재 원장[6]이 동문 선배인 최연국 원장의 지시를 받아서 작업했다는 것이다.

2001년 3월 3일 제선한의원에서 신기회 강의를 시작하면서, 권도원 선생은 깊은 감회에 젖었고 눈물을 보이기도 했다는 전언이다. 다수를 대상으로 하고 형식을 갖춘 강의는 1970년 전후(前後)에 경희대학교에 재직하던 때 이후로 처음이었던 것이다. 이 강의는 당시에 신기회를 주도하고 있던 조재의

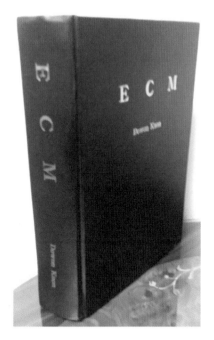

ECM Dowon Kuon

씨가 권우준 씨를 통해서 권도원 선생에게 요청을 했다고 한다.

권도원 선생은 체질침의 2단방 체계까지는 논문을 통해서 공식적으로 발표를 했다. 그리고 신기회 강의를 통해서 3단방을 설명했다. 논문에서 보여준 바와 같이 처방의 구성 원리를 말하지는 않았지만 3단방을 직접 설명했다는데 이 강의가 지니는 특별한 의미가 있다. 또한 이 강의를 통해서 ZFP[7] 처방이 처음 공개되었다.

(2) Onestep8.com

2001년 5월에 개설한 Onestep8.com[8]은 8체질의학 전문사이트라고는 했지만, 게시판 몇 개를 결합하여 운영[9]하는 소박한 형식으로 출발했다. 그리고 출범 후에 2002

---

6) 정용재는 수원 영통에 있는 신광한의원을 최연국에게서 물려받았다. 이후에는 청량리에 있는 세선(世宣)한의원을 이상길로부터 받았다. 수원의 신광한의원은 최선우가 이어 받았다.

7) 목양체질(Hep.)의 경우 ⅦoⅤoⅢ".이다.

8) http://onestep8.com
　onestep8.com은 도메인이고, 처음에는 일보회(一步會)라고 불렸다.

9) 이야기방, 자료실, 공지사항, 방명록

년 2월까지는 누구에게나 개방된 공간이었다. 의학을 전공하지 않은 사람도 게시판에 글을 쓸 수 있었다. 하지만 공식적으로 모집한 회원은 한의사나 한의과대학생으로 한정했다.

2001년 5월 15일부터 8월 13일까지 「step by step」이라는 제목으로 이메일을 통해 발송하는 매거진을 발행했다. 이것은 격주로 회원들의 이메일로 발송했는데 8호까지 발행하였다. 매거진의 내용은 당시까지 내가 수집한 자료들로 채웠다. 이것을 받아 본 회원들이 자신들이 가진 자료를 자발적으로 보내주기도 했다.

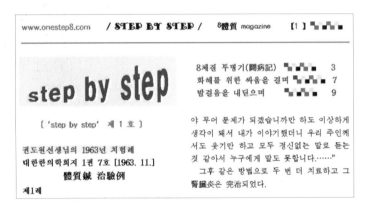

step by step

대구시 태전동에서 경희한의원을 하던 이재형 원장이 있다. 그는 *chejil.net*[10]이라는 홈페이지도 운영하고 있었는데 내용이 알차고 운영도 활발하고 성실했다. 2001년 5월에 이재형 원장이, 자신이 가지고 있는 자료를 스캔해서 한의사협회 통신망의 자료실에 올려주었다. 그 자료는 부산에서 입수했다는 체질침 자료였다. 그런데 당시에는 인터넷 접속환경이 원활하지 않았다. 이것은 파일크기가 큰 그림파일이라 몇 번을 실패한 후에 다운로드할 수 있었다. 이것을 출력해서 텍스트로 만드는 작업을 했다. 그렇게 내가 「부산 체질침 자료」라고 부르는 자료가 만들어졌고[11], 여기에 내가 당시

---

10) www.chejil.net

11) 이 자료를 처음 만든 김영태 선배에게도 또, 다른 자료를 첨가하는 작업을 했던 사람에게도 텍스트 파일이 있을 것이다. 하지만 그것은 그들의 컴퓨터 속에 잠들어 있다. 아마도 지금까지 그럴 것이다.

에 입수했던 다른 자료를 섞어서 조금 더 다채롭게 업그레이드했다.

나중에 알게 된 다른 자료들을 검토해 보니, 이재형 원장이 보낸 자료의 기반 자료는 1997년 4월에 김영태 선배가 강남의림한방병원에서 진행했던 강의 자료였다. 김영태 선배 강의에서는 체질침 처방이 2단방까지만 나온다. 그런데 이 부산 자료에는 고단방도 많이 나온다. 부산은 지금도 다른 광역시에 비해서 8체질이 아주 활성화된 지역이다. 그만큼 8체질의 역사도 깊다. 그래서 비교적 빠른 시기에 다양한 자료의 축적이 이루어졌을 거라고 생각한다.

또 2001년에 Onestep8.com을 통해서 경원대[12] 한의대 학생이던 최선우 씨를 알게 되었다. 그는 임상을 하지도 않고 학년도 높지 않은 한의대 학생이었으나 8체질론에 대한 지식이 아주 탄탄했다. 그가 컴퓨터를 좀 다룰 줄 안다고 자원해서, 2002년 3월에 서버를 옮기고 로그인을 통해서만 접속할 수 있도록 Onestep8.com을 개편했다. 그리고 회원가입 자격을 한의사와 한의과대학생, 그리고 해외거주 한의사로 제한하였다.

홈페이지 관리자는 회원가입 승인과 홈페이지 운영의 기술적인 부분을 담당하는데 최선우 씨가 2002년부터 계속 맡고 있다. 게시판을 운영하는 재지기 역할은 역대로 이강재, 김지권, 이지훈, 김대현이 담당했다. 2009년까지는 오프라인 모임도 비교적 활발하게 진행했다.

(3) 「62 논문」

Onestep8.com을 시작한 후에 Jay Kim를 알게 되었다. 그가 사용하는 이메일 ID인 'benedikt63'으로부터 가톨릭 신자이며 동갑일 거라고 추리했는데, 그는 당시에 LA에 있는 Samra 한의과대학에 다니고 있었다. 회원 가입 신고글을 통해서 서로 같은 체질[13]인 것도 알게 되었다. 그가 미국에 가서 늦은 나이[14]에 한의대 학생이 된 사연을 여기에 모두 옮길 수는 없겠지만, 그가 8체질론을 만나지 않았다면 그가 나와 연결될 일은 없었을 것이다.

Jay Kim이 2001년 6월 15일에, LA의 학교 앞 복사집에서 권도원 선생의 논문을

---

12) 가천대학교로 바뀌었다.
13) 같은 체질끼리는 말이 금방 통한다.
14) 그와 나는 82학번이다.

발견했다고 메일을 보냈다. "이 논문은 1965년 동경 국제침구대회 이전에 작성된 듯합니다. 미국에서 우연히 구하게 되었는데 그림 빼고 글자만 정리했습니다. 동의학당 갈무리 복사본에 있을 줄 알았는데 거기에도 없었고요." 나는 그에게 바로 번역을 부탁했다. 그는 번역을 시작하면서 사본을 다시 복사해서 국제우편으로 내게 보냈다. 체질침 「1차 논문」[15]의 레퍼런스에 들어 있으므로 존재 자체는 알고 있었지만, 나는 그때까지도 권도원 선생의 숨겨진 이 논문을 본 적이 없었다. Jay Kim은 내가 「부산 체질침 자료」를 만든 것처럼 영문으로 된 이 논문을 타자로 쳐서 텍스트화 했다. 그리고 번역을 시작했다. 번역한 것을 내게 이메일로 보내면 내가 어색한 부분을 수정하고 다시 그에게 보냈다. 그런 작업을 여러 차례 반복해서 번역을 마쳤다.

「1차 논문」과 「2차 논문」[16]의 어디에도 체질침의 이론과 원리에 대한 설명이 없다. 체질침의 원리가 궁금했던 나는 늘 그것이 불만이었다. 「62 논문」[17]을 보았더니 권도원 선생이 왜 그 이후의 논문을 그렇게 썼는지 이해가 되었다. 체질침의 이론과 원리는 「62 논문」에 모두 설명되어 있었던 것이다. 그러니 이후의 논문에 중복해서 밝힐 이유가 없었던 것이다.

그 당시에 Jay Kim과 내가 판단하기에 신기회 사람들도 이 논문을 보지 못했을 거라고 생각했다.[18] 왜냐하면 그때까지 알려진 어떤 자료에서도 이 논문에 대한 언급과 내용을 보지 못했기 때문이다. 체질침 전도사를 자처했던 배철환 선배도 이 논문을 언급한 적은 없었다. 그래서 텍스트로 만들고 번역 작업을 마친 후에 이 자료를 공개해야 할지 고민이 생겼다. 그래서 대구에 있는 후배를 통해서 서용원 선배[19]를 연결하고 또 조재의 씨에게 연락이 닿았다. 그런데 내게 온 답신은 '공개를 하지 말아 달라'는 것이었다. 권도원 선생이 이 논문의 내용이 공개되는 것을 꺼린다는 것이었다.

「1차 논문」은 체질침 기본방에 대한 논문이고, 「2차 논문」은 체질침 2단방을 발표한 논문이라는 프레임에 갇혀 지냈다는 것을 깨닫기까지는 「62 논문」을 본 이후에도 꽤 오랜 시간이 걸렸다. 이런 프레임에 의해 「62 논문」의 가치와 참 의미를 알아보는

---

15) 「A Study of Constitution-Acupuncture」 1965. 10.

16) 「Studies on Constitution-Acupuncture Therapy」 1973. 9.

17) 「The Constitutional Acupuncture」 1962. 9. 7.

18) 많은 시간이 흐른 뒤에 신기회에 속했던 사람이 만든 자료집을 보았는데, 이 중에 「62 논문」을 번역한 것이 있었다. 그들은 이미 알고 있었고 또 번역도 했던 것이다.

19) 대구시 고신한의원

시각이 방해를 받았던 것이다. 그런데 체질침은 탄생에서부터 장부방과 자율신경조절방을 별도로 가지고 있는 2단방 체계였던 것이다. 이것은 아주 놀라운 깨달음이었다. 그리고 즉시 아주 어려운 질문에 봉착하고 말았다. 권도원 선생은 왜 「1차 논문」으로 퇴행했던 것일까?

■■■ 명운(命運)

2000년 1월 15일에 신기회(新紀會)가 발족했다.[20] 그리고 health8.co.kr[21]이라는 홈페이지도 열었다. 하지만 그곳은 회원에게만 공개되는 비밀공간이었다. 모든 정보는 폐쇄적으로 유통되었다. 그때 신기회에 들어가 있던 고교 후배[22]에게 간절히 요청했지만 그는 결코 password를 알려주지 않았다. 그들의 결속력은 그렇게 단단했다.

(1) I o Vo Ⅲ"oⅨo

2001년 여름, 중년 여성 한 분이 금박으로 인쇄된 명함을 들고 방문했다. 제천에서 대전까지 체질침을 맞으러 다닌다면서, 명함에 적힌 처방대로 침을 맞고 싶다고 부탁했다. 그분은 명함 속 원장의 가까운 친척이라고 했다. 명함 뒷면에, [Hep. I o VoⅢ" oⅨo] 이렇게 적혀 있었다.

나는 당시에 체질침 처방을 로마자로 표기하는 방식에 익숙하지 않았고, 이 처방이 무엇을 의미하는지도 알지 못했다. 그래서 먼저 대구에 있는 후배에게 전화를 걸었다. 그를 통해서 간신히 그것이 류마티스성 관절염에 쓰는 처방이라는 것을 알게 되었다. 알파벳 기호로 KFPD이고 5수(數)로 반복하는 처방이다.

그런데 이 처방을 환자에게 어떤 방식으로 운용하는지, 처음 보는 처방이라 더 궁금했기 때문에 명함 속의 번호로 전화를 돌렸다. 전화 속의 그가 대답했다.

---

20) 신기회(新紀會)는 새 천년(New Millenium)을 준비하는 모임이라는 뜻이다. 2000년 1월 15일 오후 8시에 상신한의원 모임에서 정식으로 발족하였다.
21) 2000년 5월에 오픈했다.
22) 이 후배는 1997년 봄에 나와 함께 정인기 선배를 통해서 8체질에 입문했다. 그런 후에 대구(大邱)를 중심으로 신기회 활동을 했다. 대구에서는 고신한의원의 서용원 선배가 모임을 주도했다.

"이유는 묻지 마시고, 다섯 번 하고 중간에 간혹 무릎이 아프다고 하면 다른 쪽으로 척추방을 써 주세요."

간혹 척추방이라니, 나는 이유를 알려 달라고 다시 요청했다. 그가 귀찮다는 듯이 말했다.

"그거 말 해줘도 잘 모르실테니 그냥 시키는 대로 해 주세요." 딸깍.

속에서 뜨거운 불이 솟구쳤다. 너무 분했다. 그날 바로 Onestep8.com에 넋두리를 올렸다. 퇴근하는 길에 휴대폰으로 전화가 걸려왔다. 내 번호를 어떻게 알았는지, 권우준 씨였다.[23]

그의 목소리는 매력적이고 부드러웠다. '이 원장이 열 받은 건 이해하는데 사이트의 책임자라는 사람이 그렇게 개인사로 흥분하면 되겠느냐.' 하지만 내용은 '같이 8체질의학을 공부하는 사람을 공개적으로 성토하는 것은 옳지 않다' 는 훈계였다. 그때만 해도 그는 내게 작은 신(small god)[24]과 같았으므로 글을 바로 지웠다. 하지만 분한 마음이 삭지는 않았다. 환자가 침을 맞으러 올 때마다 그 일이 자꾸 상기(想起)되면서 더 끓었다.

그리고 굳게 다짐했다. 내가 죽을힘을 다해서 정말 열심히 공부를 해서 그날의 굴욕을 꼭 갚아 주리라고. 내가 오늘 이 자리에서, 8체질의학을 공부하는 동료들로부터 조금이라도 신뢰를 얻는 사람이 되었다면, 나를 끌고 온 원동력은 그때의 분(忿)과 다짐이다. 나는 아직도 그분을 풀지는 않았다. 그리고 내 승부욕은 여전히 끓고 있다.

(2) 오직 한 길

엄마의 뱃속에서 나와 첫 울음을 터뜨린 아이가 문득 '내 부모가 마음에 안 들어!' 하면서 다른 부모를 선택할 수 없듯이, 체질은 부모에게서 물려받는 것이고(유전되는 것이고) 생명(生命)을 끝내는 날까지 변하지 않는다. 그래서 체질론(體質論)은 운명론(運命論)이다.

운(運)은 움직일 운이고 명은 명령할 명으로, 명(命) 자는 명령 령(令)에 입 구(口)가

---

23) 그분과 직접 나눈 첫 통화였다.

24) 도올(檮杌) 김용옥(金容沃)이 『기옹은 이렇게 말했다−의산문답(醫山問答)』에서 권도원 선생을 '살아 있는 신(神)'이라고 했다. 선생에 대한 최고의 찬사였다. 2009년까지는 나도 권도원 선생을 그런 정도로 생각했었다.

들어간 형상이다. 명령한(口) 대로 움직이는 것이 운명(運命)이고 명운이다. 체질이란 나(我)란 생명체가 가지게 된 개성(個性)이다. 나의 개성이 되는 모든 특징[25] 속에 명령이 들어 있다.

이 민족의학신문 1193호의 내용이 올라온 인터넷 화면을 지금(2019년 6월 22일) 제주시에서 보고 있는 한 분께 묻는다. 당신은 20년 전, 1999년 6월 22일에 어디에 있었나? 또 같은 시간에 서울시 서초구에서 이 글을 읽고 있는 다른 한 분께도 동일한 질문을 던진다.

나는 1999년 6월에 충북 제천시에서 중앙한의원을 하고 있었다. 그럼 15년 전에 두 분은 어디에 있었나? 2004년 6월에 내 한의원은 경기도 남양주시에 있었고 집은 서울시 강남구 청담동이었다. 자, 기억이 가까워진다. 10년 전이다. 2009년 6월에는 서울시 강서구 화곡동에 있는 8체질 한의원에 다니고 있었다. 5년 전에는 지금도 근무하고 있는 경기도 시흥시이다. 집은 동작구 상도동이었다.

제주시와 서초구에 있는 두 분께 다르게 물어본다. 1999년 6월 22일이 만약 오늘이라고 가정하고, 그 시점에서 앞을 향해서 5년 후, 10년 후, 15년 후, 20년 후의 당신의 모습을 상상해 볼 수 있었나? 많은 계획과 혹 꼭 이루고 싶은 꿈이 있었나? 그렇다. 그때 당신의 앞에는 가고 싶은 많은 길들이 펼쳐져 있었을 것이다. 당신의 기대와 계획대로 20년이 흘러왔는가?

지금 시점에서 과거로 돌아서서 당신이 지나온 날들을 보라. 당신이 지나온 길은 과연 몇 개인가? 우리가 익히 알다시피 우리가 지나온 날들은 고정(固定)되어 있고 그 길은 오직 하나뿐이다. 이제는 몸을 반대로 돌려서 미래를 보자. 우리의 앞날은 아직 당도하지 않았다. 그런데 현재에서 10년쯤 앞으로 가서, 오늘 두 분이 나와 했던 것처럼 바로 오늘을 향해서 등을 돌려 본다면 우리가 10년간 걸어간 길은 과연 몇 개이겠는가? 총명한 사람이 아니더라도 잠시만 생각해보면 쉽게 답할 수 있을 것이다.

우리의 과거가 고정되어 있듯이 우리의 미래 또한 고정되어 있다. 그리고 우리 모두가 살면서 걸어가는 길은 오직 하나밖에는 없다. 이 의미를 더 넓게 확장해 보면 온 우주(宇宙)가 나아가는 길은 오직 하나 뿐인 것이다. 이것이 바로 명운(命運)이다.

모든 관계에서 선(善)과 악(惡)은 고정되어 있지 않다. 그것은 항상 상대적(相對的)이고 또 상황에 따라서 바뀌기도 한다. 그때 대전에 있던 O원장은 내게 큰 자극을 주었

25) 체형, 체격, 체취, 음성, 성격, 기호, 취미, 재능, 필체 등

다. 당시에는 울화가 치밀었고 오래도록 상처로 남아 있었는데, 지금 보면 결과적으로 참 고마운 일이기도 하다. 그는 내 삶에 들어와서 그런 역할을 했다.

(3) 痛風과 K'FB

「2차 논문」[26]을 준비하고 발표한 1970년대 초반에, 권도원 선생은 류마티스성 관절염이 체질침 2단방으로 해결되지 않는다는 것을 알고 있었다.

"Rheumatic diseases are not included in this category."[27]

위와 같이 '류마티스성 질환이 장계염증방의 범주에 속하지 않는다' 고 논문에서 특별히 언급한 것은, '류마티스성 관절염에 장염방을 시도하던 시기가 있었다' 는 의미라고 추측한다. 이명복 선생의 가르침을 토대로 저술된 심 영의 『팔상체질침』에 "류마티스성 관절염에는 장계염증방을 2배로 시술하라."는 내용이 있다.

2001년 여름에 KFPD를 알기 전에 내가 알고 있던 류마티스성 관절염 처방은 K'FP'Z였다. 그 이전에는 [K'FB / KFP / DFP / K'BP / D' BP'] 이런 3단방 자료들이 남아 있다.

K'FP'Z와 KFPD 이 두 처방 형식 중에 먼저 성립한 것은 K'FP'Z인 것 같다. 그리고 한동안 두 처방이 공존한 시기가 있었다고 생각한다.[28] 두 처방이 공존하던 시기에 우선적으로 선택되던 처방은 K'FP'Z였는데, 그러다가 KFPD로 굳어진 것은 1990년대 후반인 것 같다. 권우준 씨의 2000년 강의자료에서는 KFPD만 소개되고 있기 때문이다. KFPD보다 K'FP'Z이 먼저 성립하였다면 이 처방은 통풍 처방으로 시도되었던 K'FB[29]과 관련이 있을 것이다.

(4) 프린스호텔 강의

ⅠoVoⅢ"oⅨo를 처음 알게 되었던 때로부터 한참 후에, 신기회가 만든 자료집을 볼 기회가 있었다. 권우준 씨의 강의 중에 이런 내용이 있었다.

---

26) Dowon Kuan 「Studies on Constitution-Acupuncture Therapy」 『中央醫學』 1973. 9.
27) 그런데 이 말은 마치 '류마티스성 관절염을 치료하는 처방이 개발되었지만 이 논문에는 싣지 않는다' 고 말하고 있는 것 같기도 하다.
28) John Baik이 권도원 선생의 진료실에서 참관한 시기인 1993년에서 1994년 사이 쯤.
29) K'FB처럼 3단에 신경방[P]를 붙이지 않고 [기본방+부방+부방]의 형식으로 시도한 자료들이 남아 있다. 다른 예, KZaBa

"~ 많은 경우에 보면, 류마티스성 환자를 보면 디스크 증상과 유사한 증상을 같이 겸해서 갖고 있는 경우가 종종 있습니다.~일단 류마티스는 류마티즘 치료를 하다가 디스크 관절을 어느 정도 해 놓은 다음에, 진정시킨 다음에 반드시 디스크 치료를 해야지 그 다음 번의 치료가 상승세를 타는 경우가 없지 않습니다. ~"

이것은 2000년 2월 26일에 대구 프린스호텔에서 강의한 것이다. 내게 환자를 보냈던 대전의 원장은 신기회 회원이라 이 강의에 참석해서 이 말을 들었을 것이다. 그가 권우준 씨가 전달하고자 했던 의미를 제대로 이해했는지 잘 모르겠다. 자료집을 처음 보았을 때 나는 위 강의 내용이 선뜻 이해되지는 않았다.

강의란 현장감이 중요하다. 그리고 2000년 이후에 류마티스성 관절염을 보는 권우준 씨의 개념도 많은 변화를 겪었다. 2014년 5월 10일에 열린 '스승의 날' 행사에서 권우준 씨는 관절염증방(KZP)을 운용하는 방법에 대하여 강의하였다. 그때 류마티스성 관절염 처방을 쓰는 요령을 아래와 같이 설명했다.

"류마티스성 관절염 방을 쓸 때, 반대쪽에다 KZP에 B를 붙여서 쓰시는 것이 좋아요. 그리고 간혹 이걸 3배방으로 쓸 때가 있어요. 이걸 3배방을 쓰고, 반대쪽에다가 KZPB를 한 번 쓰는 경우가 있어요."[30]

이런 개념은 아마도 2000년 2월에 대구 프린스호텔에서 강의한 내용과 같은 인식의 연장선에 있다고 판단한다.

■ 권도원(權度杬)이라는 종교(宗敎)

(1) 긴 독후감

2007년 가을에 남양주에 있던 한의원으로 전화가 걸려왔다. 전화기 저편에서 "나 안덕균이요" 하는 것이다. 경희대 한의대에서 본초학을 강의했던 안덕균 교수였다. 전화가 왔던 당시에는 경희대학교에서 퇴임한 상태였다. 사실 나는 한의대를 다녔던 6년 동안 안덕균 교수와 개인적인 대화를 나눈 적이 단 한 번도 없다. 강의시간에 질문을 했던 적도 없다. 그러니 그분의 전화에 놀랐다. 무슨 일이신가.

---

30) $\text{I oVo III"oIXo} \times 3 + \text{I oVII o III"oVIo}$ (KFPD555×3+KZPB5555)
　　KFPD를 체질측(목양체질의 경우에 오른쪽)에 쓰고, KZPB는 반대쪽에 놓는다.

허경구 전 의원[31]과 제선한의원에 가서 권도원 선생과 점심을 함께 했다[32]고 하였다. 그런데 그 자리에서 권도원 선생이 어떤 출력물을 보여주면서 그 글을 쓴 사람을 칭찬했다는 것이다. '자신이 지금까지 만나고 알고 있던 한의사 중에서 8체질론에 대한 이해가 가장 뛰어난 사람' 이라고 평가했다는 것이다. 그래서 그 사람이 궁금해져서 그 인쇄물을 복사해서 허경구 전 의원과 나눠가졌고, 허경구 전 의원이 나를 만나고 싶다고 해서 목소리도 들을 겸 소개 삼아 미리 전화를 했다고 말했다.

내가 권도원 선생께 보냈던 것은 독후감이다. 2007년 7월에 주석원의 『8체질의학의 원리』가 통나무에서 나왔다. 책을 보면서 메모를 했는데, 그것이 [주석원이 지은 「8체질의학의 원리」에 관하여][33]라는 제목으로 A4 54장짜리 독후감이 되었다. 주석원의 책은 첫 장부터 끝까지 여러 가지 문제점을 노출하고 있었다. 그래서 참을 수가 없었다. 이것을 주석원 원장, 통나무출판사, 권도원 선생께 각각 보냈다.

무엇보다도 중요한 문제점 두 가지는 진화론과 9체질에 관한 언급이다. 8체질론과 8체질의학의 기반은 기독교적 창조론이다. 창조론을 지지하든 반대하든 8체질론을 이해하기 위해서는 창조론을 외면해서는 안 된다고 믿는다. 진화론으로 8체질론을 설명하겠다는 시도 자체가 잘못이라는 것이다. 주석원은 그리고 여덟 체질에 더하여 아홉 번째 체질의 존재 가능성을 말했다. 그러면서 책의 제목을 '8체질의학의 원리' 라고 걸었다. 아홉 번째 체질을 말하면서 8체질의학의 원리라니 도대체 이게 무슨 짓인가. 그 당시의 나는 권도원의 8체질론을 아주 교조적으로 신봉했다. 나의 글은 매우 전투적이었다.[34] 그래서 권도원 선생이 더 흡족하게 생각했을 것이다.

(2)『학습 8체질의학』

2009년 11월 20일에 나의 첫 책인 『학습 8체질의학』이 행림서원에서 나왔다. 이 책은 2009년 초에 기획하여, 4월 7일에 행림서원 이갑섭 사장을 만나 출판을 위한 작업

---

31) 11대, 12대 국회의원이다.

32) 안덕균 교수는 경희한의대 17기 졸업이니 권도원 선생이 경희대에 적(籍)을 두고 있을 당시에 한의대를 다녔다.

33) 2007년 7월 24일 완성

34) 나중에 2011년 초에, 주석원 원장과 친한 삼송도추한의원의 박재정 원장을 통해서 내 글을 받았던 주석원 원장의 소감을 전해 들을 수 있었다. '외판 곳에서 야구방망이에 맞을 수도 있겠다' 는 기분이었다는 것이다.

을 시작하기로 결정하였다. 원고는 별 탈 없이 5월 중순에 완성하였는데, 내가 권도원 선생의 서문을 받기 위해서 제선한의원의 부원장이던 김창근과 협의하는 과정에서 뜻밖으로 출간 반대에 직면하게 되었다. 그래서 몇 달간 우여곡절을 거쳤다.

고민을 거듭하다가 출간을 포기할 수는 없어서 9월 중에 원고를 권도원 선생께 보냈다. 10월 초에 내가 근무하던 엘림한의원으로 권도원 선생이, "한번 만납시다" 이렇게 직접 전화를 거셨다. 그러면서 그날 당장 만나러 오라는 것이다. 화요일 오후에만 여유가 있다고 사정을 설명하고 약속을 잡았다. 그렇게 2009년 10월 6일 오후 1시에 제선한의원으로 찾아 갔다. 1층에 있는 응접실에서 기다리다가 권도원 선생을 따라서 식당으로 점심을 먹으러 갔다. 나는 갈비탕을 먹었고 선생은 된장찌개를 드셨다.

나는 먼저, 원고의 전반부에 선생의 텍스트를 사용한 부분에 대해서 선생의 승인이 필요했다. 그리고 서문을 부탁드렸다. 그랬더니 선생이 '창근이도 책을 내겠다고 하고 있고, 김용옥 교수도 지난번에 제자가 무슨 책을 낸다며 서문을 부탁했다'는 것이다.[35] 그런데 나의 원고 내용이 권도원 선생에게 너무 호의적이라 선생이 거기에 서문까지 쓴다면, 사람들이 보기에 마치 두 사람이 서로 짠 것처럼 느껴질 것 같다는 것이다. 결과적으로 서문을 써 줄 수 없다는 완곡한 거절이었다. 나는 텍스트 사용에 대한 승인을 얻은 것으로 만족할 수밖에 없었다.

선생은 뜬금없이 '최경규에게 배후세력이 있다'는 말을 꺼냈다. 그러면서 피터 윤(Peter Yoon)[36]을 아느냐고 묻더니 그가 '아주 위험한 인물'이라는 것이다. 무슨 뜻인가 했더니 최경규가 2009년 1월에 펴낸 책[37]에 후원자 명단이 있었던 것이다. 그리고 그 책에는 최경규와 피터 윤이 미국에서 AIDS 환자를 치료한 내용이 담겨 있다.[38]

내 책이 나온 후에 제선한의원과 미국에 있는 권우준 씨에게 책을 보냈다. 2009년 12월 2일에 권도원 선생이 '책을 잘 만들었다'고 엘림한의원으로 직접 전화를 주셨다. 권우준 씨도 이메일을 통해서 "오랜 준비와 정성이 충분히 보이는 책"이라고 평가했다.

---

35) 2007년 7월에 주석원의 『8체질의학의 원리』가 통나무에서 나왔다.
　　김창근은 2010년 11월에 『권도원 박사의 8체질의학』을 엮어 펴냈다.
36) 한글 이름은 윤석진이다.
37) 최경규 『8체질』 엘림 2009. 1.
38) 체질침으로 AIDS 환자가 치료되었다면 칭찬해야 할 일인데, 권도원 선생은 피터 윤이 환자들을 치료했던 절차를 문제 삼았다.

(3) 檮杌 金容沃

나는 1991년부터 거의 10년간 도올(檮杌) 김용옥(金容沃)에 빠져 있었다. 군(軍)에서 전역이 임박했던 시기에, 병사들의 내무반에 돌아다니던 『여자란 무엇인가』를 읽고 난 후부터다. 김용옥은 『기옹은 이렇게 말했다–醫山問答』에 "내가 만난 신(神)은 단 두 사람이 있다. 그 하나가 모차르트요, 또 하나가 동호 권도원이다."라고 썼다. 김용옥은 동호 권도원을 살아 있는 신으로 추앙(推仰)했던 것이다. 그래서 덩달아 권도원이라는 이름이 내 안에서 신과 동격이 되어버린 셈이다.

이 책이 나온 1994년에 김용옥은 원광대학교 한의본과 3학년에 다니고 있었다.[39] 그리고 주말에는 상경하여 동숭동에 있던 도올서원에서 동의수세보원을 강의했다.[40] 그 강좌를 진행하면서 권도원 선생을 초청[41]하기도 했다.

2013년 11월 10일에 김상훈 선배를 만났을 때 중요한 증언을 들었다. 자기 동기들이 제선한의원에 다닐 때, 도올 김용옥이 권도원 선생의 자서전을 준비하고 있었다는 것이다. 도올이 인터뷰하러 제선한의원에 다니는 것을 보았다고 했다. 도올에게 권도원 선생에 대한 자료가 상당히 많이 있을 거라며 도올 선생을 만나보라는 조언이었다. 그때까지만 해도 나는 권도원 선생 평전(評傳)을 써보려는 마음을 갖고 있었다. 그래서 도올 선생을 만나고 싶었다.

(4) 권도원이라는 宗敎

2008년 초에 제선한의원을 다녀온 환자들을 통해서 이상한 소문이 들려왔다. 권도원 선생이 노망(老妄)이 들었다는 것이다. 당시에 나는 권도원 선생의 열혈 신봉자였으므로 혹시라도 선생께 무슨 일이 생긴 건지 무척 걱정이 되었다. 그래서 이곳저곳에 수소문을 했더니 이런 내용이었다. 환자 중에서 친한 분들에게만, '세상에 변고가 생기니 미리 준비를 하라'고 당부를 한다는 것이었고, 실제로 하는 말씀은 '그때가 되

---

39) '도올 김용옥은 원광대 한의대 89학번 입학생들이 한의예과 2학년이 되었던 1990년에 예과 2학년으로 편입하였다. 그런데 예과 2학년 1년 동안 동급생들과 마찰을 빚었다. 그래서 도중에 그 학년을 그만 두었다. 그런 후에 다시 90학번이 예과 2학년이 되던 1991년에 다시 예과 2학년에 복학했다. 이후에는 별 문제가 생기지 않았다. 거의 전 강의를 맨 앞자리에서 들었다.'고 동급생인 조정문 원장이 말했다.

40) 檮杌 東醫壽世保元 講論 : 1993. 9. 18.~1994. 8. 20.

41) 1994년 2월 19일

면 지구상의 시계(時計)가 모두 맞지 않게 된다'는 것이다. 이건 당시에 한창 유행하던 마야력과 관련한 것이었다.

권도원 선생이 예측한, 변고가 생긴다는 날짜는 2012년 12월 23일이었다. 선생의 논문 「화리(火理)」나 그것을 강의한 자료[42]를 통해서 짐작해 본다면, 시계가 맞지 않는 다는 것은 지구의 자전과 공전 균형에 변화가 생긴다는 의미였다. 만약 지구의 공전 궤도가 태양 쪽으로 조금 당겨진다면 공전은 빨라지고 자전은 늦어지게 될 것이다. 1 년은 365일보다 짧아지고 하루는 24시간보다 길어지게 된다는 뜻이다. 정말 그렇게 된다면 현재 사용하는 시계는 분명히 사용할 수 없게 된다.

나는 늘 걱정이 좀 과한 편이라 혹시 8체질론의 이론과 체질침의 운용체계에도 변 화가 생기거나, 아니면 8체질의학이 아예 쓸모가 없어질지도 모른다는 어리석은 생 각에 이르렀다. 그래서 며칠을 고민하다가 2008년 2월 23일에 권도원 선생께 편지를 드렸다. 선생은 3월 9일에 답장을 써서 보냈다. '하루나 1년의 길이가 변할 수 있다. 하지만 8체질론의 체계에는 변화가 없다.' 이런 내용이었다.

마야력은 2012년 12월 22일까지만 계산되어 있고 그 이후의 시간은 없다고 한다. 그래서 많은 사람들이 그것을 종말론과 연결시켜서 생각했다. 종말까지는 아니더 도 지구상에 큰 변고가 생길 거라고 많은 사람들이 예상했다. 하지만 우리가 경험하 며 지나왔듯이 2012년 12월 22일은 다른 때와 다름없이 지나갔고, 23일 이후에도 지 구의 시계는 정확하게 작동했다. 지나고 보니 해프닝이었다.

나는 『학습 8체질의학』을 낸 이후에, 권도원이라는 깊은 늪에서 빠져나오게 되는 계기가 있었다. 그러면서 '권도원이라는 종교'로부터도 탈출할 수 있었다. 그래서 정 작 2012년 12월 22일에는 별 감흥이 없었다.

빠져나온 후에야 그곳이 늪이었음을 깨닫게 된다. 의학(醫學)이 종교(宗敎)가 되어서 는 안 된다. 권도원 선생은 신(神)도 예언자도 아니다. 그래도 권도원 선생은 여전히 위대하다.

---

42) 1999년 10월 21일, 신라호텔 일식당

8

기쁘게 가르치고 배울 날

'토음체질이 드물다' 는 권도원 선생의 판타지라고 생각한다.
그리고 기쁘게 가르치고 기쁘게 배울 날도 결국 판타지가 되었다.
나의 중요한 연구 과제는 모든 체질침 자료에서 판타지를 걷어내는 일이다.

8. 기쁘게 가르치고 배울 날

![8체질배열도의 이해]

8체질배열도의 이해

뒷장에 나오는 그림은 8체질 장부배열도이다. 이 그림의 초안은 대구시 고신한의원의 서용원 원장이 2010년에 제공하였고, 아래에 보이는 것과 같은 파일 형태로 만든 것은 김지권 원장이다. 서용원 원장은 모임에서 권도원 선생이 가르쳐준 것을 받아서 그렸다고 하였다. 서용원 원장은 이 그림이 지닌 의미에 대하여 권도원 선생이 설명한 것을 옮겨주었다.

8체질의 내장구조 배열에 관하여, 수(水)와 토(土), 그리고 금(金)과 목(木)은 최강(最強)과 최약(最弱)의 자리에 설 수 있으나 화(火)는 최강이나 최약의 자리에 올 수 없다. 수음체질을 예로 든다면 수음체질은 수가 최강장기이고, 수와 목이 가까우니 그 다음이 되고, 가장 먼 곳에 있는 토가 최약장기가 되고 그 다음은 토와 가까운 금이 되며, 화는 중간이 된다. 즉 기준 방향에서 가까운 순서대로 배열하고 제일 먼 것이 마지막이 된다는 것이다. 이때 제1 강장기와 제2 강장기, 그리고 제1 약장기와 제2 약장기는 상생관계에 있다.

중간장기의 강약은 병근(病根) 장기 쪽으로 기운다. 그래서 최강장기가 병근인 목양체질, 수양체질, 금음체질, 토음체질은 중간장기가 강한 쪽으로 치우쳐 있고, 최약장기가 병근인 목음체질, 수음체질, 금양체질, 토양체질은 중간장기가 약한 쪽으로 치우쳐 있다. 이때 병근 쪽으로 치우친 여섯 장부(臟腑)가 여당이 되고 나머지 네 장부는 야당이 된다.

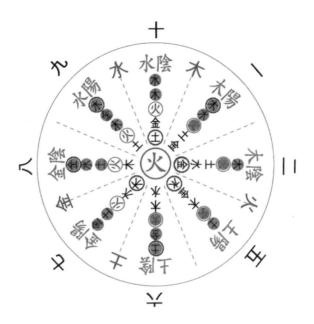

이 그림은 기본적으로 8체질을 여덟 방향으로 나누어 배치한 구조를 가지고 있다. 중앙에는 큰 불(火)이 있고 8체질 각각의 내장구조를 오행으로 표시하고 있다. 불에 대해서 말한다면 중앙에 큰 원으로 표시한 불은 상화(相火)이고, 8체질의 내장구조에 각기 작은 원으로 표시된 화(火)는 자화(自火)를 나타낸다. 우리 지구가 속한 태양계의 상화는 태양이므로 중앙원의 화는 바로 태양이다. 그러니 이 그림은 또 태양과 지구 그리고 8체질의 관계를 표현하고 있다는 것을 알 수 있다.

바깥 원의 테두리에서 해당 체질이 속하는 1/8 부분에 그 체질에 속한 개인들이 수많은 점으로 나열되어 있다고 보면 된다. 수양체질과 수음체질을 합쳐서 소음인(少陰人)이라고 할 수 있지만 그것은 사상인(四象人)으로 그룹을 지었을 때의 문제이고, 사실 내장구조 배열로 본다면 수음체질은 수양체질보다는 목양체질과 더 가깝다.

8체질배열도로 다음 그림을 다시 만들면서 8체질에 절기를 배속하여 표기한 것은 서용원 원장의 초안에는 없던 것인데, 김지권 원장이 작업을 할 때 내가 추가하자는 의견을 낸 것이다.

2010년에 수유동에 있던 인수한의원에 찾아가서 고(故) 최병일 원장[1]을 만난 적이

---

1) 제4대 사상체질의학회 회장을 맡기도 했던 최병일 원장은 2014년 6월 19일에 작고하였다.

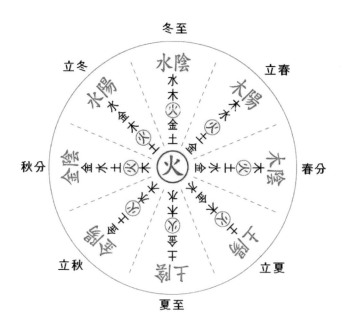

있다. 최병일 원장은 경희대학교 19기 졸업생으로 학부시절인 1971년에, 당시에 경희대학교 대학원에 재직하던 권도원 선생이 진행한 임상특강을 들었고, 동급생이던 강명자, 김기창과 함께 한국체질침학회에서 활동하기도 했다. 최병일 원장도 이 그림을 알고 있었다. 최병일 원장은 8체질과 8괘(八卦)의 배속에 관하여 궁리해보라고 알려주었다. 그러니까 이 그림은 1970년대 초반에 이미 성립해 있었다고 추측할 수 있다.

태양을 도는 지구의 공전궤도는 태양 상화[2]와 지구 자화[3]가 균형을 이룬 지점의 연속이다. 상화와 자화의 이런 힘의 균형 속에서 지구는 공전궤도를 지나면서 매번 다른 상황에 처하게 될 것이다. 공전궤도 상에서 지구가 태양에 가장 가까운 때를 근일점(近日點)이라고 하고, 가장 먼 때는 원일점(遠日點)이라고 한다. 근일점은 1월에 있고, 원일점은 7월에 있다. 원일점일 때는 근일점일 때보다 7% 정도 낮은 태양에너지를 받는다고 하는데, 지구상에서는 근일점일 때보다 원일점일 때 더 덥다. 그 이유는 케플러의 제2법칙이 작용하여 근일점일 때는 공전속도가 빠르고, 원일점일 때는 공전속도가 느린 관계로 태양이 더 오래 비춰지기 때문이다.

태양에서 오는 광량의 변화와 지축(地軸)의 경사에 따라 지구에서는 사계절이 생긴

---

2) 지구에 대한 구심력
3) 태양에 대한 원심력

다. 봄날의 햇볕은 새싹을 움트게 하고, 여름날 태양열이 강렬해지면 식물은 무성해지며, 가을엔 태양볕이 멈추며 씨앗을 맺고, 겨울에 태양볕이 멀어지면 식물은 쇠락한다. 사람에게 체질의 구분이 생긴 원리는 이를 닮은 것이다. 봄날의 기운은 목(木)이고, 여름은 토(土), 가을은 금(金), 겨울은 수(水)다. 이것들은 양(陽)이 변화되는 과정과 순환하는 단계를 각각 표현한 것이다.[4]

지구의 위치에서 지축의 경사는 중요한 요소이다. 지축의 경사는 지구에 불균형을 만들었고 그 불균형에 의해 변화가 발생했다. 불균형은 조화를 추구하고 이 불균형이 서로 조화를 이루는 것이 사계절이다. 지축의 경사가 대기의 흐름을 만들듯이 지축의 경사가 오행의 구분과 기(氣)의 흐름을 만들었다.

8체질론에서 음양오행론을 보는 관점은 전통적인 동양학의 그것과는 다르다. 8체질론에서 음(陰)은 양(陽)의 상대자로서가 아니라 단지 양의 보조자이다. 양(陽)은 볕이다. 양이 있으므로 음이 의미 있는 것이지, 양이 없다면 음은 자체로 하등의 소용이 없게 된다. 오행 또한 양이 변화되는 과정과 순환하는 단계를 표현한 것이다.

볕의 증감에 따라 계절이 변하고, 식물이 생멸하고, 동물은 적응한다. 그런 현상들이 각각의 과정과 단계에 따라 목화토금수(木火土金水)로 상징되어 있다. 인체에서 오행은 자화를 분해한 것으로 각각 자화를 이루는 요소인데, 그것들의 실체는 바로 10장부(臟腑)[5]이다. 환언하면 10장부가 만들어내는 생기(生氣)의 총합이 자화(自火)인 것이다.

지구에서 일어난 위와 같은 변화와 적응처럼, 해당되는 방위의 환경에 맞게 인체 자화의 강약비율(强弱比率)이 변화하였다. 그렇게 8 방위(方位)에 배속된 여덟 가지의 내장구조 배열들이 각자의 독특하고 개성적인 특징을 보여주는 것이 바로 인간의 8체질이다.[6]

---

4) 나무, 흙, 쇠, 물이 아니라는 말이다.

5)

木		火		土		金		水	
Ⅰ	Ⅱ	Ⅲ	Ⅳ	Ⅴ	Ⅵ	Ⅶ	Ⅷ	Ⅸ	Ⅹ
肝	膽	心	小腸	膵	胃	肺	大腸	腎	膀胱

6) 자화의 강약비율을 오행을 도구로 삼아 표현한 것이고, 그 비율에 따른 배열이 8가지 구별이 있는 것, 그것이 바로 8체질이다.

Hep.	Cho.	Pan.	Gas.	Pul.	Col.	Ren.	Ves.
木陽	木陰	土陽	土陰	金陽	金陰	水陽	水陰
坤	艮	坎	巽	乾	兌	離	震
䷁	䷎	䷜	䷸	䷀	䷹	䷝	䷲
太陰		少陽		太陽		少陰	

8體質과 8卦

　8체질을 북동(北東)으로부터 시계방향으로 위 도표의 순서에 따라서, 목양체질, 목음체질, 토양체질, 토음체질, 금양체질, 금음체질, 수양체질, 수음체질 순으로 4우(隅)와 4방(方)에 각각 위치시킬 수 있다. 이는 공전궤도상에서 지구가 위치하는 상태를 나타내는 것이다. 이것은 지구의 측면이고, 황도(黃道)는 지구에서 바라보는 태양의 길이니 8체질을 해당하는 절기와 서로 배합하는 것도 가능하다. 그래서 입춘, 춘분, 입하, 하지, 입추, 추분, 입동, 동지를 각각 8체질에 배합한 것이다.

　동무 이제마 선생은 『동의수세보원』의 첫 문장 즉, 「성명론」의 첫 문장을 '천기유사(天機有四)'로 시작했다. 이것을 동무 공의 우주론(宇宙論)이라고 해석하기도 한다.

　북한에 있는 보건성 동무유고와 남쪽에 있는 장서각 동무유고에 모두 이 부분에 대한 내용이 나온다. 그 내용을 간단하게 요약하면 이렇다.

　"地方卽少陰 西方也 人倫卽太陰 北方也 世會卽少陽 東方也 天時卽太陽 南方也"

　천기의 네 요소를 태소음양(太少陰陽)의 사상(四象)으로 풀고 각각 네 방위(方位)라고 한 것이다. 나는 이것을 사상인의 탄생조건(환경적 조건)이 '다름'을 표현한 것이라고 생각한다.

　권도원 선생은 '체질은 다름'이라고 정의했다. 권도원 선생의 8체질배열도는, 사상인의 탄생 조건에 대한 동무 공의 인식을 자신의 8체질론에 따라 인식을 전환한 버전인 셈이다.

광화문에 있는 빌딩 높은 층에 한의원이 있던 어떤 원장에 관한 이야기이다. 하루는 원장이 전 직원을 모아 놓고 지시를 했다. '이 날 이후로 외부에서 원장을 찾는 전화가 걸려오거든 이렇게 응대를 해라.' 원장님 계세요? 하거든 '아! 네, 박사님이요.' 이렇게 하라는 것이다. 그 날 이후로 원장님은 박사님으로 환자들에게 각인되었다.

(1) 1972년 6월 8일

권도원 선생은 「明大 논문」에서 이렇게 밝혔다.

筆者가 主張하는 "8體質 形成의 先天性"[7]은 時間과 硏究를 거듭할수록 確固不動하게 立證되므로 1972年 6月 8日 各 體質의 獨立性[8]과 相關性[9]을 共히 含蓄하는 다음과 같은 體質名으로 改定하였다.

개정 이유를 설명하면서 8체질 명칭을 개정한 날짜를 '1972년 6월 8일'이라고 특별히 명시하였다. 「2차 논문」에서는 1972년 6월(June, 1972)이라고만 하였다.

권도원 선생은 저작물이나 강연 등에서 이 날짜에 대하여 별도로 언급한 적이 없다. 그래서 나는 책에서 '날짜를 명시한 이유가 있을 텐데 그 연유는 알 수 없다.'고 썼다.[10] 인터넷 포털Naver의 디지털 뉴스 아카이브[11]에서 권도원 선생과 관련한 자료를 검색하다가 이에 관한 정보를 우연히 발견했다. 『경향신문』에 1972년 5월 11일부

---

7) '8체질(體質) 형성(形成)의 선천성(先天性)'을 말한 것은 태소음양인(太少陰陽人)의 네 가지 구조로부터 독립(獨立)한다는 천명(闡明)이다. 나는 「2차 논문」의 의의(意義)를 '8체질의 독립선언'이라고 본다. 「2차 논문」에는 이제마와 사상의학에 관한 내용이 전혀 없다. 오로지 8체질론과 8체질에 관한 것뿐이다.

8) '독립성(獨立性)'이란 동일한 명칭에서 Ⅱ와 Ⅰ로 나누는 것이 아니라, 남성형과 여성형으로 구분하여 각기 다른 8개의 양체질(陽體質)과 음체질(陰體質)로 나누어 독자적인 명칭을 부여한 것을 말한다.

9) '상관성(相關性)'이란 양체질(陽體質)과 음체질(陰體質)을 금(金) 목(木) 토(土) 수(水)로서 연결한 것이다.

10) 이강재 『학습 8체질의학』 행림서원 2009. 11. (p.50)

11) http://dna.naver.com/search/searchByDate.nhn#

A. 8體質名의 改定

筆者가 主張하는 "8體質 形成의 先天性"은 時間과 硏究를 거듭할수록 確固不動하게 立證 되므로 1972年 6月 8日 各 體質의 獨立性과 相關性을 共히 含蓄*하는 다음과 같은 體質名으로 改定하였다.

8體質의 改定名

改 定 名		前 名		
HESPERO	金陽體質	HESPERA	Ⅱ	金象人臟質
HESPERA	金陰體質	〃	Ⅰ	金象人腑質
SATURNO	土陽體質	SATURNA	Ⅱ	土象人臟質
SATURNA	土陰體質	〃	Ⅰ	土象人腑質
JUPITO	木陽體質	JUPITA	Ⅰ	木象人臟質
JUPITA	木陰體質	〃	Ⅱ	木象人腑質
MERCURIO	水陽體質	MERCURIA	Ⅰ	水象人臟質
MERCURIA	水陰體質	〃	Ⅱ	水象人腑質

「明大 논문」 8體質名의 改定

A. Revised names of the 8 constitutions

The inherent factor in the formation of the 8 constitutions maintained by the author has been proved to be positive as research works continue. Consequently, the names of the 8 constitutions were revised in June, 1972 to imply independence and relativity.

「2차 논문」[12]

터 6월 8일까지 4회에 걸친 시리즈 기사가 있는데 제목은 '침술(鍼術) 그 신비(神祕)의 베일'이다. 기사의 순서와 제목은 아래와 같다.

① 세계적인 硏究熱   (1972. 5. 11.)

② 鍼의 原理   (1972. 5. 18.)

③ 中共의 鍼麻醉鍼術   (1972. 6. 1.)

④ 고칠 수 있는 病들   (1972. 6. 8.)

12) 「Studies on Constitution – Acupuncture Therapy」 Dowon Kuan ph. D.
   『中央醫學(The Korean Central Journal of Medicine)』 Vol. 25 / No. 3 (p. 328,329) 1973. 9.

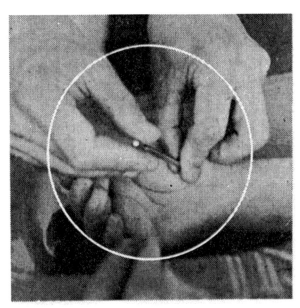

점점 많은병을 鍼으로 고쳐가고 있다. 특히 痛症과 말초신경계질환에 효력이있다.

시리즈를 완결하는 기사인 6월 8일자 '고칠 수 있는 병들' 의 내용 중에 내가 궁금해 했던 정보가 있었다.

우리나라에도 체질침이라 하여 이것을 개발해서 상당한 효과를 거둔 이가 있다. D한의원의 權度沅 博士는 약 1백년 전인 李朝末의 漢醫 李濟馬가 《東醫壽世保元》에서 밝힌 인체의 4체질을 발전시켜 8개의 體質로 분리(金陽 金陰 土陽 土陰 木陽 木陰 水陽 水陰), 病이 다르더라도 체질이 같으면 치료법이 같다는 體質鍼을 놓고 있다. 이것을 基本方으로 하여 별도로 副方이 있는데 침 놓는 장소와 本數는 복잡한 계산에 의해 정하고 있다. 權 博士는 치료범위를 광범위하게 잡고 있으며 痔疾 性病 蓄膿症 癲病 콜레라 등을 제외하고는 鍼이 거의 모든 병에 효과가 있다고 주장한다. 腦卒中 같은 것도 그날 안으로 오면 문제없이 고칠 수 있다고 장담하며 脊椎癌 환자 치료도 하고 있다고 말하고 있다.

권도원 선생은 이 기사를 위한 인터뷰에 응하면서 8체질의 새로운 이름을 처음 말한 것이다. 신문기사로 드러난 것은 날짜가 명확하니, 논문에 날짜를 특정하여 명시한 것이다. 인터뷰한 날짜는 6월 8일이 아닐 테니 1972년 6월(June, 1972)이라고 해도 틀리지 않다.

이 기사에서는 주목할 것이 또 있다. 'D한의원의 권도원 박사(博士)' 이다. D한의원은 당주동에 있던 대원(大源)한의원이다. 그리고 1972년 6월 8일에 '박사' 인 권도원 선생이다. 흥미로운 부분이 더 있다. 권도원 선생이 체질침을 시술하는 장면을 포착한 사진이다. 기사의 사진을 본 염태환 선생이 '권도원 선생의 손이 맞다'고 증언했다. 이 기사는 권도원 선생이 언론 매체와 인터뷰한 최초의 자료라고 판단한다. 그러니 여러 가지로 의미가 있는 기사이며 자료이다. 이 기사를 쓴 기자가 임의로 '박사'라고 쓰지는 않았을 것이다. 무엇보다 당사자가 박사라고 소개를 했거나, 대원한의원의 직원이 박사님이라고 하니 박사라고 알아들었을 것이다.

(2) 한승련(韓昇璉)

한승련 씨는 동양의대에 교수로 재직했었다. 서울대학교에서 의사학 전공으로 박사학위를 받았다. 1963년 10월 20일 오후 6시부터 신문회관에서 한승련 씨의 박사학위 수여 기념파티가 있었다. 이 기념파티의 사회를 본 사람이 바로 '한의사 권도원 씨' 이다. 대한한의학회 최규만 이사장, 대한한의사협회 이용주 부회장, 동양의대의 김장헌 교수 등이 축사를 하였다.

표2. 동양의약대학(1960년)의 교과목과 담당교수[12]

교과목	담당교수	교과목	담당교수
의경학(醫經學)	박호풍(朴鎬豊)	내과학B · 생리학	이창빈(李昌彬)
내과학 A	김장헌(金長憲)	부인과 · 내과학C	김기택(金基澤)
진단학 A	홍성초(洪性初)	한방개론 · 국어	이계승(李啓昇)
미생물 · 의사학 · 한방원론	한승련(韓昇璉)	해부학	최진(崔鎭)
내과학 · 진단학A	권영준(權寧俊)	진단학A · 병리학B	이경근(李暻根)

정우열 「한의학 100년 약사」

한승련 씨는 한국동서의학연구회를 주재[13]하면서 논문집을 발간하기도 했다. 권도원 선생은, 1975년 5월 30일에 발간된 동서의학연구회 1세기 기념 논문집에 『명대논문집』에 넣었던 자신의 체질침 논문을 축약하여 다시 실었다.

---

13) 한국동서의학연구회 이사장

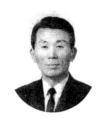

Studies on

Constitution-Acupuncture Therapy

Do -won Kuan, O. M. D. Ph. D.
President, Korea Constitution-Acupuncture Society

INTRODUCTION

體質鍼 治療處方에 關한 研究

韓國·韓醫師·医学博士·權 度 沅

『한국동서의학연구회 1세기 기념 논문집』 1975. 5. 30.

이 논문집에 권도원 선생은 한의사이며 의학박사(Ph.D.)로 표기되어 있다. 그리고 한국체질침학회 회장이다. 권도원 선생이 의학박사였던가.

(3) 학회 뉴우스『漢醫學』

학회 뉴우스『漢醫學』은『대한한의학회지(大韓漢醫學會誌)』가 30호까지 발행되고 중단된 후에, 1971년 7월 15일 제31호로 속간된 대한한의학회(大韓漢醫學會) 회지의 새로운 명칭이다. 1971년 9월 15일에 나온『漢醫學』제33호 17페이지에 '권도원 박사에게 감사패 증정' 이라는 기사가 있다.

◆ 권도원 박사에게 感謝牌 증정
　일시 : 1971년 8월 28일　오후 7~10시
　장소 : 명동 한일관
　내용 : 「청질침의 연구」
　　　「體質的으로 본 Neohydrin의　各藏器에
　　　對한 친화성」이란　두 論文으로 美國「플
　　　로리다」 주립의대에서 의학박사 학위 획
　　　득함.

『漢醫學』 제33호

권도원 선생이 「체질침의 연구」[14]와 「體質的으로 본 Neohydrin의 各 臟器에 대한 친화성」이란 두 논문으로 미국 플로리다 주립 의대에서 의학박사 학위를 획득하여. 이를 축하하기 위한 모임이 1971년 8월 28일에 명동 한일관에서 있었다는 것이다. 플로리다 주립 의과대학이라.

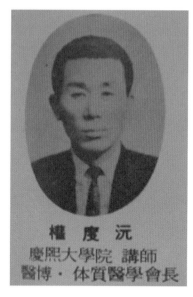

權度沅
慶熙大學院 講師
醫博 · 体質醫學會長

『東醫새臨床處方集』

(4)『東醫새臨床處方集』

1971년 11월에 조세형(趙世衡)이 수문사(壽文社) 통해서 새로 펴낸 『東醫새臨床處方集』[15]에, 권도원 선생의 사진과 소개 자료가 있다.

권도원(權度沅) 선생은 경희대학교 대학원 강사이며, 의박(醫博)이고 체질침학회장이다.

(5)「2차 논문」과「명대 논문」

권도원 선생은 1973년 9월에 『中央醫學』[16]에 발표한 체질침 논문에 Ph.D.로 표기하였다. 하지만 국문(國文) 초록(抄錄)에서는 학위 표시를 하지 않고 한국체질침학회라고만 밝혔다. 그리고 1974년 1월 1일에 나온 『명대논문집』 제7집에 실은 국역문(國譯本)에는 '敎授(漢醫學), Ph.D., 明知大學 漢方醫療院長, 韓國體質鍼學會長'으로 썼다. 모두 한자(漢字)로 쓰면서 Ph.D.는 의학박사(醫學博士)라고 쓰지 않았다.

1971년 8월에 의학박사 취득 축하모임이 있었다. 그러니 1972년 6월에 경향신문 기자와 인터뷰를 할 때 의학박사라고 했을 것이다. 그리고 권도원 선생은 『中央醫學』을 통해서 발표하고, 『명대논문집』에 수록한 체질침 논문에서는 한자(漢字)로 적어야

---

14) 논문 제목에 '청질침'은 '체질침'의 오식(誤植)인 것 같다.

15) 이 책은 1963년도 동양의대 졸업반들이 임상실습 부교재로 만들었던 책을 조세형 원장이 자료를 보충하여 재편집 출간한 것이다. 책의 편집과 출판에 소요된 기간과 의학박사 학위 취득 축하 모임이 8월 28일이었던 것을 감안한다면, '醫博 권도원'으로 소개한 조세형 원장의 신속성이 놀랍다.

16)『中央醫學』은 1961년에 창간되었다.

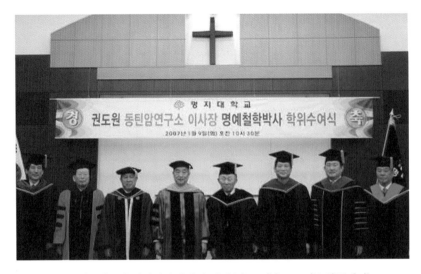

STUDIES
ON
CONSTITUTION-ACUPUNCTURE THERAPY

Dowon Kuan Ph.D.

Korea Constitution-Acupuncture Society
Seoul, Korea

『中央醫學』1973. 9.

_____

* 教授(漢醫學)．Ph.D.，明知大學 漢方醫療院長，韓國體質鍼學會長.

『명대논문집』1974. 1.

어울리는 곳에도 의학박사(醫學博士)라고 직접 쓰지는 않았다. 대신 일관되게 Ph.D.라고 적었다.

(6) 명예 철학박사

크리스천투데이의 2007년 1월 9일 기사에 명예철학박사 수여식 소식이 있다.

명지대학교(총장 정근모)가 9일 오전 명지빌딩에서 온누리교회 권도원 장로에게 명예철학박사학위를 수여했다. 명지대는 "권도원 장로의 한의학 발전과 기독교 정신에

2007년 1월 9일 명예철학박사 수여식(자료 인용 : 크리스천투데이)

권도원 동틴암연구소 이사장 주요약력
(1921년 10월 24일생)

학력 사항

1952. 3.	고려대학교 국문학과 졸업
1958. 3.	한신대학교 신과대학 졸업
1969. 7.	Florida State Christian College에서 명예철학박사 학위

바탕을 둔 후학 양성을 높이 사 명예철학박사학위를 수여한다"고 밝혔다. 권 장로는 세계 최초로 8체질학 이론을 창시했고 침구이론을 통한 난치병 치료에 힘을 기울였다. 1974년부터 1981년까지는 명지대 국어국문학과 교수로 재직했으며, 현재 동틴 암 연구소 이사장직을 맡고 있다.

위의 내용은 학위수여식에 참석한 사람들에게 배포한 약력자료이다. 1969년 7월에 미국 Florida State Christian College에서 명예철학박사 학위를 받았다고 명시하였다. 이 내용대로라면 명예철학박사 학위를 두 번 받는 셈이 된다. 대학교에서 주겠다는데 거절할 수는 없는 노릇이긴 하다.

이 글을 처음부터 이어 온 내용 중에 이미 Florida State가 등장했었다. 하지만 그 때는 신학대학이 아니고 주립의대였다. 그런데 축하모임이 1971년 8월 28일이었다. 위 내용에 나오는 1969년 7월과는 2년의 편차가 있다. 만약에 의학박사 학위를 1971년에 받았다면, 2007년의 명예철학박사 학위 수여식에 배포한 약력자료에 그것을 넣는 것이 더 합당한 일이다. 이 약력자료에 의학박사 학위에 대한 기록은 전혀 없다. 1971년 8월부터 1975년 5월까지 권도원 선생의 각종 자료에 등장하던 '의학박사(醫學博士)'가 사라진 것이다.

(7) 동호(東湖) 기도실

2009년 10월 14일에 명지대학교 자연캠퍼스 60주년 채플관에서 동호기도실 봉헌예식이 열렸다.

동호기도실은 60주년 채플관 건립기금을 기부한 동틴암연구소 이사장 권도원 박사의 뜻을 기려 만든 기도실로서,~권 박사가 2007년부터 올해까지 기부

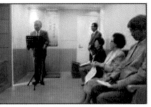

■ 동호기도실 봉헌예식 열려

지난 10월 14일 자연캠퍼스 60주년 채플관에서 동호기도실 봉헌예식이 열렸다. 동호기도실은 60주년 채플관 건립기금을 기부한 동틴암연구소 이사장 권도원 박사의 뜻을 기려 만든 기도실로서, 이날 봉헌예식에는 유병진 총장을 비롯한 우리대학교 주요 인사들과 권도원 박사가 함께 참석하였다. 권 박사가 2007년부터 올해까지 기부한 총 5억원의 대학발전기금은 60주년 채플관 건립뿐만 아니라 우리 대학교가 21세기 명문사학으로 발전해가는 데 큰 밑거름이 되고 있다. 권 박사는 1974년부터 1981년까지 우리대학교 교수로 재직하면서 많은 후학을 양성하였고, 세계 최초로 '8체질학 이론'을 창시하여 국민건강 증진과 난치병 정복에 기여하여 우리나라 한의학 발전에 크게 이바지한 분이다.

한 총 5억 원의 대학발전기금[17]은 60주년 채플관 건립뿐만 아니라 우리 대학교가 21세기 명문사학으로 발전해가는 데 큰 밑거름이 되고 있다.

(8) Florida State Christian College

미국 네바다주 라스베이거스(Las Vegas)에, 여동생이 작은 주립대학(CSN)에서 가르치고 있다. 그에게 Florida State Christian College에 대해 알아봐 달라고 부탁했다. 그랬더니 이 대학은 학교이름에서부터 문제가 있다는 것이다. 학교 명칭에 state가 들어가면 주립대인데, 미국에서는 종교분리 원칙에 입각해서 종교와 관련된 학교를 주(洲) 예산으로 세우지 않는다고 한다. 따라서 신학교(神學校)는 모두 사립이라는 이야기인데, 신학교에 state란 명칭을 넣는 경우는 거의 없다는 것이다. 그래서 비슷한 이름인 Florida College와 Florida Christian College에 문의를 해보았다는 것이다. 두 학교에서 모두 답변을 받았다. Florida Christian College는 1976년에 설립되었으므로 1969년에는 존재하지 않았다. 그리고 두 학교 모두 명예박사학위는 수여하지 않는다는 것이다.

위대한 사람에게도 콤플렉스가 있고 세속적인 욕망이 있다. 그로 인해 삶에 명예롭지 못한 자취를 남길 수도 있다. 내가 민족의학신문에 칼럼을 쓰고 그리고 이 책을 완성해 나가면서 계속 되뇌게 된 감회이다.

---

17) 2007년 1월에 2억을, 2009년 6월 12일에 3억을 기부하였다.
   2007년 1월 9일에 명예철학박사 수여식이 있었다.

(1) Onestep8.com

처음 8체질의학에 입문하였을 때 시골 소도시에 있다 보니 정보 획득의 기회에서 소외되었고, 한정된 자료를 가지고 선생이나 동료도 없이 독학하려니 어려움이 이만저만이 아니었다. 한국사회에 초고속인터넷이 도입된 것이 1997년이라고 한다. 나는 당시에도 열악한 전화선 모뎀을 이용한 접속이었지만 인터넷에서 정보를 얻을 수 있다는 것이 그나마 위안이 되었다. 인터넷에 좀 익숙해졌을 때 health8.co.kr이 생겼고, 나는 2001년 5월에 Onestep8.com을 만들었다. 이 사이트는 단기간에 회원이 많아졌고 각종 게시판을 통해서 다양한 정보와 의견을 교환하였다. 그리고 오프라인 맥진모임과 강좌도 개최했다.

맥진 모임 및 강좌 개최

회차	일시	장소
제1회	2002년 2월 24일(일)	수원시 다솔한의원
제2회	2002년 3월 24일(일) 오후 1시-5시	대우재단빌딩 8층 세미나3실
제3회	2002년 4월 28일(일) 오후 1시-5시	대우재단빌딩 802호 세미나실
제4회	2003년 9월 21일(일) 오후 2시-6시	서울 동국대학교 동국관 L동 105호
제5회	2004년 5월 23일(일) 오후 2시-5시	동국대학교 강남한방병원 8층 세미나실
제6회	2004년 12월 5일(일) 오후 2시-5시	동국대학교 강남한방병원 8층 세미나실
제7회	2005년 3월 27일(일) 오후 2시-5시	동국대학교 강남한방병원 8층 세미나실
제8회	2005년 10월 9일(일) 오후 4시-7시	서울 구의한방병원 2층 물리치료실
제9회	2006년 4월 30일(일) 오후 3시-7시	서울시 새시대한의원
제10회	2007년 6월 3일(일) 오후 2시-5시	동국대학교 동국관 지하1층 L동 101호
집중 강좌	2008년 1월 6일(일) ~ 2008년 2월 3일(일) 오후 1시- 4시	용산역 KTX 별실
제11회	2009년 6월 28일(일) 오후 2시-5시	서울시 경희현한의원

(2) 체질맥진 집중강좌

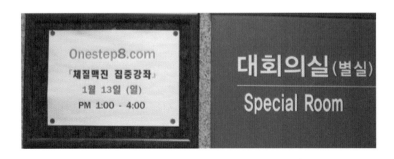

앞장의 표에서도 보이듯이 2008년 1월 6일부터 2월 3일까지 코레일 용산역 KTX 별실에서, 매주 일요일에 3시간씩 5회 연속으로 '체질맥진 집중강좌'를 개최하였다. 8체질의학 임상은 체질감별 도구인 체질맥진을 숙련시키는 것이 무엇보다도 중요하다. 그런데 일회성의 맥진모임으로는 아주 부족했다. 그래서 내가 이 강좌를 기획했다. Onestep8.com에서 2007년 11월 10일부터 참가 신청을 받아서 예정한 인원 20명이 금방 충원되었다. 강좌는 다섯 명의 강사가 1시간씩 다섯 번 강의[18]를 진행하고 매주 나머지 2시간은 맥진실습으로 채웠다. 나는 부산에 있는 경남공업사에 의뢰하여, 휴대하여 이동이 가능한 접이식 침대 4대를 제작[19]하였다. 강의하는 전 과정을 VCR로 찍고 디지털로 변환하는 업체에 맡겨서 다섯 매의 DVD set로 제작하였다. 이것을 참석자와 강사진, 그리고 맥진실습에 도움을 주었던 회원들과 나눴다.

이때 강좌에 참가했던 회원 중에, 대구한의대 98학번으로 당시에 용인시 처인구 보건소에 공보의로 근무하던 김OO가 있다.

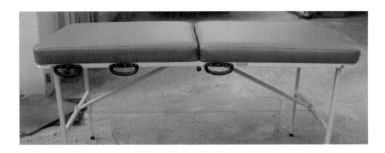

휴대용 접이식 침대

---

18) 다섯 가지 강의는 체질맥진, 논문, 체질침관 자침법, 화리, 임상으로 구성하였다.
19) 이것은 특별히 체질맥진에 맞추어 높게 제작하였다.

(3)『미래한국』인터뷰

2009년 10월 18일, 『학습 8체질의학』을 출간하기 위한 편집 작업을 진행하던 때다. 부산에 있는 후배 한의사인 류OO에게서 연락이 왔다. 김천에 있는 8체질 한의원을 인수하기 위해서 그곳의 전OO 원장을 만났다고 하면서, 그에게서 권도원 선생이 언론매체와 인터뷰 할 계획이라는 소식을 들었다고 했다.

『미래한국』은 보수우익 성향의 잡지이다. 권도원 선생과 인터뷰를 하게 될 『미래한국』의 김창범 편집위원은 1947년생이다. 전OO 원장은 그분이 목사라고 소개하였다. 자료를 찾아보니 김 편집위원은 동국대 국문과 출신으로 『창작과 비평』에서 추천을 받은 시인이었다. 카피라이터로 광고업계에 오래 종사하였으며 늦게 신학을 공부하고 목사가 되었다.

나는 김창범 편집위원과 전화 통화를 하였는데, 아들이 대구한의대를 졸업한 한의사로 대전에서 개원하고 있으며 8체질의학에 입문한지 1년 정도 되었다고 했다. 그의 아들이 대학동기인 전OO 원장에게 인터뷰 소식을 알렸던 것이다. 김 편집위원은 '8체질론과 8체질의학에 대해 아는 바가 별로 없으니' 어떤 내용을 가지고 인터뷰를 진행할지 막막하다고 했다.

Onestep8.com의 후임 재지기였던 김OO에게 이런 사실을 알리고 어떤 질문들을 뽑아야 할지 협의를 했다. 나는, 당시에 유행하던 마야력 가설들과 종말론을 권도원 선생의 '화리(火理)'와 연관하여 질문해보자는 의견을 강하게 냈고, 아마도 20여 가지의 질문을 모았던 것 같다.

김창범 편집위원과 권도원 선생의 인터뷰는 2009년 11월 5일(목) 12시 30부터 4시간 동안 제선한의원에서 진행되었다. 김 편집위원은 김OO의 차로 제선한의원에 함께 갔는데, 나의 기대와는 달리 김OO은 현장에 동석하지는 못했다. 인터뷰 내용은 2009년 11월 18일에 나온 『미래한국』 제357호에 실렸다.[20]

'8체질의학과 사상의학이 유사하다는 생각'이고 '어떤 차이가 있는지'를 묻는 대목이 있었다. 권도원 선생은 아래와 같이 답변하였다.

인간의 체질은 정확하게 8체질입니다. 하나가 모자란 7체질도 아니고 하나가 많은 9체질도 아닙니다. 더구나 사상의학이 말하는 4체질은 더욱 아닙니다.

---

20) "모든 사람은 8가지 체질을 타고 난다."

그런데 사상의학은 일반에 알려진 것과는 사실 크게 다릅니다. 사상의학은 본래 체질론이 아닙니다. 옛적 중국의 장중경(張仲景. 150~219)의 상한론(傷寒論)이 밝힌 여섯 가지 증상인 육증후(태양증, 태음증, 소양증, 소음증, 양명증, 궐음증)에 대한 처방론에서 비롯된 것이지요. 지금으로부터 100여 년 전 이제마(李濟馬. 1837~1900)라는 분이 그것을 배워보니 태양증이 올 때는 태양증 처방이 잘 듣고 소양증이 올 때는 소양증 처방이 잘 듣는다는 사실을 발견하게 되었어요. 그래서 각 처방에 효과가 있는 사람을 각각 태양인, 태음인, 소양인, 소음인이라고 명칭을 부여했던 것입니다. 이것이 사상(四象)의 기본인 것이지요. 그러므로 이제마 선생은 약의 효과에 대해 언급했을 뿐, 체질감별법이나 침법이나 음식 섭생법 등을 말한 적이 없어요. 장중경의 처방학의 변용에 불과했던 것입니다. 현재 일본 한의학은 이 전통을 지켜가고 있다고 봅니다.

권도원 선생은, 사상의학은 본래 체질론이 아니고 장중경 처방학(處方學)의 변용에 불과하다고 대답했다. 물론 체질침의 「2차 논문」이 1973년에 나오면서 8체질론이 본격적으로 이제마의 사상인론으로부터 독립하기는 했다. 그 이전에 나온 논문과 달리 「2차 논문」에는 이제마와 사상의학에 대한 언급이 전혀 없다. 그리고 『동의수세보원』의 병증론(病證論)을 상한론에 대한 이제마의 새로운 주석(註釋)이라고 평가하기도 한다. 그래도 이렇게 사상의학을 단호하게 폄하(貶下)하여 말한 것에 나는 많이 놀랐다.

그가 한 때 '체질의학의 개조(開祖)'라고 추앙했던 동무 이제마의 사상의학을 그렇게 노골적으로 깎아 내리지 않더라도, 2009년에 권도원 선생의 위대성이 훼손되지는 않았을 것이다. 이 대목을 반복해서 읽으면서 생긴 권도원 선생에 대한 실망감은 그 이후의 내 시간을 온통 지배했다.

잡지가 발행되고 그리고 내 책이 나온 후에 김창범 목사가 내 진료실을 방문하여 만났다. 그때 대전에서 라O한의원을 개원 중인 아드님이 2008년에 체질맥진 집중강좌에 참가했던 김OO님을 알았다. 아드님을 위해 기쁜 마음으로 내 책을 드렸다.

첫 인터뷰로는 '화리(火理)'의 내용을 제대로 소개하기가 부족하다고 판단하여 이근미 편집위원이 추가 인터뷰를 진행하였고, 그것은 2010년 2월 17일에 나온 제363호에 실렸다. 이 인터뷰는 '지구가 태양에 가까워지고 있다'로 제목을 달았다.

2013년 3월 7일, 『민족의학신문』 제892호에 ['8체질론의 창시자' 권도원 박사 긴급 투고]라면서 권도원 선생의 글이 실렸다. 이 글은, 1999년 12월에 온누리교회의 기관지인 『빛과 소금』에 마지막 칼럼[21]을 게재한 이후에, 13년 만에 공식적인 매체에 권도원 선생이 직접 기고한 것이다. 이 글은 권도원 선생이 가진 아쉬움과 걱정, 두 가지를 담고 있다.

(1) 아쉬움

권도원 선생은 8체질론과 8체질의학을 창시(創始)했다. 아울러 인간의 요골동맥 안에 감춰져 있던 여덟 가지의 체질맥(體質脈)을 발견했다. 체질맥을 통해서 8체질을 감별하는 것이 체질맥진이다. 그런데 체질을 감별하는 체질맥진을 숙련하기가 너무 어렵다. 그래서 임상의마다 체질맥진의 기술수준이 다르게 되고, 동일한 사람을 두고서 저마다 다른 결과를 도출하는 경우도 많다. 이런 까닭에 그 연유를 알지 못하는 대중들에게, '과연 8체질이 존재하는지' 8체질론에 대한 근본적인 회의(懷疑)를 품게 할 수도 있다.

권도원 선생은, 8체질이 존재하는 것은 확실하니까 노력을 한다면 '누구나가 할 수 있는 쉽고 정확한 체질감별법이 발견' 되리라고 믿었다. 만약 이런 체질감별법이 발견된다면 세상은 8체질론을 쉽게 인정하게 될 것이고, 8체질론이 대중화될 수 있는 가능성이 더 커지게 된다. 그래서 먼저 맥진기계 개발에 매달렸다. 2002년 5월 16일에 연세대학교 새천년관에서 열린 강연에서 권도원 선생은 이렇게 말했다.

> 체질은 반드시 여덟 개, 8체질, 그것이 바로 체질입니다. 그래서 이걸 발견해 이제 체질을 감별하는 방법이 생겼습니다. 그러나 이것이 훈련하는데 상당히 시간이 걸려야 되고, 정확해야 되기 때문에 그렇게 쉬운 것은 아니에요. 그러면 이걸 기계화해야 되겠는데 어떻게 해야 되느냐? 한 40년 동안 기계화에 노력을 했습니다. 불란서 사람도 사용해 보고, 미국 학자도 사용을 해보고, 우리

---

21) 육체적 개성론의 선구자 『빛과 소금』 제177호 1999. 12.
　　1994년 3월부터 1999년 12월까지 총 27회에 걸쳐 칼럼을 기고하였다.

KAIST에도 두 번이나 계약을 해서 연구해 보았으나 안 됐습니다. 서울대학에 서도 그랬고. 여러 번을 했는데 다 실패를 했어요. 난 틀림없이 그게 되리라고 믿는데 아직 안 돼요.

맥진감별기계 개발에 실패한 후에도 약물이나 효소, 유전자 검사를 이용해보는 등, 체질맥진이 아닌 다른 감별방법을 찾아보려는 시도를 했지만 뚜렷한 성과를 거두지는 못했다. 이것이 권도원 선생이 지닌 아쉬움이다.

(2) 걱정

권도원 선생은 이 글에서 "내가 사용하고 있는 중환자 치료처방들이 정당하지 않은 방법으로 흘러나갔다"고 주장하면서, "중환자 치료처방은 기본방이 있고 같은 체질의 병이라도 병증에 따라 기본방에서 변화된 임상방이 처방전에 기록되는 것"인데 이 처방들[22]이 무분별하게 알려져서 ; 1) 미숙련 한의사에 의해 남용되는 경우, 2) 체질감별의 오류로 환자에게 끼칠 치명적인 피해, 3) 잘못된 치료행위로 인해 실제적인 폐해가 발생할 염려가 있다는 것이다. 그러면서 8체질의학의 존폐까지도 우려되는 심각한 상황이 야기될 수 있다고 걱정하였다.

권도원 선생이 이 글에서, 8체질론을 모르는 것처럼 일을 처리한[23] 'H한의원 소속 모 한의사' 라고 지칭한 사람은 바로 나다. 그러니까 내가 권도원 선생이 쓴 처방전에 기록된 '중환자 치료처방' 을 빼내어 사람들에게 공개적으로 알렸으며, 그로 인해 향후에 위와 같은 중대한 사태가 발생할 위험에 처했다는 뜻이다.

(3) 내용증명

나는 『민족의학신문』과 『한의신문』에 「체질침 고단방의 구조와 구성 원리」에 관한 특강 광고를 냈다. 그때는 2013년 2월 3일(일)에 한 번, 서대전역에 있는 회의실에서 특강을 여는 것으로 예정되어 있었다. 신문에 광고가 나간 후 2013년 1월 31일(목)에

---

22) 문맥으로 미루어 보면 이른바 '중환자 치료처방의 임상방' 을 가리키는 듯하다.
23) 나는 권도원 선생의 경고를 무시하고, 『민족의학신문』 제886호(2013. 1. 17.)를 통해 광고한 것과 같이 「체질침 고단방의 구조와 구성 원리」 특강을 열었다. 참석자들의 편의를 위해서 2013년 2월 2일(토)에는 동대구역에서, 2월 3일(일)에는 서대전역 회의실에서 강의를 했다.

모 법무법인의 변호사에게서 전화가 걸려 왔다. 그날(31일) 내게 '내용증명을 발송했는데 아마도 토요일까지 전달되지 못할 것 같으니 내용을 팩스를 통해 미리 보내겠다'는 것이었다.[24] 내용증명의 제목은 '경고문'이었고, 특강을 개최하지 말라는 요구였다.[25]

[경고문]
2013년 1월 31일에
발송된 첫 번째
내용증명

발신인 : 법무법인 로　스(LA　X)
　　　　서울 강남구 도산대로　　　　(신사동　　빌딩)
　　　　(전화 : 51　　1, 팩스 : 51　　5)
　　　　변호사 한　　, 이　　, 강

제　목 : 영업비밀 침해행위 중지 요청 등
───────────────────────────

1. 귀하의 건강과 발전을 기원합니다.

2. 당 법무법인은 의뢰인 동호(東湖) 권도원(權度杬) 박사님(이하, 편의상 "권박사님"이라고만 호칭합니다)으로부터 권박사님이 창안하고 명명한 새로운 의학체

(4) 체질침 고단방(高段方) 자료 수집

나는 2009년 11월에 『학습 8체질의학』을 펴낸 후 1년여 동안 체질침 고단방 자료를 수집하고 정리하는 일에 몰두했다. 그런 계기가 된 자료가 있는데, 부산지역에서 수집되고 정리된 자료였다. 자료에 등장하는 부산지역 임상의들은 모임을 통해서 나름대로 자신들의 경험과 견해를 제시하고 의견을 나누었던 것이다.[26]

최경규는 『8체질』[27]에서 고단방을 해석하는 방법을 제시하기도 했다. 하지만 나는 이 내용을 인용하지 않겠다. 왜냐하면 최경규가 책에 실은 내용은 그의 고유한 의견이 아니기 때문이다. 체질침 고단방을 이런 식으로 분석한 사람은 바로 존백(John Baik)이다. 시중의 임상가에 퍼져 있고, 또한 편집되고 일부 정리되어 있는 고단방 관련 자료들은 거의 대부분 존백의 자료에 근거를 두고 있다.

─────────────────────────────

24) 그건 나를 배려한 것이 아니고 업무 처리가 늦은 자신들의 편의를 위한 것이었다. 내용증명은 특강이 이루어진 후에 월요일(2월 4일)에 도착하였다.

25) 나중에 알게 된 것인데, 권도원 선생은 신문에 난 광고 내용을 부원장에게서 보고 받은 즉시 변호사를 호출했다고 한다.

26) 모임 참석자들의 고단방 인식 수준은 사실 특별한 내용을 보여주지는 못했다.

27) 최경규 『8체질』 엘림 2009. 1.

(5) Missionary John Baik

죤백은 UBF(University Bible Fellowship) 소속의 한의사인데, 미국에 선교사로 가기 전에[28] 권도원 선생의 제선한의원 진료실에서 참관할 기회를 얻는다.[29] 죤백은 이때 보고 들은 고단방 정보들을 자기 나름대로 분석했다. 그런 후에 미국에 가서 1995년이나 1996년쯤에 자료를 정리해서 한글 파일[30]로 만들었다.

이 파일들은 2000년경에 미국에서 죤백을 만났던 조재의(趙載宜)[31]에게 전달되었다. 조재의가 한국으로 와서 신기회(新紀會)[32]를 조직하고 왕성하게 활동하던 시절에 이 자료 중 일부가 그를 통해서 조금씩 유통되었다. 그리고 조재의와 친밀했던 Peter Yoon도 자료 일부를 획득하게 된다. 이 자료들은 다시 Peter Yoon과 교류가 있던 최

1. 금양인에게서 가장 약한 간을 보하고 가장 강한 폐를 사하면 장계염증방이 만들어지는데, 이제 가장 약한 간을 보하는 처방인 DZP가 있으므로, 가장 강한 폐를 사하는 처방만 만들면 된다. 두 개의 처방을 써서 금을 사하는 처방은 KF이다. 따라서 장계염증방의 개념을 좇아 만들어지는 5단계의 처방은, DZPFK, DZPFK', DZPBK, DZPBK'이다.
2. 금양인의 부계염증방은 가장 약한 간을 보하고, 두 번째로 강한 췌장을 사하는 것이다. 두 개의 처방을 사용하여 토를 사하는 처방은 KZ이다. 그런데, 이미 기본방 중에 Z가 사용되었으므로, 오직 가능한 처방조합은 VK뿐이다. 따라서 부계염증방의 개념을 따라 만들어지는 5단계 처방은 DZPVK, DZPVK'의 두 개 이다.
3. 부계 처방의 기본방은 BK'P'이다. 이것은 가장 강한 폐를 사하는 부계의 처방이다. 이것을 기본방으로 하여 5단계의 처방을 구성하는데, 역시 두 가지 장계와 부계의 처방을 만든다. 음체질에서 장계염증방을 만들 때는 가장 강한 장을 사하고 여기에 부가적으로 가장 약한 장을 보하여 처방을 구성한다. 따라서 금양인에게서 5단계의 부계의 부가방을 만들때는, 장계를 만들고자 할 때는 가장 약한 목을 보하는 처방을 구성해야 한다. 여기에 해당하는 처방군이 FZ, FD, ZD이다. 따라서 금양인의 부계의 5단계중 장계염증방의 개념을 좇아 만들어지는 처방들은 BK'P'FZ, BK'P'FV, BK'P'FD, BK'P'FD', BK'P'ZD, BK'P'ZD', BK'P'VD, BK'P'VD' 등 모두 8개의 처방이다. 부계의 병변을 치료하기 위한 5단계 처방 중 부계염증방의 개념을 따라

John Baik의 고단방 분석

---

28) 죤백은 1993년 11월 9일 롱비치 UBF에 선교사로 파송되었다.
29) 권도원 선생은 자신의 진료실을 공개하는 것을 매우 꺼리는 분인데, 죤백이 오랜 기간 참관할 기회를 얻은 것은 아주 특별한 경우이다.
30) 난치병 치료처방인 고단방을 자신의 방식대로 분석한 자료를 남겨 놓았다.
   (한글파일은 3.0버전에서 작성된 것이었다.)
31) 본명은 조재희(趙載熙)이다. 1962년생으로 20대에 신학생으로 선교트레이닝을 받았다. 1990년에 도미하여 하와이에서 선교 활동을 했다. 그러다가 LA에 있던 선교사의 보조로 LA로 이주했다. 장래가 걱정되어 경산한의대 LA캠퍼스에 입학했다. 1학기에 권도원 선생의 LA강연을 보고 충격을 받아 8체질론에 입문했다고 한다. 개명한 이름은 권도원 선생이 지어 준 것이다.
32) 신기회는 2001년 1월 15일에 상신한의원에서 공식적으로 출범하였다.

경규[33]와 조병제를 통해서 부산지역 임상의들에게 전달되었다. 부산은 한국의 다른 지역에 비해서 상대적으로 8체질 임상의들의 활약이 돋보이는 지역이다. 그래서 고단방 자료와 정보들이 더 적극적으로 유통되었다고 생각한다. 그리고 그들의 경험이 결합되면서 자료가 축적되고 정리되었을 것이다.

(6) 두 번째 내용증명

나는 특강에서 발표한 내용의 바탕이 된 고단방 자료를 '정당하지 않은 방법'으로 입수하지 않았다. 그리고 권도원 선생의 영업비밀을 침해하지도 않았다.[34] 권도원 선생은 「8체질치료에 관하여」를 기고한 후, 신문의 해당 면을 복사해서 첨부한 두 번째 내용증명을 보냈다. 오늘 나의 글은 두 번째 내용증명에 관한 때늦은 답변이다.

권도원 선생은 글의 말미에 "좀 더 기다려서, 때가 오면 기쁘게 가르칠 수 있고 기쁘게 배울 수도 있을 터"라고 했다. 하지만 그를 열렬히 추앙하는 무리에게조차도 이 약속은 지켜지지 않을 것이다. 동호(東湖) 권도원의 시대는 서서히 저물고 있다.

8체질 치료에 관하여 『민족의학신문』제892호 2013. 3. 7.

---

33) Peter Yoon, Kyung Kyu Choi, Karp-Soon Rheem
「Effects of the 8 Constitution-Acupuncture on CD4 Counts in Patients with HIV」
Research Center, South Baylo University
34) 그분은 스스로 그걸 흘려보냈다는 것을 인정하기 싫었던 것이리라.

■■■ 성격으로 체질을 알 수 있다 없다

성격을 통해서 체질을 알 수 있을까?

2015년 2월에 『8체질이 뭐지? 내 체질은 뭘까?』를 출판했다. 인터넷 서점에 올라온 100자평 중에 이런 내용이 있다. "이 책을 처음 봤을 땐 좀 실망했다. 성격으로 체질을 안다?" 또, 8체질 커뮤니티인 Onestep8.com에 올린 서평에서 "맥(脈)으로 체질을 확정하기 전에는 체질별 특징은 관찰하지 않는다"고 쓴 동료가 있었다.

이런 의문 제기와 오해는 일차적으로 책제목 때문인 것 같다. 『8체질이 뭐지? 내 체질은 뭘까?』라는 제목은, 전창선 선배와 어윤형 선배가 함께 써서 빅히트한 한의학 대중서인 『음양이 뭐지?』와 『오행은 뭘까?』를 오마주한 것이었다. 다르게 말하면 두 책의 인기에 편승한 것이기도 하다. 책 제목만 보면 이 책을 읽으면 자기 체질이 무엇인지 알게 될 것만 같다. 그리고 책 내용은 각 체질의 특징을 관찰한 것이고, 챕터의 말미에는 해당 체질에 관한 것이 표로 정리되어 있으니 말이다.

하지만 한 번 읽기에서 그치지 않고 반복해서 깊이 살펴본 독자는 분명히 다른 것을 느낀다.

이 책이 원고 상태였을 때 제목은 '체질이란 다름이다' 였다. 2014년 12월에 출판을 추진하던 때에 한 중견출판사와 협의를 하게 되었는데, 편집장은 이 원고의 성격을 건강실용서로 오해했다. 그리고는 독자가 체질을 자가감별할 수 있도록 원고에 설문지를 추가하자고 권고했다. 그런데 이미 시중에는 주석원 원장이 2009년에 쓴 『나의 체질은 무엇인가?』가 나와 있었다. 동일한 주제로 같은 목적을 가진 책을 중복해서 만들 필요는 없는 것이고, 무엇보다도 나의 원고는 건강실용서와는 어울리지 않았다.

8체질론의 출발은 '체질침' 이다. 체질침은 질병을 치료하는 도구이다. 그러니 8체질론의 창시자인 권도원 선생은 늘 질병을 가진 사람들만 만나왔다고도 할 수 있다. 그래서 각 체질의 병리적 특성이나 특징적인 질병에 대한 정보는 비교적 잘 정리

수양체질 Renotonia

금음체질 Colonotonia

금양체질 Pulmotonia

수음체질 Vesicotonia

목양체질 Hepatonia

목음체질 Cholecystonia

토음체질 Gastrotonia

토양체질 Pancreotonia

되어 있는 편이다. 반면에 생리적인 특성에 관한 내용은 상대적으로 취약하다. 그리고 창시자에 의해 '희소하다'고 규정된 토음체질에 관한 정보는 지극히 제한적이다.

권도원 선생은 "체질이란 다름"이라고 천명했다. 나는 이 주제가 좀 더 도드라지도록 각 체질의 특징을 자세하고 구체적이며 생생하게 표현하고 싶었다. 그래서 각 체질에서 발휘되는 '다름'에 집중했다. 기존의 정보에서 부족한 8체질 각각의 생리적인 특징이나 개성에 관한 내용을, 살아오면서 경험한 사례들과 8체질론을 공부하면서 주변을 관찰하고 궁리했던 과제들에 녹여서 에세이 형식으로 기술했다. 가령 MLB 경기를 보면서 현장에서 활약했던 박찬호 선수의 체질을 추정해 본다거나, 나와 아내의 동네 산책길에 김영삼 전 대통령과 김대중 전 대통령의 체질을 비교해 본 내용을 엮어서 써 보았던 것이다.

이 책을 2017년 12월에 행림서원을 통해 재출간하면서 제목을 『개념8체질』로 바꾸고 부록으로 앞장에 실은 8체질특징표를 추가하였다.

의료인이 쓰는 대중서는 건강실용서일 거라는 편집장의 선입견은 역대로 그런 종류의 책이 많았다는 반증이다. 하지만 엄연히 전문가 집단이 있는데 대중이 직접 자가감별과 자가치료에 나설 필요는 없다. 대중에게 그런 걸 부추기는 풍토는 이 사회의 악습 중에 하나다. 8체질론이 존재하고, 그것은 사람 사이의 다름을 말하는 것이며, 그런 구분이 여덟 가지가 있다는 정도의 개념만 독자가 얻게 된다면 이 책이 세상에 나온 목표로는 충분하다.

이 8체질특징표는 목음체질 이강재가 8체질을 인식한 것이다. 8체질론을 공부하는 사람이라면 누구든지 8체질을 자신만의 개념으로 정리해서, 이것과는 다른 다양한 버전들이 만들어질 수 있을 것이다. 나는 목음체질의 안목으로 목음체질과 나머지 일곱 체질을 바라보았다. 다른 일곱 체질들이 저마다의 안목과 방식으로 또 8체질을 인식한다면 최소한 여덟 가지 버전의 8체질특징표가 가능하다는 것이다.

체질론의 기본 바탕은 '관계'이다. 한 글자로 표현하면 상(相)이다. 相은 서로 상이다. 서로란 무엇인가? 사전 준비가 없이 사람들에게 갑자기, 서로의 뜻이 무어냐고 물어보면 우물쭈물하고 당황해 한다. 생활 속에서 서로를 쓰면서도 서로가 무슨 뜻인지 생각을 해보지 않았던 것이다. 서로를 알려면 홀로를 먼저 알아야 한다고 말하면 그 때에야 비로소 '아!' 한다. 홀로와 홀로가 만나면 서로가 된다. 홀로와 홀로 사이에 관계가 성립하는 것이다. 그것이 서로다. 그리고 이 관계는 언제나 끊임없이 쌍방향(雙方向)이다.

목음체질 이강재가 금음체질 누군가를 보는 것은 일방(一方)이지만 그것은 이강재란 홀로와 금음체질인 홀로가 만난 관계의 결과이다. 상호작용의 결과라는 말이다. 그런데 목음체질과 정반대인 상대방 금음체질은 목음체질인 이강재를 보면서 분명히 다른 쪽으로 다른 것을 인식할 것이다. 세계란 이런 관계가 촘촘히 조직된 그물망이고, 인류가 역사 위에 쌓은 지식도 그런 관계의 결과물이라고 할 수 있다. 그래서 동일한 주제를 향해 상충(相衝)하는 이론들이 존재하고 다양한 학파들이 성립하는 것이다.

메이저리그 LA 다저스의 홈구장인 다저스타디움에, 불룩 솟아오른 투수 마운드에 선 박찬호 선수는 한국인의 자랑이었다. 그의 경기를 숨죽여 지켜보다가 순간적으로 그가 보여주는 행동과 태도를 통해서 그가 어떤 체질인지 금방 깨닫게 될 때가 있었다. 방송인 낸시 랭과 피겨 선수였던 김연아, FT아일랜드의 보컬인 이홍기도 그런 경우이다. 반면에 아이폰을 세상에 내놓은 천재 스티브 잡스는 1000쪽이 넘는 전기 번역본을 다 읽고 나서야 겨우 그의 체질을 추정할 수 있었다. 물론 내가 박찬호, 낸시 랭, 김연아, 스티브 잡스의 체질맥을 직접 잡은 것도 아니고, 나아가 체질치료 경험도 없으니 나의 깨달음과 추정의 정확도를 확인받을 수는 없다.

다만 그것은 내가 지금까지 구축한 지식과 경험을 토대로 세워진 8체질론에 관한 개념 속에서 자연스럽게 표출되는 감각이다. 나와 다른 안목과 방식으로 개념을 세운 다른 누군가는 내가 미처 파악하지 못하고 보지 못한 부분에서 자신만의 감각과 능력을 발휘할 것이다. 그것이 바로 체질이고, 다름의 증명이다. 체질맥진을 통하지 않고 어떤 사람의 성격이나 특징만을 보고 체질을 알 수 있다. 정확도는 논외다.

▇▇▇▇ 토음체질은 희소(稀少)한가?

8체질의학계에서 토음체질은 뜨거운 감자다. 동무(東武) 공(公)의 생각과 『동의수세보원』의 내용을 교조적(敎條的)으로 따르는 사람들은 '태양인은 매우 적다(絕少)'고 믿는다. 동호(東湖) 권도원 선생을 추앙(推仰)하는 후학들 또한 '토음체질은 지극히 드물어서 만나기가 쉽지 않다'는 언급을 의심하지 않았다.[35]

(1) 2018년 ECM DAY

권도원 선생을 적극적으로 추앙하는 그룹은 매년 두 차례의 공식적인 행사를 열고 있다. 5월의 '스승의 날' 행사와 10월에는 '8체질의학의 날(ECM DAY)' 행사이다. 이들 행사의 형식은 보통 권도원 선생의 인사말과 권우준(權佑浚) 씨의 강의로 이루어진다. 권우준 씨의 순서는 일정한 주제에 대한 강의나 사전에 취합한 질문에 대하여 답변을 하는 형식으로 이루어져 왔다. 2018년 10월 21일에 서울 그랜드하얏트호텔 그랜드살롱에서 있었던 행사에서, 권우준 씨는 '토음체질은 다른 체질에 비해 경험이 많지 않아서 더욱 어려움이 있다'는 질문에 답변하면서 아래와 같이 말했다.

> 많지 않다 뿐이지 다 똑같아요, 똑같이 적용하시면 됩니다. 토음체질이 절대로 특별한 체질이 아니에요. 여러분들이 하시는 것 똑같이 적용하시면 됩니다. 단 여러분이 토음체질이 너무 희귀하다고 생각하는 게 문제에요. 희귀하다고 생각을 하시기 때문에 많은 토음체질이 금양체질이나 토양체질로 오진됩니다. 금양과 토양을 섞어놓은 것이 토음맥 아니에요. 그러니까 토음체질을 여러분들이 많이들 놓쳐요. 없는 것이 아니라 그렇게 많이 만나지는 못하지만, 꿩장히 뜸하게 오는데 없는 것은 아니에요. 저 자신도 금양으로 치료하는 경우가 많아요. 근데 효과가 전혀 없지도 않은데 잘 낫지도 않아요, 그러면 맥을 또 보고, 또 보고. 증상이 발전하는 모습을 보고, 과거의 병력을 보고 이 사람이 토음체질의 가능성이 없을까 생각하고, 저는 토음체질 맥을 열심히 찾아봐요. 또 찾아서 토음체질 맥이 나오면 토음체질로 치료를 하죠. 저뿐만 아니라 여러분도 토음체질을 많이 미스할 거라고 생각합니다. 아마도 박사님의 경우도 마찬가지일

---

35) 태양인은 8체질 구분으로 금양체질과 금음체질이고, 토음체질은 사상인으로는 소양인이다.

거라 생각합니다. 토음체질을 그렇게 특별한 체질이라 생각하지 마세요. 토음체질은 똑같아요.

권우준 씨가 설명한 요점은, 임상의들이 '토음체질은 희귀하니까 토음체질은 특별하다'고 오해하고 있다는 것이다. 하지만 이것은 질문자의 의도를 빗겨간 대답이다. 권우준 씨는 마치 질문의 본의를 오해한 것처럼 답변했다. 그가 창시자의 견해를 공개적으로 부정할 수 없는 처지에 있기 때문이라고 나는 생각한다. 위 답변 내용의 핵심은 이렇다. 1) 토음체질이 희귀하다고 생각하는 것이 문제다. 2) 그래서 토음체질을 금양체질이나 토양체질로 본다. 3) 권도원 선생도 토음체질을 많이 미스(miss)한다.[36]

체질이란 구별이지 차별이 아니다. 그러므로 체질론을 공부하는 임상의에게 '똑같이 적용할 것'을 권고하는 것은 뜬금없다. 그러면서 권우준 씨 역시 토음체질이 '꽁장히 뜸하게' 만나게 되는 체질이라는 개념에 여전히 갇혀 있는 것이다.

(2) 토음체질은 희소하다는 개념

1992년 5월에 기독한의사회 초청 강의를 시작으로, 1994년 이후에 권도원 선생은 강연과 기고 활동을 활발하게 하였다. 나는 체질침의 장부방(臟腑方) 체계가 확립된 시기를 1992년 말로 추정하고 있는데, 아마도 이 무렵에 권도원 선생이 자신의 의학체계가 정립되었다고 판단했고, 대중에게 8체질의학을 적극적으로 알릴 필요성이 있다

토음체질의 희소성에 관한 권도원 선생의 발언

제 목	날 짜	내 용
도올서원 강연	1994. 2. 19.	토음체질은 아주 귀해요. 내가 임상을 해보면서 1년에 한 사람을 만날까 말까 할 정도. 10만 명 중의 한 사람이나 혹은 20만 명 중의 한 사람이 중독을 받는다.
8체질을 압시다	1994. 8.	몇 10만 중에 하나가 있는
체질을 알려주는 병들	1995. 7.	수만 인 중 1인 이하의 분포
상지대 강연	1999. 6. 10.	20만 중에 하나가 있는
송암관 강연	1999. 10. 28.	몇 만 중에 하나 나올까 말까 하는 지극히 드문 체질
한동대 강연	1999. 11. 13.	십만 중에 하나

36) 이 정도로 언급한 것도 권우준 씨에게는 큰 용기가 필요했을 것이다.

고 작정했던 것 같다.[37] 그러면서 '토음체질은 희소하다'는 개념이 창시자에 의해서 분명하게 공표되기 시작하였다. (표. 토음체질의 희소성에 관한 권도원 선생의 발언)

(3) 체질 통계

토음체질은, 「62 논문」에서는 소양인 1병증(S.Y 1st), 「1차 논문」에서는 토상인부질(土象人腑質 Saturna I), 「2차 논문」에서는 토음체질(土陰體質 Saturna)이라고 하였고, 1994년 8월에 [8체질을 압시다]에서는 국제명(國際名)으로 Gastrotonia를 제시하였다.

토음체질의 명칭 변화

구분		명칭	
「62 논문」	1962. 9.	소양인 1병증 (少陽人 1病證)	S.Y 1st
「1차 논문」	1965. 10.	토상인부질(土象人腑質)	Saturna I
「2차 논문」	1973. 9.	토음체질(土陰體質)	Saturna
[8체질을 압시다]	1995. 7.	토음체질	Gastrotonia

「62 논문」에서 제시한 다섯 가지의 임상사례 중에 Case 3.이 소양인 1병증의 사례이고, 1963년의 [체질침 치험례]에 등장하는 다섯 명의 환자 중에 제1례가 소양인 1병증이며, 1973년 「2차 논문」에 보고된 여섯 건의 증례에서 증례 6.이 토음체질이다. 「62 논문」에 제시한 환자통계에서는 소양인 1병증이 소양인 2병증보다도 많았던 것이다.[38] (표. 「62 논문」의 체질 통계) 물론 이 사례들이 특별하게 선택되었을 수는 있겠지만, 이 자료로만 본다면 토음체질을 희소하다고 판단하기는 힘들다고 생각한다.

권도원 선생은 경희대학교 대학원에 재직하던 1971년에 학부생을 위한 임상특강을 했다. 강의 내용 중에 대원한의원[39]에 내원한 환자의 통계가 있었고, 강의를 들었던 최병일의 노트에 이것이 남겨졌다. (표. 대원한의원의 체질 통계) 경희대학교 대학원에서 체질의학 전공으로 권도원 선생의 지도를 받았던 김정선도 자신의 논문에 통계를 넣

---

37) 이명복 선생에 의해서 자신의 체계가 왜곡되어서 전파되는 것에 대한 안타까움도 있었을 것이다. 8체질의학은 8상의학이 아니다 『빛과 소금』 141호 1996. 12.
38) 이 통계에서 소음인이 61%로 과도하게 많이 나온 문제점은 있다.
39) 서울시 종로구 당주동 168번지로 당시에 권도원 선생이 진료하던 곳이다.

「62 논문」의 체질 통계

四象人	主證	인원(명)	비율(%)		8체질
少陰人	제1主證	1,610	46	61	Ren.
	제2主證	535	15		Ves.
少陽人	제1主證	455	13	23	Gas.
	제2主證	350	10		Pan.
太陰人	제1主證	210	6	13	Hep.
	제2主證	245	7		Cho.
太陽人	제1主證	35	1	3	Col.
	제2主證	70	2		Pul.
계		3,500	100	100	

「The Constitutional Acupuncture」 1962. 9. 7.

었다. (표. 요한한의원의 체질 통계) 두 통계에서 S I (土象人腑質)의 수(數)는 비교적 적다. 요한한의원의 통계에서는 S I, H I, H II의 사례가 적다. 대원한의원 통계에서는 5,206명 중에 40명으로 제일 적은데, 매우 드문 정도의 비율은 아니다. 그래도 권도원 선생은 분명 이 통계에 주목했을 것이다. 그러니 토음체질이 희소하다는 인식의 뿌리는 깊다고 볼 수 있다.

대원한의원의 체질 통계

체질	인원(명)	비율(%)		8체질
J I	1,128	21.65	39.08	Hep.
J II	908	17.43		Cho.
M I	996	19.12	34.98	Ren.
M II	826	15.86		Ves.
S I	40	0.76	18.63	Gas.
S II	931	17.87		Pan.
H I	73	1.40	7.23	Col.
H II	304	5.83		Pul.
계	5,206	100	100	

1971년, 최병일 임상특강 노트

요한한의원의 체질 통계(1966. 5. 16.~1969. 5. 15.)

체질	인원(명)	비율(%)		8체질
J I	211	32.02	50.22	Hep.
J II	120	18.20		Cho.
M I	127	19.28	43.41	Ren.
M II	159	24.13		Ves.
S I	5	0.76	5.16	Gas.
S II	29	4.40		Pan.
H I	1	0.15	1.21	Col.
H II	7	1.05		Pul.
계	659	100	100	

김정선 「목상인 제2병태의 임상통계적 연구」 1969.

(4) 감별의 어려움

「1차 논문」과 「2차 논문」의 체질맥도는 동일하지 않다. 가장 뚜렷한 변화를 보인 것은 토음체질의 체질맥도이다. 감별도구가 변했다는 것은 토음체질의 감별에서 누락되는 것이 많았고, 토음체질로 감별하는 것이 쉽지 않았다는 것을 짐작할 수 있다. 즉다른 일곱 체질에 비해서 토음체질을 찾기가 어려웠다는 것이다. 그러다가 '찾기가어렵다'에서 '만나기가 힘들다'로 개념의 전환이 이루어지는 데는 어떤 결정적 계기가 있었을 것이다. 그것은 아마도 토음체질과 페니실린의 연관성인 것 같다.

권도원 선생은 1999년 12월 16일에, 동의대 한의 강연에서 페니실린에 중독된 환자를 치료했던 경험을 말하였다. 그 환자가 바로 토음체질이었는데, 통계에 의하면 페니실린 중독 비율은 10~20만 명 중 한 사람이라고 한다. 찾기 어렵다고 인식되었던토음체질에 '20만 명 중 한 사람의 비율로 만나기가 힘들다'는 개념이 중첩되면서 그런 상태로 고정되었을 것이다. 그러면서 자연스럽게 (창시자의 외면에 의해) 토음체질에관한 자료는 축적되지 못했다.

모든 목양체질 입원환자에게서 포도당중독이 일어나지 않듯이, 토음체질인 사람에게 무조건 페니실린 중독이 발생하지는 않을 것이다. '태양인은 매우 적다'는 태양인이제마의, 그리고 '토음체질은 지극히 드물다'는 금양체질 권도원의 판타지(fantasy)라고 나는 생각한다. 사상의학이 아닌 삼상의학을[40], 8체질의학이 아닌 7체질의학을 더 이상 방치해서는 안 된다. 진정한 사상의학과 8체질의학의 시대를 열 용기와 결단, 그리고 행동이 필요하다.

---

40) 사상체질의학회에서 주관하는 학술발표회에 가면 발표자들이 사상인 별로 사례 발표를 할 때, 거리낌 없이 '태양인은 희소하므로 제외합니다' 라고 말하며 다른 사례로 바로 넘어가버리고 만다.

9

오십견의 체질침 치료

체질침 처방의 체계는 臟腑穴부터 場方 그리고 高段方까지
치밀하게 짜인 數理 構造로 이루어져 있다.
五十肩을 치료하다가 關節病의 世界를 보는 눈을 얻었다.

9. 오십견의 체질침 치료

■ 견비통(肩臂痛)의 체질침(體質鍼) 자료

(1) 권우준과 조재희

미국 캘리포니아주 오렌지카운티(Orange County)의 가든그로브(Garden Grove)에 있는 경산한의과대학은 1995년에 캘리포니아주 교육국과 침구위원회로부터 정식 인준을 받았다.

사우스베일로(South Baylo) 한의과대학을 졸업하고 캘리포니아주에서 1986년부터 크리닉[1]을 열었던 권우준 씨[2]는, 부친인 권도원 선생을 모시고 1995년 여름에 피서여행을 했다. 그리고 이 때에 권도원 선생은 첫 미국강연[3]을 했다.

1990년에 도미하여 하와이를 거쳐서 LA에서 선교사 보조로 있던 조재희(趙載熙) 씨는 미국에서의 장래가 걱정되어 경산한의과대학 LA캠퍼스에 입학했다. 입학한 1학기에 조재희 씨는 권도원 선생의 미국강연 현장에 있었다. 그리고 권도원 선생의 8체질론에 충격을 받게 된다.

조재희 씨의 부인은 RN[4]인데 같은 직장에 권도원 선생의 작은며느리가 근무하고 있었다. 이런 인연으로 조재희 씨와 권우준 씨가 처음 만나게 된다.[5] 권우준 씨의 진

---

1) Jesun ECM Acupuncture Clinic
2) 캘리포니아주 침구면허 취득일은 1986년 6월 2일이다.
3) 권도원 선생의 두 번째 미국강연은 1997년 8월 9일에 South Baylo 한의과대학에서 열렸다.
4) Registred Nurse
5) 두 사람은 동갑이다.

권우준 강의

구분	시기	장소 및 내용
권우준 미국강의	1997. 6. 30. 5일간	하와이
	1997. 7. 23/25	하와이
	1997. 8. 13.~17 5일간	LA
	1998. 9. 4.	하와이 Aston hotel & resorts
	1998. 9. 6.	하와이 쉐라톤 호텔
신기회강의	2000. 2. 12.	
	2000. 2. 19.	
	2000. 2. 26.	대구 프린스호텔
	2000. 3. 4.	
	2000. 3. 11.	
	2000. 3. 25.	부산 허심청
	2000. 3. 27.	부산
	2000. 4. 1.	
	2000. 4. 22.	
	2000. 5. 3.	상신한의원[수요모임]
	2000. 6. 3.	대구(土)
	2000. 6. 8.	(木)
	2000. 6. 14.	상신한의원[수요모임]
	2000. 6. 17.	월례회 프리마호텔(土)
	2000. 6. 24.	부산 삼신한의원(木)
	2000. 6. 28.	상신한의원[수요모임]
	2000. 7. 5.	

료실을 방문했던 조재희 씨는 서가에 꽂힌 기독교 관련 책을 통해서 권우준 씨가 과거에 한국에서 신학생(神學生)이었다[6]는 것을 알게 되었다. 조재희 씨는 선교사 훈련을 받았고 그런 목적으로 미국에 갔던 것이므로, 두 사람은 기독교라는 또 다른 관심사를 공유하면서 빠르게 가까워졌다고 한다. 조재희 씨는 한국에 들어와서 지인을 만나 체질침에 관심을 가진 한의사들을 모았고 LA지역에 있던 임상의들도 몇 사람 추가해서, 권우준 씨가 진행하는 8체질의학 첫 강좌를 1997년 6월 30일부터 5일간 하와이

---

6) 총신대학교에 입학했었다고 한다.

에서 연다. 이렇게 시작한 권우준 씨의 미국강의는 하와이와 LA에서 다섯 차례 열린다. 이 당시에 미국강의에 참가한 한국 한의사들이 후일에 신기회(新紀會)의 리더그룹인 십인회(十人會)의 주축이 된다.

권우준 씨는 2000년부터 한국에서 강좌를 열었다. 지방에서는 부산과 대구에서 주로 열렸고, 서울에서는 상신(相信)한의원에서 수요모임이 있었다. 그리고 십인회 멤버들은 자신들의 진료소가 있던 도시의 지역장이 되어 지역모임을 주도했다. 신기회는 2000년 1월 15일에 상신한의원에서 공식적으로 출범하였다. 권우준 씨의 강의와, 한국에서 신기회가 전국적인 조직으로 성립되는 제반의 활동은 조재의(趙載宜 Jay Cho) 씨의 기획과 추진에 의한 것이었다.[7]

(2) 8체질의학적인 안목

어떤 생소한 분야에 대한 지식을 습득하려고 할 때 거치는 과정은 거의 비슷할 것이다. 초보시절에는 거의 주입식의 교육방식에 따른다. 1992년 5월에 기독한의사회 주관으로 한의사를 대상으로 한 권도원 선생의 강의[8]가 있었다. 그리고 배철환은 1994년 8월부터 한의사통신망인 KOMA의 동의학당에서 체질침을 알렸다. 1990년대에 한의계에 영향을 미친 이들은, 이명복 선생과 소위 배철환 4인방[9]과 황 민[10], 하한출[11] 등이다. 이들은 자신이 습득한 8체질 지식에 임상경험을 더한 자료를 전파했다.

1993년 7월에 나온 이명복 선생의 책, 『체질을 알면 건강이 보인다』[12]는 8체질론과 체질침을 정확하게 서술하지는 못했지만, '권도원과 체질침'에 대한 대중적인 관심을 높이는데 크게 기여했다. 1996년 10월에 출간된 『8체질건강법』은 8체질론에 대한 대중의 궁금증과 갈증을 일부 해소해주었다고 평가할 수 있다.

'지식의 습득과 경험의 추가'는 체질침의 자료 축적과 전파의 공통적인 방식과 과

---

7) 미국과 한국에서 열린 권우준 씨의 강의를 표로 만든 것은, 강의자료가 남아 있는 것을 기초로 정리한 것이다. 자료로 남지 않은 모임도 더 있었을 것이다.

8) 대한기독한의사회의 월례집담회에서 이루어진 것으로, 1992년 5월 2일(土)부터 매주 토요일 아침에 4회에 걸쳐서 진행되었다.

9) 배철환, 김영태, 김상훈, 류주열
   이들 네 명은 '8체질의학회'라는 이름으로 1996년 10월에 『8체질건강법』을 출간하였다.

10) 『하늘건강법』

11) 『8체질의학 혁명』

12) 이명복 『체질을 알면 건강이 보인다』 대광출판사 1993. 7. 8.

정이다. 이것은 의료지식이다. 그런데 지식과 정보의 전파 과정에서 '검증'은 어느 단위에서도 이루어지지 않았다. 이 지식을 먼저 습득하였던지 나중이었던지 간에 어느 누구랄 것도 없이 초보고, 거기다가 거의 독학수준이었던 처지였으므로 검증이 없었던 것은 어쩌면 당연한 것인지도 모르겠다. 1990년대 후반이 될 때까지 한국에서 8체질론과 체질침을 공부하려는 사람들의 상황은 이와 같았다.

권우준 씨는 강의를 통해서, 체질침의 원리를 이해하고 운용할 때 필요한 8체질의학의 독특한 병리개념을 전파했다. 특히 1997년 6월의 첫 강의 때부터 '8체질의학을 잘 하기 위해서는 8체질의학적인 안목(眼目)이 필요하다'는 것을 반복해서 강조했다. 기존의 의학개념이나 전통적인 한의학의 원리와 8체질의학의 개념은 다르다. 사람의 몸과 질병을 보는 새로운 관점이 바로 8체질의학적인 안목인 것이다.

肩臂痛 처방 역대자료

자료분류	성립년도 (추정)	견비통 처방					
		건과 인대	견비통(견통)	퇴행성	오십견	경주성	기타
김영태 강의	1997. 4.	KBa51			KZa	KZP	
김상훈	1997. 7.		DBPV5515				
처방 정리	(1998)	KBa51	KFa		KZP551 KZP442 DVP551	KZP551	견정부 통증, 배통 : KBP551
유통 자료	(1998)				KZP551 DFP551 KBa51		
John Baik	(1998)			DVP551	양체질 : K'BP'VD' 음체질 : ZKP'DF		
부산 자료	(2000)	KBa51 KBP551 KBPV5515			처음 : KZa DBPV5515 DVP551	KZP551	
Peter Soh	(2000)			DVP551			배통 : DVP442 권 박사 통증 처방 Pan. Hep. : K'BP' / DZP Cho. Ves. : ZKP / D'BP'
Peter Yoon	?			DVP	KVPF DVPF		
부산 고단방	(2009)		DZPB (DFPV) (DBPV)		KVPF DVPF		

(3) 역대의 견비통 처방자료

1997년에 입문한 후에 내내 독학이었던 나는 2001년 4월이 되었을 때, 신기회라는 성벽(城壁)[13]의 밖에 있는 처지였다. 특히 체질침의 원리와 처방자료에 너무 목말라 있었다. 그래서 5월에, 누구나 접근할 수 있는 Onestep8.com이라는 인터넷게시판을 만들었다. 그리고 첫 번째 기획으로 체질침으로 치료하기 어려운 분야에 대한 설문조사를 했다. 가장 많은 답변이 바로 '견비통' 이었다. 가장 어렵다는 것은 바꾸어 말하면 치료에 대한 관심이 그만큼 높다는 뜻이기도 할 것이다. 왜냐하면 견비통은 한의학의 다른 도구로도 어려운 분야이기 때문이다.

당시에 임상가에 유통되던 체질침 처방들의 수준은 아주 열악했다. 1997년 4월에 강남의림한방병원에서 행한 김영태 강의 자료에서 견비통 부분을 보면 '오십견(五十肩)은 KZc로 한다. 치료가 잘 안 되는 경우에는 신경, 인대 이상으로 파악하여 KBc'[14] 이렇게 되어 있다. 이것이 전부이다. 물론 감춰진 정보가 있을 수 있다. 나는 설문에 응한 임상의들과 Onestep8.com에 가입한 회원들에게 견비통에 대한 처방자료를 물었다. 그것을 2001년 5월 14일에 정리해서 회원들과 공유했다. 하지만 그 자료의 수준은 여전히 답답한 상태였다.

이후에 많은 자료들을 그것들이 성립되었던 시기보다 훨씬 늦게 발견하기도 하고 얻게 되었다. 내가 '견비통 처방 역대자료' 라고 표로 만든 것 중에서 2000년 이전 자료는 국내외에서, 권우준 씨의 강의와 크게 관련이 없이 유통되었던 것들이다.

■■■ 견비통(肩臂痛)의 체질침(體質鍼) 처방(處方)

(1) 견비통 역대 처방 해설

앞의 글에서 표로 제시한 [견비통 처방 역대 자료]에 나오는 처방들을 설명해 본다. 이 해설을 통해서 독자들은 2000년 무렵까지, 각각의 체질침 처방이 어떤 의미를 갖고 견비통에 적용되었는지 살필 수 있을 것이다. 물론 이 처방들을 사용했던 임상의들이나 처방자료를 정리했던 사람들이, 내가 해설한 내용을 전부 숙지하고 있었다거나, 이런 방식의 처방운용 개념에 능통했었다는 뜻은 아니다.

---

13) 신기회는 당시에 health8.co.kr이라는 인터넷사이트를 운영하고 있었는데, 이곳은 회원에게만 접속이 허락되고 있었다.

14) KZc와 KBc에서 c는 con-puncture로 상초치료라는 뜻이다. 당시에는 상초치료를 c로 하초치료는 p로 표기했다. 지금은 KZa와 KBa라고 표기한다. 이때 a는 ana-puncture이다.

1) KZa : 어깨관절염(골관절염), 근육피로, 근육통에 해당한다.

2) KFa : 관절 주위의 근막(筋膜), 피막(皮膜) 같은 연부조직을 부계(腑系)로 보고 이들 조직의 염증에 해당한다. 활액낭염(滑液囊炎)도 가능하다.

3) KBa51 : 외상이나 외부충격으로 인한 건(腱)과 인대(靭帶)의 손상과 염증에 해당한다. 회전근개건염도 가능하다.

4) KZP551 : KZa의 확장으로 골관절염에 해당한다. 경추추간판탈출증으로 인한 견비통이나, 동결견(凍結肩/五十肩)으로 인한 어깨통증에 해당한다.

5) KZP442 : 경추추간판탈출증으로 인한 목, 등, 어깨, 팔뚝, 손가락의 저림에 해당한다.

6) KFP442 : KFa의 확장으로 근막염, 피막염에 해당한다. 동결견은 유착성피막염이므로 이 처방이 가능하다.

7) KFP551 : 어깨관절 주위에 위치하는 활액낭에 염증이 생기고 부종이 있을 때 해당한다.

8) KBP551 : KBa의 확장으로 건과 인대의 염증에 해당한다. 그리고 대상포진성 통증에 이 처방이 필요하다.

9) KVP551 : 근육의 염증으로 인한 무력과 통증에 해당한다. 신경근섬유의 염증으로 인한 신경통에도 유효하다.

10) KVP442 : 동결견으로 인한 어깨부위의 저림과 시림에 해당한다. 신경전도 장애로 근육에 혈액순환장애로 통증이 있을 때에도 유효하다.

11) DVP551 : 퇴행성관절염이나 혈액순환장애로 인한 무력증과 통증에 해당한다. 회전근개건염(回轉筋蓋腱炎)에도 유효하다.

12) DVP442 : 동결견으로 인한 어깨부위의 시림에 해당한다. 견갑배측(肩胛背側)의 능형근 통증에 유효하다. 신경전도장애, 혈액순환장애, 근육무력, 저림, 마비감에 해당한다.

13) DZP551 : 만성적인 경추추간판탈출증에 해당한다. 퇴행성관절염에도 유효하다.

14) DFP551 : 만성적인 활액낭의 염증에 해당한다.

15) DBP551 : 건과 인대의 만성적인 염증에 해당한다. 신경통에도 유효하다.

16) KVPF : 근육통이거나 신경통에 해당한다. 4단에 오는 처방은 해당 체질에서

병소나 통처의 경락을 고려해서 정한다(이하 4단방 모두에 해당한다).

17) DVPF : 퇴행성관절염이나 회전근개건염에 해당한다.

18) DFPV : 활액낭염에 해당한다.

19) DBPV : 건과 인대의 만성적인 염증을 목표로, 회전근개건염, 석회성건염에 유효하다.

20) DZPB : 만성적인 경추추간판탈출증의 견비통에 해당한다.

21) 5단방과 통증처방 : John Baik의 자료에 나오는 5단방과, Peter Soh의 자료에 제시된 통증처방은 적합한 설명방법을 도출하지 못했다.

(2) 오십견(肩痛)에 대한 정의

권우준 씨는 1997년 6월 30일부터 5일간 하와이에서 8체질의학 첫 강좌[15]를 진행했다. 권우준 씨는 첫 시간부터 '8체질의학을 잘 하기 위해서는 8체질의학적인 안목(眼目)이 필요하다'는 것을 반복해서 강조했다. 체질침의 원리를 이해하고 운용할 때 필요한 8체질의학의 독특한 병리개념을 전파했다. 기초적인 내용은 각 체질의 내장 구조 차이, 증상과 체질의 관계, 음식이나 약물과 질병의 관계, 그리고 8체질의학적인 논리와 체질맥진에 관한 개념이었다.

현대 서양의학체계에서는 질병에 집중하느라 정작 사람의 몸은 상대적으로 무시당하고 있다. 8체질의학은 인체의 본질을 다루는 의학이다. 몸을 먼저 이해해야 한다고 했다. 권우준 씨는 이 강좌에서 8체질의학적인 병리에 바탕을 두고 오십견을 아래와 같이 규정했다.

> 팔이 마비가 되는 것 중에 오십견이 있다. 오십견도 다른 것이 아니다. 척추에서 나와서 팔로 가는 신경에 이상이 생긴 것이다. 오십견이 있는 환자들은 팔이 어느 이상 올라가지 않는다. 아무리 노력해도 올라가지 않는다. 이것은 팔을 올려주는 근육에 문제가 생긴 것이다. 이것도 일종의 마비이다. 흔히들 감각신경이 둔해지면 마비라고 말하고, 근육이 힘을 못 쓰면 오십견이라고 말한다. 그러나 그것은 부위에 따른 차이일 뿐이다. 그것은 쉽게 말하면 운동을 하는 근육

---

15) 한국에서 참가한 한의사들은 동국대 82학번 동기들이었고, 조재희 씨를 포함하여 미국 인사 네 명이 동참했다.

에 들어가는 신경이 차단되어 병변이 생기든지, 아니면 피부로 가는 신경에 차단이 생긴 것뿐이다. 그 원인은 관절에서 찾아야 한다. 근육에는 아무 이상이 없는 것이다. 이 경우 모두 디스크방[16]을 사용한다. 디스크방이 사용되는 것은 단지 디스크가 아니라 다방면에 걸치는 것이다. 모든 관절과 신경의 문제, 척추 문제 등에 의하여 발생하는 통증, 감각이상, 발바닥에 열이 나거나, 엄지발가락의 감각이 둔해진다거나 하는 경우에 디스크방을 사용한다. 관절로 생기는 것에도 여러 가지가 있다. 오십견, 슬통, 족통, 손바닥 아픈 것 등을 모두 치료한다. 오십견은 대부분 두 가지 중에 하나이다. 퇴행성관절염 때문이거나 디스크성 관절염이다.

(3) 한국강의에서 오십견에 대한 언급

이후에 권우준 씨가 진행한 한국강의에서도 오십견에는 KZP가 주방(主方)으로 제시되었다. 그러다가 권우준 씨는 흔히 바이러스방이라고 칭하는 KBP[17]에 집중하게 된다. 이후에는 비단 오십견뿐만 아니라 통증질환의 전 영역에서 KBP의 운용에 집착하고 있다는 인상을 주었다.

肩胛背痛

강의 시기	처방 언급
2000. 3. 25.	DVP442
2000. 6. 3.	KVP442
2013. 3. 10.	KZP442 + DVP442

---

16) 척추성의 디스크, 즉 추간판탈출증에 주로 운용된다고 하여 디스크방 혹은 척추방이라고 속칭(俗稱)하였다. 알파벳 기호로는 KZP이고, 로마자로 표기하면 목양체질(Hep.)의 경우에는 ⅠoⅧoⅢ".이다. 이 처방은 디스크뿐만 아니라 관절의 염증으로 인한 통증(신경 자극)에 유효하다. 그래서 근래에는 KZP를 관절염증방이라고 부른다.
17) 목양체질의 경우에는 ⅠoⅥoⅢ".이다.

오십견

강의 시기	처방 언급
1997. 6. 30.	오십견은 경추와 연관되어 있다. 퇴행성관절염 때문이거나 디스크성 관절염이다.
2000. 3. 27.	견통 : KZP442 + KVa 디스크 + 오십견 + 견통 : KZP551 + KVa
2000. 5. 3.	오십견 + 쥐남 : KZP or KVP442 + KV
2000. 6. 3.	오십견은 1.척추방 2.퇴행방 3.류마티스방 목 증세가 없는 견불거 : KVP551
2000. 6. 17.	목과 팔뚝의 증상이 없이 견통 : DVP551 or 442
2005. 1. 21.	양쪽 견통으로 밤이면 터져나갈 듯이 아픔. : 척추방 & 퇴행방

(4) KBP의 운용

2001년 1월에 결성된 신기회는 2002년 9월에 8+1이라는 한의원 프랜차이즈가 출범하면서 와해되었다. 그런 후에 권우준 씨가 참석하는 공식모임은 오래도록 열리지 않았다. 그러다가 2013년 3월 10일에 경인지역 임상의들을 중심으로 모임이 소집되었다. 이때 권우준 씨는 오십견에 대해 변화된 병리개념과 치료방향을 제시했다.

오십견으로 어깨 ROM이 제한된 환자에게 적절한 치료법은 우선적으로 척추방을 사용해 본다. 효과가 없다면 조금 복잡하다. 류마티스방은 효과가 없다. 다음은 바이러스방 보조방으로 척추방을 사용해 본다. 특히 오십견이 그렇다. 두세 번 사용해 보고 차도가 없다면 바꾼다. 그래도 효과가 없다면 궤양방[18]을 건측에 사용한다. 환측에는 바이러스방이나 척추방을 보조방으로 사용한다. 궤양방이 주방이다. 오십견으로 인한 환자의 50% 이상을 대상포진 처방으로 치료한다. 특히 협통을 호소하는 환자의 경우도 그러하다. 가슴이 찢어지듯이 아프다는 환자도 마찬가지이다. 늑간의 통증이다. 숨을 쉬면서 심해지거나 활동하면서 사라진다면 심장의 통증이 아니다. 척추나 관절이 이상이 생길 때 제일

18) 알파벳 기호로는 KFP442이다. 로마자로 표기하면 목양체질의 경우에는 ⅠqⅤqⅢ",이다.

먼저 신경섬유가 영향을 받는다. 신경섬유가 이러한 영향을 오래 받으면 염증이 발생한다. 이럴 때 신경섬유를 치료하는 것이 활력방이다. 신경이 약해진 상태를 신경염이라고 하자. 위염이 오래되면 헬리코박터균이 늘어나는 것과 같이 신경염이 오래 지속되면 바이러스가 침투하기 쉬운 조건이 된다. 이러한 상태를 대상포진이라고 일괄적으로 표현한 것이다.

오십견에 바이러스방이 적용되는 이유는 설명했는데, 궤양방이 주방이 되는 병리는 말하지 않았다.

(5) 궤양방과 바이러스방의 겸방

2014년 5월 10일에 스승의 날을 맞아 열린 학술행사에서, 권우준 씨는 관절염증방을 기본으로 두고 근골격계질환의 처방 운용방법에 대하여 말하였다. 그런데 오십견에 대한 처방 부분에서 궤양방과 바이러스방이 겸방(兼方)된 처방조합을 제시하였다.

[KBP551 + KFP442] 혹은 [KFP442 + KBP551] 이렇게 두 종류의 처방배합은, "언뜻 근골격계 질환으로 보이지만 근골격계 질환이 아닌 경우에 상당히 효과적이다. 예를 들면, 근막질환, 인대질환, 관절의 질환이 전혀 없이 ROM의 장애가 있는 오십견 같은 경우"에 적용한다는 것이다. 그러면서 "어깨의 병증이 다른 관절에 비해서 어렵다. 관절염증방만 가지고 하게 되면 제일 안 낫는 곳이 어깨"라면서 오십견에 관절염증방으로 효과가 부진할 때는 다른 시각을 가지고 접근하는 것이 필요함을 역설했다. 2013년에 제시한 것을 다시 보충하여 말한 것이다.

이상의 서술에서 우리가 보고 알 수 있듯이, 권우준 씨는 임상경험이 쌓여가면서 질병에 대한 관점과 안목이 변화하고 있다. 권우준 씨는 여전히 바이러스에 집중하고 있다. '흔히 척추는 독립된 공간이라 외부 감염이 되지 않는다고 본다. 그런데 세균은 밖에서 들어오지만 virus는 우리 몸 안에 늘 있다. 그래서 virus 감염이 될 수 있다. 부염방에 살균방이 따라가듯이, 척추방에는 늘 바이러스방이 따라가야 하는 이유'라고 했다.

■■■ 오십견(五十肩)의 체질침 치료

(1) 오십견은 유착성피막염(동결견)

흔히 오십견(五十肩)이라고 부르는 어깨통증은 유착성피막염(癒着性皮膜炎)으로 동결견이라고도 한다. 어깨의 관절낭(關節囊)에 염증이 발생하고 관절낭의 피막(皮膜)이 굳어진 것이다. 동결견은 어깨의 모든 운동 범위에서 가동범위가 제한된다. 그리고 회전근개질환[19]과 구분되는 점은 능동거상과 수동거상의 가동 범위가 같다는 점이다. 발병 초기에는 통증이 극심하다. 자지러지게 아프다. 그러다가 서서히 통증이 줄어들면서 어깨가 굳어진다.

정형외과학에서는 오십견이 관절낭의 염증, 관절낭 피막의 유착(癒着)과 비후(肥厚), 유착된 관절낭의 경직(硬直), 순서로 진행된다고 한다. 그래서 종국에는 어깨관절이 마치 얼어붙은 것처럼 굳어진다고 하여 동결견(凍結肩 Frozen Shoulder)이라고 부르는 것이다.

동결견은 다른 관절질환과 구분되는 몇 가지 특징이 있다. 먼저, 오십세 전후로 잘 발생하기는 하지만 나이를 고려해서 이 질병을 단순히 퇴행성질환으로 보기가 어렵다는 것이다. 왜냐하면 많이 사용하는 어깨가 아닌 반대쪽에 잘 발생한다는 것이다. 그리고 상대적으로 여성에게 발생빈도가 높다. 둘째로는, 한쪽 어깨가 나아지면 별다른 이유 없이 반대쪽에 또 발생하기도 한다. 그리고 무엇보다도 중요한 특징은 어깨가 굳어져서 오래도록 고생하다가 별다른 치료를 받지 않았는데도 마치 아무 일도 없었다는 듯이 깨끗하게 나아지게 된다는 점이다. 그래서 동결견보다는 오십견이 이 질병이 지닌 특징에 더 어울리는 이름인지도 모르겠다.

(2) 오십견에 관한 핵심개념

권우준 씨는 1997년 6월 첫 강좌 이후로 어깨통증에서는 오십견만을 말했다. 어깨관절에 있는 건과 인대, 그리고 활액낭의 병증에 대해서는 별다른 발언을 하지 않았다.[20] 그러면서 그는 "오십견은 대부분 두 가지 중에 하나이다. 퇴행성관절염 때문이

---

19) 회전근개건염, 회전근개파열
20) 그 이유는 오십견이라는 병증(病態)이 오로지 어깨관절에서만 발생하는 특징적인 질병이기 때문일 것이다. 또한 치료적 관심이 집중되는 질병이기도 하다.

거나 디스크성관절염"이라고 규정하였다.

그런데 KZP로 오십견이 시원하게 해결되지 않는다. 어렵다. 그래서 2000년 6월 3일에 행한 강의에서, KZP로 안 되면 퇴행방과 류마티스방을 추가적으로 사용해보라고 권고하기도 했다. 하지만 이런 처방도 별다른 효용이 없는 경우가 많았다.

2013년 3월 10일에 "류마티스방은 효과가 없다"고 자신의 발언을 수정했고, 결국 2014년 5월 10일 강의에서 "임상을 하다 보니 난치병이 어려운 것이 아니라 근골격계질환이 어렵다는 것을 알겠다. 병증이 다양하고 재발률도 높다. 어깨의 병증이 다른 관절에 비해서 어렵다. 다른 시각을 가지고 접근하는 것이 필요하다"고 하면서 KZP가 포함되지 않은 처방조합을 제시했다. [KFP442 + KBP551]과 [KBP551 + KFP442]인데 이것은 "언뜻 근골격계질환으로 보이지만 근골격계질환이 아닌 경우에 상당히 효과적이다. 예를 들면, 근막질환, 인대질환, 관절의 질환이 전혀 없이[21] ROM의 장애가 있는 오십견 같은 경우이다"라고 하였다.

이상의 내용으로 본다면 아래의 네 가지가 8체질의학적으로 오십견의 병리를 이해하고 치료방향을 결정하는 핵심개념이라고 생각한다.

1) 정형외과학에서는 오십견이 퇴행성질환이 아니라고 한다.
2) 2000년 이전까지의 체질침 자료에서 오십견에 KZP가 주방(主方)으로 적용되었다.
3) 권우준 씨는 2000년 6월 3일에 행한 강의에서 오십견에 류마티스방을 써 볼 수 있다고 제안했었다.[22] 그런데 2013년에 3월 10일에는 오십견에 류마티스방은 효과가 없다고 하였다.[23]
4) 2014년 5월에 권우준 씨는 오십견에 KFP442를 주방으로 제시하면서, KZP를 제외한 처방조합을 말했다. 왜 KFP442가 오십견에 적용되는가?

---

21) 그런데 오십견이란 관절낭의 염증으로 시작해서 피막이 유착되어 관절낭이 굳게 되는 병리를 가지고 있으므로, '관절의 질환이 전혀 없다'는 것은 오십견에 대한 개념 착오로 보인다.
22) "오십견은 1.척추방 2.퇴행방 3.류마티스방"
23) 류마티스방(4단방)이 안 된다면 KFP551도 별 효과가 없다는 의미이다.

(3) 오십견의 3단계 구분

치료를 받지 않고도 오래 지나면 증상이 없어진다고 해도 당장 불편한 상황에서는 그것을 해소시킬 수 있는 치료행위가 필요하다. 정형외과학에서 동결견을 보는 인식을 바탕으로, 이 질병의 전개 양상에 따라 아래 표와 같이 세 단계로 구분해 볼 수 있을 것 같다.[24]

오십견의 3단계 구분

염증기(炎症期)	유착기(癒着期)	경직기(硬直期)
관절낭에 염증이 발생하는 초기이다.	관절낭의 피막이 유착되는 시기이다.	유착된 피막이 비후되고 굳어지게 되는 시기이다. 이 시기에 이르면 동결견이라고 한다.

이렇게 본다면 각 단계마다 병증의 양상(病態)이 다르므로 체질침 처방의 대책도 달라야 한다고 판단한다. 염증기에는 관절의 염증에 해당하는 처방이 필요하다. 유착기는 피막을 부계(腑系)로 본다면 부계의 염증에 해당하는 처방이 필요하다. 경직기가 되어 굳어버린 조직을 풀어주려면 혈액순환을 개선시키는 처방이 필요하다. 또한 표출되는 증상의 양상만으로는 시기적 구분이 모호할 수 있으므로 처방을 복합적으로 구성하여 운용할 수 있을 것이다.

내가 제시한 이상의 내용이 설득력이 있다면 오십견에 운용된 역대 처방과 권우준 씨가 말했던 오십견에 관한 개념과 처방들이 거의 설명이 된다.

1) KZP는 관절염증방이니 관절낭의 염증에 유효하다. 이때 KZP는 KZa의 확장방

---

24) 이것은 오로지 나의 개인적인 생각이며 구분이다. 정형외과학에서 보는 병태(病態)는 이와 다를 수 있다.

이다.[25]

2) 관절낭의 피막이 유착되고 비후되어 있다면, 피막을 부계로 보고 [KFa + KBa]의 확장방으로서 [KFP442 + KBP442]가 가능하다. 또 통증을 목표로 [KFP442 + KBP551]도 가능하다. 관절낭과 피막을 함께 본다면 [KFP442 + KZP551]도 가능하다. KFP442는 기본적으로 '손상된 세포를 재생한다' 는 의미를 가지고 있다.

3) 유착된 관절낭의 피막이 굳어지는(경직) 단계가 되면 DVP가 필요하다. 관절이 굳어져서 동작이 제한(마비)되는 상태이므로, 무력해진 근육에 힘을 주고 혈액순환을 촉진한다는 의미이다. 동결견은 관절낭의 염증이고 굳어진 것이니 [KZP + DVP]도 가능하다.

4) 우리 몸의 여러 조직에서 이상과 같은 환경일 때 바이러스가 잘 침범한다고 보고, 신경섬유에 바이러스가 감염되어 유발되는 대상포진성 통증을 목표로 KBP551을 제시한 것이다.

나는 오십견이 나타내는 각 단계의 병태를 고려하여 아래와 같은 처방 조합을 제안한다.

오십견 치료처방 제안

구분	염증기	유착기	경직기
주방(主方)	KZP551	KFP442	DVP551
처방 조합	KZP551 + KBP551 KZP551 + KFP442	KFP442 + KBP442 KFP442 + KZP442 KFP442 + KBP551 KFP442 + DVP551	DVP551 + KZP551 DVP442 + KFP442

(4) KZP는 위대하다

뼈와 뼈가 만나는 관절에서 발생하는 염증을 치료하는 체질침 처방이 관절염증방이다. 그런데 모든 골격의 기본은 척추이므로 이전에는 이 처방을 척추방이라고 불렀

25) 권우준 씨는 2013년 3월 10일 강의에서 통증을 목표로 [KBP + KZP]를 제시했다.

다. KZP를 관절염증방이라고 새롭게 부르게 된 것은 이 처방을 척추라는 범위로 한정시켜서는 안 된다는 뜻이다. 하지만 관절염증방이라고 부르게 되었다고 해서 척추방이라는 이름이 가진 의미를 망각해서도 안 된다. 하지에서는 요추로부터 골반, 고관절, 무릎, 발목, 발가락으로 관절이 이어지고, 상지에서는 경추로부터 어깨, 팔꿈치, 손목, 손가락으로 관절이 이어진다. 그래서 어깨관절에서 발생하는 병증과 통증은 척추 즉 경추(頸椎)와 연관을 가지고 있다고 보았던 것이다.

지금까지 8체질의학 임상을 하면서 'KZP는 위대한 처방'이라는 말을 많이 접했고, 나 또한 후배들을 향해 열심히 이 말을 전달하고 전파했다. 그런데 그동안 이 말이 지닌 깊은 의미를 제대로 이해하지 못했던 것 같아서 많이 반성하고 있다.

KZP는 최강(최약)장기를 조절하는 처방과 최약(최강)장기를 조절하는 처방이 배열되고 여기에 신경방(火장기)이 결합하는 처방으로, 8체질의 내장구조에서 가장 근본적인 길항(拮抗)구조를 조절하는 처방이다. 이때 내장의 길항구조는 폐(肺)와 간(肝), 그리고 췌(膵)와 신(腎)이다. 그래서 KZP는 관절염증뿐만 아니라, 체질론적인 원리를 바탕으로 인식하는 모든 병리(病理) 상태의 기본방이 된다고 생각한다. 그런데 KZP가 위대하다고 말하는 순간 그 위대성은 8체질의학의 영역에서 끝나지 않고, 결국은 동무(東武) 이제마(李濟馬)까지 도달한다. 이것은 팩트이다. 체질침을 쓰는 임상의라면 이 사실을 항상 명심해야만 할 것이다.

■ 오십견(五十肩)의 단계별 감별

어깨통증과 체질침에 관한 것은, 앞선 세 편의 글로 마무리할 생각이었다. 그런데 나온 신문을 보니, 변을 본 후에 밑을 덜 닦은 것처럼 영 찝찝하였다. 거창하게 오십견(凍結肩 frozen shoulder)에 대한 새로운 개념과 처방운용 방식을 제안하였는데, 실상 환자의 병증에서 오십견의 3단계 병기(病期)를 감별해낼 수 있는 구체적인 구별법은 제시하지 못했던 것이다. 그래서 자료를 좀 더 탐색하고 생각을 보충해서 지난 글에서 부족했던 부분을 보완하였다.

먼저 다른 어깨질환과 구별되는 오십견의 특징을 보자.

(1) 다른 어깨질환과 구별되는 오십견의 특징

① 오십견은 초기에 증상의 발생과 완해가 반복되면서 오랜 기간에 걸쳐서 진행된다. ROM 장애가 뚜렷해지기 전에는 이 병인지 잘 알지 못한다.

② 오십견은 능동거상과 수동거상의 범위가 같다.

③ 오십견에서 ROM 장애가 생기는 것은 일정한 순서가 있고, 회복되는 순서도 일정하다. 장애는 뒤로 올리기, 옆으로 올리기, 앞으로 올리기의 순서(뒤〉옆〉앞)로 진행되고, 회복은 앞으로 올리기, 옆으로 올리기, 뒤로 올리기의 순서(앞〉옆〉뒤)이다.

④ 오십견은 한번 발생한 쪽에 재발하지 않는다.

⑤ 소위 '깁스 효과'란 오십견을 치료하면서 나타나는 통증으로, ROM이 개선되면서 오히려 방사통이 나타나게 된다. 전에 없던 통증이 생겼다고 당황할 필요는 없다.

다음에는 오십견의 단계별 특징을 보자.

(2) 오십견의 단계별 특징

1) 염증기

염증기에는 환자 본인이 감지하지 못하는 시기를 어느 정도 보내게 된다.

① 통증 : 처음에는 어깨가 뻣뻣하고 당기는 정도의 불편감만 있고, 어깨 관절의 한 부위(一點)에 통증이 있다. 어깨 관절을 움직이지 않아도 통증이 있다. 통증은 견봉(肩峰) 아래나 뒤쪽 견정(肩貞)부에서 나타난다.

② 근육긴장과 무력감 : 견정(肩井)혈 부위(승모근)나 견갑부의 근육, 또는 삼각근이 긴장되거나, 상박부(上膊部) 근육의 무력감이 있다.

③ 동작 제한 : 약간의 동작 제한이 있다.

④ 방사통 : 손가락(4,5지/1,2지), 주관절 주위, 상박부(소장경/대장경), 견갑부에 방사통(放射痛)이 나타나기도 한다.

⑤ 둔마감 : 손가락(4,5지/1,2지), 주관절 주위에 둔마감(鈍痲感)이 나타나기도 한다.

⑥ 감별 : 염증기의 증상은 경추 추간판탈출증과 감별되어야 하지만 결과적으로 사용되는 처방에 차이는 없다. 다만 근육 무력감이 있을 때는 KZP에 겸방(兼方)으로 활력방(KVa)이 필요하다.

2) 유착기

ROM 장애가 점차 진행되어 구체적으로 인지하게 된다. 통증이 심해지고 특히 야간 통증이 심해지며, 외부의 충격에 민감해진다.

① 통증 : 바늘이나 송곳으로 찌르고 쑤시듯이 아프고 밤에 통증이 심하다. 어깨가 굳어지는 과정 중에 있으므로 통증이 심하다. 누군가와 어깨가 부딪히게 되면 자지러지게 아프다.

② 동작 제한 : 허리에서 허리띠 위로 5cm 정도 올라가지 않는 상태의 장애가 올 때 인지하는 경우가 많다.

③ 방사통 : 방사통은 절절 끓는 듯한 심한 통증이다. 물건을 들어 올리거나, 어깨보다 높은 곳의 무언가를 집으려고 팔을 뻗었을 때 당겨지는 느낌과 함께 갑작스럽게 통증이 온다. 예를 들면, 운전석에 앉아 안전벨트를 당기려고 팔을 뻗을 때, 낮고 깊숙한 곳에 있는 전기 콘센트에 플러그를 꽂으려고 할 때.

④ 둔마감 : 관절의 동작이 비틀릴 때 방사통과 함께 근육에 둔마감이 생기고 꼬이는 느낌이 오면서 순간적으로 힘이 빠지기도 한다.[26]

⑤ 외부의 충격에 민감 : 외부의 충격에 민감해진다. 외부로부터 충격 시 관절 부위에 통증이 심한데, 마치 관절 내부로부터 울리는 것 같은 통증이 있다. 예를 들면, 손바닥으로 짚는 자세, 어깨보다 높은 물체를 잡거나 미는 자세, 손바닥으로 물체를 타격하는 자세, 상지로 지탱하는 자세를 취할 때.

3) 경직기

어깨가 점차로 굳어지면서 어깨 관절의 모든 가동 영역에서 ROM 장애가 고정된

---

26) 통증과 근육무력감 : 어깨 관절을 움직일 때 발생하는 통증에는 근육무력감이 동반된다. 이는 근육에 대한 신경지배에 장애가 생기기 때문일 것이다.

다. 어깨를 안정할 때는 통증이 경감되고 어깨를 움직이면 통증이 발생한다.

① 통증 : 어깨 안정 시에는 통증이 경감되고 어깨를 움직이면 통증이 발생한다. 오십견의 진행이 완전히 멈추면 통증이 소실된다.
② 동작 제한 : ROM 장애가 고정된다. 어깨 관절 가동 영역의 모든 범위에서 제한된다. 환측(患側) 어깨의 수동 외회전 검사 시 가동성이 현저하게 저하된다.
③ 저림과 시림 : 견관절 부위가 저리거나 시리게 되고 차갑게 느껴진다.
④ 재발 : 외회전 각도가 20도 내외일 정도이면 반대편 어깨에 다시 발병할 가능성이 높다.
⑤ 유착기과 경직기의 감별 : 이환기간과 외회전의 각도[27], 그리고 통증의 정도를 보고 판단한다.

이상의 내용에 따라 오십견의 단계별 감별 요점을 표로 정리하였다.

질병은 진행되면서 발전하고 변화하는 것이므로, 염증기이면서 유착기인 경우나 유착기이면서 경직기인 경우도 가능할 것이다. 이때에는 해당 병기에 주로 적용하는 처방을 적절하게 겸용할 필요가 있다.

오십견의 단계별 감별 요점

3단계	염증기	유착기	경직기
특징	어깨 통증, 放射痛과 鈍痲感	ROM 장애 인지, 심한 통증과 근육무력감	각 방향으로 ROM 제한 고정됨
통증	방사통, 삼각근하 통증	여러 부위, 여러 형태의 통증	안정 시에는 통증이 경감됨

외회전 각도에 따른 치료기간

외회전 각도	120~160도	90~120도	40~90도	20~40도	0~20도
치료기간	1~2개월	1~3개월	2~3개월	2~4개월	2~6개월

---

27) 외회전 각도로 유착기와 경직기를 감별하는 것은, 오십견의 병기를 3단계로 나누어 보는 개념을 바탕으로 한 임상데이터가 많이 축적되어야 정밀한 기준이 도출될 수 있을 것이다.

(3) 상태와 예후의 판단 지표

병증의 상태(정도)와 예후(치료기간) 판단의 지표는 '외회전의 각도'이다. 외회전의 각도가 20도 내외이면 반대편 어깨에 발생할 가능성이 높다. 아울러 통증의 양상과 양쪽 발생 여부도 영향을 미친다. 치료기간을 결정하는 것은 외회전 각도의 폭이다. 50도 이내이면 치료기간이 길고, 140도 이상이면 치료기간이 짧다. '외회전 각도에 따른 치료기간'으로 정리된 표는 오십견 전문 한의원인 장덕한의원[28]에서 임상통계를 바탕으로 제시한 내용이다.

(4) 외회전 각도

외회전 각도는, 오십견이 발병한 팔을 차려 자세에서 옆구리에 붙이고 팔꿈치를 90도가 되도록 앞으로 들어올린다. 이때 상박은 옆구리에 붙인 상태여야 한다. 그런 후에 가볍게 주먹을 쥐고 주먹을 배꼽 부위에 댄다. 그 상태에서 주먹을 바깥으로 돌릴 때 생기는 각도를 말한다.

정상인의 경우 거의 180도로 돌아가지만 오십견 환자의 경우에는 진행 속도와 강도에 따라 각도가 줄어든다. 따라서 외회전 각도를 통해서 어깨가 얼마나 굳었는지 파악할 수 있고, 치료기간 또한 예측할 수 있다.

(5) 치료율이 높은 경우

발병한지 오래될수록 치료율이 높고 치료기간이 짧다. 그리고 완전히 굳어서 단단해진 상태[29]일 때 치료가 잘 된다. 또 외회전의 각도가 크고, 오십견이 1년 반 이상 진행된 상태 즉 오십견의 진행이 끝난 상태(凍結肩)에서는 치료가 빠르고 쉽다.

---

28) 장덕한의원은 장덕한방병원 네트워크로 규모가 확대되었다.

29) (5)에 나오는 '완전히 굳어서 단단해진 상태'와 (6)에 나오는 '외회전 각도가 30도 이내인 경우'를 동일한 의미로 받아들일 수도 있을 것 같다. 하지만 이 두 요소는 다른 방향성을 가지고 있다. 완전히 굳어서 단단해진 상태는 이 병의 진행에서 '염증기간이 완전히 지난 상태'라고 이해하면 좋겠다. 외회전의 각도는 어깨가 굳어가는 진행단계, 즉 유착기에서 경직기로 넘어가는 상태를 판단하는 요소로 보면 되겠다. 즉 각도가 줄어들수록 통증이 더 심해지면서 계속 발현되고 있는 것이다.

(6) 치료반응이 더디게 나타나는 경우

발전 단계에 있는 오십견으로 ROM 장애가 진행되고 있고, 통증의 강도도 증가되고 있는 경우에는 치료 반응이 늦다. 그리고 한쪽에 생긴 후에 다른 쪽에 재발한 경우인데, 재발기간이 짧을수록 어렵고, 한쪽의 증상이 소실되지 않았는데 다른 쪽에 재발한 경우에는 더 어렵다. 또 외회전 각도가 30도 이내인 경우에도 치료가 더디다.

■■■ 식도염(食道炎)은 어떻게

창시자라고 하여 모든 것에 능(能)하고 전부가 맞을 수는 없다. 새로운 생각을 일으키고 독창적인 체계를 만든 것만으로 창시자는 위대하고 추앙(推仰) 받을 자격이 분명히 있다.

(1) 권도원 선생의 개념

체질침의 역사 속에서 식도질환에 관한 자료는 그리 많지 않다. 그리고 권도원 선생의 개념 착오(錯誤)도 있었다. 식도를 갑상연골과 연관 지어서 생각했던 것이다.

배철환은 1995년 12월[30]에 청년한의사회(靑韓)에서 초청한 강의에서, 권도원 선생이 알려주었던 식도를 치료하는 개념에 대하여 아래와 같이 말하였다.

> 식도는 참 묘한 것입니다. 부계염증방(腑系炎症方)을 4:2로 썼는데 식도염 치료가 시원치 않았습니다. 그런데 연구를 해보니까 식도라는 기관은 부(腑)처럼 생겼지만 식도는 뼈처럼 딱딱한 연골조직으로 되어 있습니다. 식도에는 연골이 많이 들어 있습니다. 그래서 식도질환은 부(腑)지만 장(臟)과 비슷한 성질로 되어있기 때문에 식도를 치료하는 목적으로 부계염증방을 사용할 때는 5:1로 해야 된다는 것을 발견하셨습니다. 그러나 식도 치료를 부계염증방 4:2로 해도 효과가 없는 것은 아닙니다. 효과가 나기는 나는데 확실히 그 사람이 식도의 병이라면 부계염증방을 5:1로 시술해야 됩니다.

---

30) 1995년 12월 5일~19일

이것은 식도염일 때는 부염방을 5:1 수리로 운용한다는, 이른바 부계장(腑系臟) 이론이다.

권도원 선생은 2001년 3월 3일에 제선한의원에서 신기회(新紀會) 회원들을 대상으로 행한 강의에서 부계염증방을 5:1로 운용하는 목표를 부계장염증(腑系臟炎症)이라고 하고 식도염, running nose, 중이염이 이에 해당한다고 하였다. 배철환이 강의에서 잘못 전달한 것이 아니라는 것을 확인해주었던 것이다.

배철환은 강의도 그렇고 책[31]도 그렇고, 한의사통신망[32]에 글을 올릴 때도 자신의 의견은 배제하고 권도원 선생의 인식과 개념을 비교적 충실하게 전달하였다. 권도원 선생의 가르침에 대하여 스스로 진위(眞僞) 판단을 하지 않았기 때문에, 그가 전한 것들은 오히려 역사적 자료로서의 가치를 가지게 되었다.[33]

식도염에는 부염방을 5:1로 운용한다는 개념은 이후에도 여러 경로를 통해서 이어지면서 자료로 남았고, 체질침에 입문하는 임상의들에게 전달되었다.

배철환은 식도염 치료를 소개하였고, 또 매핵기(梅核氣)에 대한 (8체질의학적인) 새로운 해석도 알렸다. (표. 식도질환과 매핵기)

전통한의학에서는 매핵기의 원인을 칠정(七情)으로 본다. 그런데 8체질의학에서는 위하수(胃下垂)나 위가 무력(無力)할 때 매핵기가 많이 생긴다고 본다. 제 위치보다 아래로 늘어진 위가 식도를 당긴다고 해석한 것이다. 그래서 식도의 상부에 이물감을 유발한다는 것이다. 그리고 이런 증상은 위하수가 잘 생길 수 있는 체질[34]인 수음체질과 목양체질에서 잘 나타날 수 있다는 것이다. 그래서 위무력을 개선시킬 수 있는 활력방이 매핵기에 적용할 수 있는 적절한 처방이라는 것이다.

---

31) 8체질의학회 『8체질건강법』 고려원미디어 1996. 10.

32) 한의사통신망(KOMA)의 동의학당에 1994년 8월 6일부터 1995년 11월 12일까지 '체질침'이란 아이디로 글을 올렸다.

33) 비판적인 태도를 갖지 않고 또 진위 판단을 하지 않았다는 것이 잘 했다는 것이 아니라, 결과적으로 배철환이 그런 자세를 가졌던 것이 당시에 권도원 선생의 개념을 있는 그대로 전할 수 있었다는 뜻이다.

34) 위(胃)가 약장기(弱臟器)인 체질

식도질환과 매핵기

출처	목표	처방
Peter Soh 자료	역류성식도염	DFP442 + KF51a
	Pan.의 식도질환	KF51a
『8체질 테이핑요법』	식도	부염방c * 또는 장염방c
역대 자료	매핵기	KV42 / KV51a KVP442 / DVP442

* c는 con-, p는 pro-로서 이 자료에서 c는 상초 치료법이다.

부계염증방 대상 장기 및 부속기관

五行	대상 장기 및 부속기관
木	膽 / 膽道
火	小腸
土	胃 / 十二指腸 / 食道 / 口腔 / 齒周
金	大腸 / 直腸 / 氣管支 / 喉頭 / 咽頭 / E.E.N.T.
水	膀胱 / 子宮 / 나팔관 / 子宮頸部 / 膣 / 尿路 / 尿道 / 絲球體 / 卵巢 / 睾丸

(2) 오행(五行) 배속

2015년 10월 24일에 하얏트호텔에서 열렸던 ECM day 행사에서, 권우준 씨는 '부계염증방의 임상 활용'에 관하여 강의를 하였다. 강의 초입에 부계염증방의 대상 장기 및 부속기관을 설명하는 슬라이드를 소개하였는데, 이것은 대상 장기 및 기관을 오행으로 분류하여 배속한 것이다. (표. 부계염증방 대상 장기 및 부속기관)

장기와 부속기관을 오행에 배속하여 분류한 것이 아주 신선했다. 그리고 토(土)에 배속한 위(胃)의 부속기관으로 십이지장과 식도 그리고 구강과 치주를 넣었다. 이것은 2단방을 운용할 때 치료목표의 설정방법[35]과 관련한 중요한 언급이다.

(3) a方인가 n方인가

a법은 상초를 목표로 하여 부방(副方)에서 영(迎)하는 혈을 반복하여 시술한다. c법

---

35) a와 c, 그리고 n

은 하초를 목표로 하고 부방에서 수(隨)하는 혈을 반복하여 시술한다. n법은 중초를 목표로 하는데 부방에서 반복하는 방법이 없다.

십이지장과 식도는 위의 부속기관이므로 십이지장이나 식도를 치료할 때는 위(胃) 치료와 동일하게 해야 하니, 2단방의 부방은 n방으로 해야 한다는 것이다. 권우준 씨는 강의에서 역류성식도염에 관하여 설명했는데, 역류성식도염도 위장치료를 해야 하고 당연히 부방은 n방으로 해야 한다고 하였다. 이것은 앞선 자료에서 부염방을 a방(KF51a)으로 소개한 것과는 개념이 상충(相衝)된다.

(4) 4:2인가 5:1인가

2016년 5월 15일에 열린 '스승의 날 행사 및 8체질 임상학술제'에서 권우준 씨는 이렇게 말하였다.

> 보통 식도라고 한다면 5:1로 하지 않고 4:2로 하겠죠. 기관지라면 이야기가 다릅니다. 기관지라면 5:1로 할 수 있는데요. 식도라고 하면 4:2로 합니다. 식도는 그것을 따로 상초로 분류하지 않습니다. 위장으로 배속시킵니다. 식도염은 위장치료를 하면 식도는 낫습니다. 식도를 위장과 분리해서 생각하면 안 됩니다. 십이지장은 어디에 속할까요? 위장에 속할까요? 소장에 속할까요? 십이지장염 하초로 c방으로 하시겠어요. n방으로 하겠어요? n방이에요. 십이지장도 식도도 다 n방이에요.

위와 설명이 중복되는데, 식도는 위장에 배속하여 식도염은 위장치료를 하므로 부방은 n방으로 하고, 기본방과 부방의 수리(數理)는 4:2로 한다는 것이다. 그러면서 기관지라면 5:1로 할 수 있다고 부연하였다.

식도염에 부계염증방을 4:2로 한다는 개념은 (1)에서 소개한 식도염은 5:1로 운용하는 것이 더 효율적이라는 권도원 선생의 부계장 이론과 배치(背馳)되는 것이다.

사실 권우준 씨는 부친의 착오를 일찍 알고 있었던 것처럼 보인다. 1997년 첫 강좌 때부터 남아 있는 여러 가지의 강의 자료들에서, 식도와 갑상연골을 연결하여 말한 적이 전혀 없다. 그러니 당연하게도 '식도는 부계장이므로 식도염은 5:1로 해야 한다'고 말한 것도 없다.

(5) 임상의의 혼란

기존 자료로 오래 임상을 해 온 임상의로서는 혼란을 느낄 만했다. 2016년 '스승의 날 행사' 후반부에 진행된 질문 시간에 성O한의원의 정OO 원장이 이에 관해서 질문을 했다.

> 역류성식도염에서 부계염증방을 4:2로 중초로 쓸 때하고요, 5:1로 상초로 쓸 때하고, 지금 저 케이스 스타일에서 증상의 차이가 어떤 식으로 날까요?

이 질문은, 역류성식도염에서 부계염증방을 4:2로 n방으로 쓰는 경우와 5:1로 a방으로 쓰는 경우가 있는 것 같은데, 이때 각 케이스에서 환자가 지닌 증상의 차이가 어떻게 나타나느냐는 것이다.

그런데 권우준 씨는 질문을 받은 후에 정색을 하듯이 이렇게 답변을 했다.

> 이것을 4:2로 쓸 때와 5:1 상초로 쓸 때요? 역류성식도염을요? 역류성식도염은 5:1로 쓰지 않는데요? 5:1로 쓸 때에는 기관지. 기관지를 쓸 때에는 5:1로 쓰지요. 역류성식도염으로 진단이 되었다면 4:2 n방으로 써야죠.

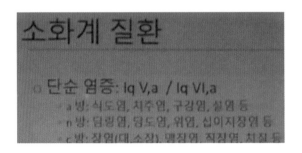

(6) 어느 장단에 춤을

2015년 'ECM day 행사'에서 권우준 씨는 강의 중에, 소화계질환을 치료하는 방법에 관한 슬라이드를 소개했다. 권우준 씨가 소개한 슬라이드에는 분명하게 식도염은 a방이라고 명시되어 있고, 설명에서도 상중하 치료법으로 나누어서 설명하였다. 물론 수리는 4:2로 적혀있지만 식도염은 분명히 a방으로 치료한다고 설명을 했던 것이다.

그러던 것이 7개월 만에 식도는 n방 치료로 권우준 씨의 개념이 변해버린 것이다.

소화계질환

단순염증 : ⅠqⅤ,a / ⅠqⅥ,a	
a방	식도염, 치주염, 구강염, 설염 등
n방	담낭염, 담도염, 위염, 십이지장염 등
c방	장염(대.소장), 맹장염, 직장염, 치질 등

물론 개념이 변화한 것을 강조하려고 2016년에 더 정색해서 대응한 것인지도 모르겠다.

■■■ 체질침 처방의 구조와 구성 원리

체질침 고단방은 8체질 임상의들에 의해 사용되고 있지만 그 구조와 구성 원리에 관한 정보는 별로 알려진 바가 없다. 권도원 선생이 침묵하고 있기 때문이다. 나는 1997년에 8체질의학에 입문한 이래로 8체질의학의 원리 부분에 관심을 갖고 끊임없이 궁리해 왔다. 무엇보다 체질침 처방의 구조가 특별히 더 궁금했다.

체질침 처방 자료 수집과 정리 계속되는 궁리 끝에 2012년 12월 12일에, 우연히 떠올린 아이디어로 체질침 처방의 구조에 엉킨 많은 실타래 중에서 하나의 실마리를 얻은 것 같았다.

(1) 체질침(體質鍼) 3단방(段方)의 성립

체질침의 체계를 이해하기 위해서는 체질침에서 사용되는 부호(符號)에 대한 이해가 먼저 필요하다. 기본적인 부호를 아래에 두 개의 표로 제시한다. '장부의 부호와 오행의 관계' 그리고 '장부 경락과 장부혈의 부호, 오행의 관계' 이다.

장부(臟腑)의 부호(符號)와 오행(五行)의 관계

Ⅰ	Ⅱ	Ⅲ	Ⅳ	Ⅴ	Ⅵ	Ⅶ	Ⅷ	Ⅸ	Ⅹ	Ⅲ'	Ⅳ'
肝	膽	心	小腸	膵	胃	肺	大腸	腎	膀胱	心包	三焦
1	2	3	4	5	6	7	8	9	10	3'	4'
木		火		土		金		水		火	

장부 경락(經絡)과 장부혈(臟腑穴)의 부호, 오행의 관계

肝經(I')					膽經(II')				
I' 1	I' 3	I' 5	I' 7	I' 9	II' 8	II' 10	II' 2	II' 4	II' 6
大敦	行間	太衝	中封	曲泉	竅陰	俠谿	臨泣	陽輔	陽陵泉
木	火	土	金	水	金	水	木	火	土

※ 체질침에서는 소위 오수혈(五俞穴)을, 장부를 직접 조절할 수 있는 경혈이라는 의미로 장부혈이라고 부른다.

동호(東湖) 권도원 선생의 체질침(Constitution-Acupuncture) 논문은 모두 네 편이 있다.

체질침 논문

년도	약칭	논문 제목	발표 매체
1962. 9.	「62 논문」	「The Constitutional Acupuncture」	미발표
1965. 10.	「1차 논문」	「A Study of Constitution-Acupuncture」	『國際鍼灸學會誌』
1973. 9.	「2차 논문」	「Studies on Constitution-Acupuncture Therapy」	『中央醫學』
1974. 1.	「明大 논문」	「Studies on Constitution-Acupuncture Therapy」	『明大論文集』

「62 논문」은 권도원 선생이 1962년 4월에 한의사가 된 후, 바로 국제적인 학술대회에서 체질침 논문을 발표하기 위해 준비한 것이다. 이 국제학회는 중화민국 타이베이에서 1962년 10월 6일부터 3일간 열렸던 제12차 국제침술학회이다. 대회 주최 측인 중화민국침구학회로부터 참가 승인도 받고, 서울시한의사회가 주최한 한의학연구발표회를 통해 사전발표도 하였으나, 여권 수속 문제가 얽혀서 학술대회에 참석하지 못했다. 그래서 이 논문은 미발표로 남았다. 이 논문에는 체질침의 성립과 운용에 관한 기본적인 원리가 모두 수록되어 있다.

1962년에 국제학회 참석 도전에서 처음 실패한 후 다시 도전했던, 1965년 5월에 오스트리아 빈에서 개최된 제13차 국제침술학회 참석이, 국내의 외환사정 때문에 출국 직전에 불발되었다. 「1차 논문」은 이런 두 번의 실패를 딛고 이루어진, 대한한의사협회로서도 첫 해외 학술대회 진출이라는 영예를 얻은 논문이다. 1965년에 일본 도쿄,

동경문화회관(東京文化會館)에서 10월 18일부터 20일까지 열린 국제침구학회에서 발표하였다. 체질침의 공식적인 첫 발표 논문이라서 '1차 논문(1st paper)'라고 부른다. 이 논문으로 8체질의 기본방(基本方)을 처음 발표했다. 기본방이란 지금의 체질침 체계에서는 1단방이다. 기본방이 가진 의미는 각 체질의 병근(病根)을 조절하여 '정돈(整頓) 효과'를 노리는 것이다.

「2차 논문」으로 체질침 체계는 장방(場方)의 개념을 갖게 된다. 이 장방들 중에서 최강기능을 가진 장방을 기본방으로 하고, 나머지 장방을 배합하여 치료처방을 성립시켰다. 이렇게 기본방과 부방(副方)이 배합되어 각각 다른 치료의 목표가 설정되는 계통성을 보여준다. 이것은 '2단방의 세계'라고 말할 수 있다. 기본방이 국기봉이라면 2단에 서는 부방은 각 국기봉에 걸린 각 나라의 국기들이라고 할 수 있다. 성조기가 걸리면 미국을, 유니온 잭이 걸리면 영국을, 해가 그려진 국기라면 일본을 상징한다. 국기봉에 걸린 국기에 따라 각 나라를 상징하듯이 기본방에 배합된 부방에 따라 치료의 목표가 달라진다. 이렇게 8체질에 각각 사용할 수 있는 장계염증방, 부계염증방, 활력방, 살균방, 정신방 등이 만들어졌다. 체질침 처방의 구조에 관한 공식 발표는 이것이 끝이다.

「명대 논문」은 「2차 논문」을 『명대논문집』에 재수록하면서 논문의 뒷부분에 '8체질이론에 기초한 음식분류법'을 추가한 것이다.

체질침 3단방은 「2차 논문」의 발표를 준비하던 시기인 1973년에 성립하였다. 그러니까 2단방 체계를 공식적으로 발표한 시기에 이미 3단방이 성립했던 것이다. 3단방 성립의 아이디어는 전등(電燈)이었다.

이 아이디어를 이해하기 위해서는 8체질론의 독특한 화론(火論)인 자화(自火)와 상화(相火)의 관계에 대한 이해가 필요하다. 『동의보감』의 잡병편 「화문(火門)」에 유하간(劉河間)의 논설이 인용되어 있다. 유하간은 군화(君火)를 인화(人火)라고 하고, 상화를 용화(龍火)라고 하였다. 권도원 선생은 유하간의 이 언급에서 힌트를 얻어 자화를 내부적인 화(火)로 상화를 외부적인 화(火)로 인식했으며, 더 나아가 자화와 상화가 서로 길항관계(拮抗關係)에 있다는 인식으로 확장시켰다. 자화란 인체가 본디 지닌 생명력이고, 상화란 자화와 길항관계를 유지하여 서로의 균형을 맞추면서 생명체를 조절하는 외부(外部)의 에너지를 말한다. 지구(地球)에 있는 생물(生物)의 처지로 보면 태양(太

陽)이 바로 상화이다.

체질침 3단방은 침처방(鍼處方) 세 개를 연이은 것인데, 그 구조는 아래와 같다.

체질침 3단방의 구조

1단	기본방(本方)	병근 조절, 정돈, 주목(注目) 효과	전구(電球)
2단	치료 목표방	장계병(臟系病) / 부계병(腑系病)	전등갓
3단	신경방(神經方)	자율신경(自律神經) 조절	전기(電氣)

어두운 공간인데, 전구에 불이 켜지면 불이 켜진 곳으로 집중하게 된다. 그리고 전구 위에 갓을 씌우면 원하는 방향으로만 전구의 빛을 보낼 수 있다. 이 전등 빛은 전구의 용량에 맞는 적당한 전압의 전기가 지속적으로 공급되어야만 유지된다. 그런데 그 전기는 먼 곳으로부터 온다. '먼 곳으로부터 온다.' 가 이 아이디어의 포인트이다. 그리고 적당한 전압이란 바로 '자화와 상화 사이의 균형[조화] 상태' 를 말한다.

8체질 중에서 금양체질(Pul.), 금음체질(Col.), 수양체질(Ren.), 수음체질(Ves.), 이 네 체질은 교감신경긴장체질(Sympathicotonia)이고, 목양체질(Hep.), 목음체질(Cho.), 토양체질(Pan.), 토음체질(Gas.), 이 네 체질은 부교감신경긴장체질(Vagotonia)이다. 부교감신경긴장체질은 본디 자화가 상화보다 강하고, 교감신경긴장체질은 상화의 영향력이 자화보다 세다. 그래서 부교감신경긴장체질은 자화를 억제하는[상화를 강화하는] 신경방을 써야 하고, 교감신경긴장체질은 상화를 억제하는[자화를 강화하는] 신경방을 써야 한다.

이렇게 하여 최초에 성립한 3단방을 나는 「1기 3단방」이라고 부르자고 제안한다. 이는 속칭, 관절염증방, 궤양방, 활력응용방, 바이러스방 등으로 부르는 것이다. 이 처방들의 구성을 목양체질(木陽體質, Hepatonia)을 예로 들어 아래 표에 제시한다.

목양체질의 「1기 3단방」 구조

처방명	1단 本方	2단 치료 목표방	3단 神經方	효능
ⅠⅦⅢ" 관절염증방	Ⅰ 肝瀉方	Ⅶ 肺補方	Ⅲ" 心包補方	관절의 염증과 통증
ⅠⅧⅢ" 활력응용방	Ⅰ 肝瀉方	Ⅷ 大腸補方	Ⅲ" 心包補方	근육의 무력, 순환 장애
ⅠⅤⅢ" 궤양방	Ⅰ 肝瀉方	Ⅴ 膵補方	Ⅲ" 心包補方	궤양성 질환, 피부염
ⅠⅥⅢ" 바이러스방	Ⅰ 肝瀉方	Ⅵ 胃補方	Ⅲ" 心包補方	바이러스성 질환, 신경 감염

체질침 고단방(高段方)은 체질침 처방의 3단방 일부와 4단방, 5단방을 말한다. 체질침의 처방 개념은 5단방으로 끝난다. 7단방과 9단방에서는 각 장부(臟腑) 위주로 바뀐다. 장부방(臟腑方)의 반복을 통해서 9단방까지 구성할 수 있다.

목양체질의 내장구조(內臟構造)와 장부방(臟腑方) 구성

Hep.	木 〉水 〉火 〉土 〉金				
	Ⅰ K	Ⅸ D	Ⅲ P	Ⅴ F	Ⅶ Z
+ (隨法)	Ⅶ'7 Ⅰ'7	Ⅴ'5 Ⅸ'5	Ⅲ" Ⅲ"5	Ⅶ'7 Ⅴ'7	Ⅴ'5 Ⅶ'5
－ (迎法)	Ⅸ'9 Ⅰ'9	Ⅰ'1 Ⅸ'1	Ⅲ"9	Ⅸ'9 Ⅴ'9	Ⅰ'1 Ⅶ'1
	Ⅱ K'	Ⅹ D'	Ⅳ P'	Ⅵ B	Ⅷ V
+	Ⅷ'8 Ⅱ'8	Ⅵ'6 Ⅹ'6	Ⅳ" Ⅳ"6	Ⅷ'8 Ⅵ'8	Ⅵ'6 Ⅷ'6
－	Ⅹ'10 Ⅱ'10	Ⅱ'2 Ⅹ'2	Ⅳ"10	Ⅹ'10 Ⅵ'10	Ⅱ'2 Ⅷ'2

※ 장부방(臟腑方)을 영문(英文) 알파벳으로 표기하는 약칭(略稱)은 공식적인 것은 아니다.

(2) 「기준 5단방」과 수리(數理)

나는 2013년 1월에 8체질의 「기준 5단방」 일람표를 제시하였다. 나란히 배열된, 정반대인 두 체질은 장부혈의 영수법(迎隨法)과 장부방(臟腑方)의 보사(補瀉)가 정반대이다. 네 양체질과 네 음체질의 「기준 5단방」 일람표는 뒷장의 표와 같다.

8체질의 「기준 5단방」 일람표_陽體質

Pul. / Hep.		Pan. / Ren.	
臟方	腑方	臟方	腑方
Ⅰ Ⅴ Ⅲ"Ⅶ Ⅸ 153' 79	Ⅱ Ⅵ Ⅳ"Ⅷ Ⅹ 264' 80	Ⅸ Ⅲ Ⅲ' Ⅴ Ⅶ 933' 57	Ⅹ Ⅳ Ⅳ' Ⅵ Ⅷ 044' 68
Ⅴ Ⅰ Ⅲ"Ⅸ Ⅶ 513' 97	Ⅵ Ⅱ Ⅳ"Ⅹ Ⅷ 624' 08	Ⅲ Ⅸ Ⅲ' Ⅶ Ⅴ 393' 75	Ⅳ Ⅹ Ⅳ' Ⅷ Ⅵ 404' 86
Ⅸ Ⅶ Ⅲ"Ⅴ Ⅰ 973' 51	Ⅹ Ⅷ Ⅳ"Ⅵ Ⅱ 084' 62	Ⅶ Ⅴ Ⅲ' Ⅲ Ⅸ 753' 39	Ⅷ Ⅵ Ⅳ' Ⅳ Ⅹ 864' 40
Ⅶ Ⅸ Ⅲ"Ⅰ Ⅴ 793' 15	Ⅷ Ⅹ Ⅳ"Ⅱ Ⅵ 804' 26	Ⅴ Ⅶ Ⅲ' Ⅸ Ⅲ 573' 93	Ⅵ Ⅷ Ⅳ' Ⅹ Ⅳ 684' 04

8체질의 「기준 5단방」 일람표_陰體質

Gas. / Ves.		Col. / Cho.	
臟方	腑方	臟方	腑方
Ⅴ Ⅰ Ⅲ"Ⅸ Ⅶ 513' 97	Ⅵ Ⅱ Ⅳ"Ⅹ Ⅷ 624' 08	Ⅶ Ⅲ Ⅲ' Ⅰ Ⅸ 733' 19	Ⅷ Ⅳ Ⅳ' Ⅱ Ⅹ 844' 20
Ⅰ Ⅴ Ⅲ"Ⅶ Ⅸ 153' 79	Ⅱ Ⅵ Ⅳ"Ⅷ Ⅹ 264' 80	Ⅲ Ⅶ Ⅲ' Ⅸ Ⅰ 373' 91	Ⅳ Ⅷ Ⅳ' Ⅹ Ⅱ 484' 02
Ⅶ Ⅸ Ⅲ"Ⅰ Ⅴ 793' 15	Ⅷ Ⅹ Ⅳ"Ⅱ Ⅵ 804' 26	Ⅸ Ⅰ Ⅲ' Ⅲ Ⅶ 913' 37	Ⅹ Ⅱ Ⅳ' Ⅳ Ⅷ 024' 48
Ⅸ Ⅶ Ⅲ"Ⅴ Ⅰ 973' 51	Ⅹ Ⅷ Ⅳ"Ⅵ Ⅱ 084' 62	Ⅰ Ⅸ Ⅲ' Ⅶ Ⅲ 193' 73	Ⅱ Ⅹ Ⅳ' Ⅷ Ⅳ 204' 84

위 일람표에서 처방 하나를 빼서 보자. 예를 들면 아래와 같은 처방이다.

토양체질(Pancreotonia)의 Lupus 처방

처방	ⅢoⅩoⅢ'oⅦoⅤo 393' 75			
체질	Pan. (토양체질)		병명	Lupus
1단	2단	3단(神經方)	4단	5단
Ⅲ 心瀉方	Ⅸ 腎補方	Ⅲ' 心瀉方	Ⅶ 肺補方	Ⅴ 膵瀉方

※ 작은 동그라미 표시(o)는 큰 점(點)인데, 해당처방을 5회 반복해서 시술한다는 뜻이다.

5단방은 각 체질의 내장구조(內臟構造)에서, 가운데 서는 중간장기(中間臟器)를 제외한 강장기(强臟器)와 약장기(弱臟器)가 모두 동원되는 침 처방이다. 위 일람표에 나오는 64개의 처방은 모두 동일한 구성 원리에 의해 도출된 처방이다. 이것을 「기준 5단방」 처방 구성 원리라고 하였다.

「기준 5단방」 처방 구성 원리는 아래와 같다.

1) 5개의 처방은 모두 장방(臟方) 혹은 부방(腑方)으로 구성한다. 즉, 장방과 부방이 섞이지 않는다.

2) 선두(先頭)에 서는 처방에 의해 나머지 처방은 일정한 규칙에 따라 순차적(順次的)으로 구성된다.

3) 선두에 서는 처방은 환자 개인의 조건에 따라 현 상태의 원발(原發)이 되는 장부(臟腑)를 파악하여 선정한다.

그럼 위에 제시한 토양체질의 Lupus 처방을 「기준 5단방」 처방 구성 원리에 따라 구성해 보자.

1) 선두에 서는 장부가 병(病)의 원발이다. 이 처방이 적용된 환자에게서는 심장(Ⅲ)이라는 뜻이다.

2) 토양체질에서 심사방의 구성은, [Ⅴ' 5Ⅲ'5c Ⅶ'7Ⅲ'7p]이다.

※ c : con puncture(迎法) / p : pro puncture(隨法)

3) 여기에서 장부방의 숫자 5와 7을 취한다. 그리고 두 수(數)를 더하면[5+7] 12가 된다.

4) 숫자 12가 처방을 구성하는 기준 수가 된다.

5) 심방(心方)은 3(Ⅲ)이다. 다음 2단에 올 처방은 기준 수에 의해 3+□=12가 되어야 한다. 그러니 9이고, 9는 신방(腎方, Ⅸ)이다.

6) 3단에는 신경방이 온다. 토양체질은 자화(自火)가 강하니 심사방(心瀉方, Ⅲ'5c Ⅲ'9p)이다.

※ 신경방은 장부방과 달리 송혈(送穴)이 없이 수혈(受穴) 두 혈로만 구성된다.

7) 다음 4단에는 내장구조에서 신과 인접해 있는 폐방(肺方)이 온다. 폐(Ⅶ)는 7이다.

8) 기준 수를 만족시키는 다음 순서는[7+□=12] 5인 췌(膵, Ⅴ)이니, 마지막 장방은 췌사방(膵瀉方)이 된다.

9) 이렇게 선두로부터 후미까지 도출된 처방이 Ⅲ Ⅸ Ⅲ'Ⅶ Ⅴ이다.

10) 393'75이므로 3+9=12=7+5로 되어 기준 수에 맞는다.

8체질의학에는 여당/야당 이론이 있다. 이 이론은 병리적인 해석의 필요에 의해 성립된 것이다. 뒷장의 표는 8체질의 내장구조를 나타낸 표이다. 서로 반대되는 체질의 장부 강약서열(强弱序列)은 정반대이다.

8체질의 내장구조

Pul. / Hep.	肝　I	腎　IX	心　III	膵　V	肺　VII
	木　1	水　9	火　3	土　5	金　7
Pan. / Ren.	腎　IX	肺　VII	肝　I	心　III	膵　V
	水　9	金　7	木　1	火　3	土　5
Col. / Cho.	大腸　VIII	膀胱　X	胃　VI	小腸　IV	膽　II
	金　8	水　10	土　6	火　4	木　2
Gas. / Ves.	胃　VI	大腸　VIII	小腸　IV	膽　II	膀胱　X
	土　6	金　8	火　4	木　2	水　10

　가장 앞 쪽에 나온 장기가 각 체질의 병근(病根, disease-origin)이다. 병근을 포함하여 칸이 짙게 표현된 장기가 여당[다수 주도체]이고, 남은 두 장기가 야당[소수 비주도체]이다. 병근 장기를 제외하고 나머지 두 쌍의 장기 수(數)를 더해 보자. (9+3)=12=(5+7), (7+1)=8=(3+5), (8+4)=12=(2+10), (10+6)=16 과 (4+2)=6 등의 괄호의 각 쌍에서 모두 첫 번째 자리인 1의 자리 수가 같다.

　체질침 장부방(臟腑方)의 구조는 아래와 같이, 네 개의 장부혈이 송혈(送穴)과 수혈(受穴)의 두 쌍으로 이루어져 있다. 앞의 두 혈은 부분적인 한 세트(set)로서 뒤의 두 혈에 송혈의 의미로 작용한다.

체질침 장부방의 구조

송혈(送穴) > 수혈(受穴)　　　송혈(送穴) > 수혈(受穴)
|→|

　송혈은 자기 장기의 영향력을 나머지 네 장기에 보내는 작용을 하고, 수혈은 자기 혈 번호와 동일한 장기 번호를 가진 장기로부터 그 영향력을 받아, 자신이 속한 자기 장기에 그 영향력을 받아주는 역할을 한다.

　각 체질의 내장 구조에서 중간장기를 기준으로 전후에 서는 각각의 네 장부를 조절하는 장부방의 수리의 합은 양쪽이 동일하다. 목양체질로 예를 들면 아래와 같다.

목양체질(Hepatonia)의 장부방 수리(數理)

장부배열	제1 강장기	제2 강장기	중간장기	제2 약장기	제1 약장기
장(臟)	I	IX	III	V	VII
臟方	VII' 7 I' 7 IX' 9 I' 9	V' 5 IX' 5 I' 1 IX' 1		VII' 7 V' 7 IX' 9 V' 9	V' 5 VII' 5 I' 1 VII' 1
수리	7+9 = 16	5+1 = 6		7+9 = 16	5+1 = 6
부(腑)	II	X	IV	VI	VIII
腑方	VIII' 8 II' 8 X' 10 II' 10	VI' 6 X' 6 II' 2 X' 2		VIII' 8 VI' 8 X' 10 VI' 10	VI' 6 VIII' 6 II' 2 VIII' 2
수리	8+10 = 18	6+2 = 8		8+10 = 18	6+2 = 8

8체질의학에서는 체질침의 「2차 논문」이후로 장부의 음양(陰陽)과 숫자 부호의 음양을 전통적인 동양학이나 한의학에서 채용했던 방식에서 뒤집었다. 즉 장(臟)은 양(陽)으로, 부(腑)는 음(陰)으로 보고, 장에 홀수를 부에 짝수를 배정하였다. 또한 오장(五臟)의 명칭에서도 토에 해당하는 항목에 있던 비(脾, spleen)를 췌(膵, pancreas)로 바꾸었다. 음과 양을 보는 관점도 달라서, 8체질론에서는 음양이 아니라 양음론(陽陰論)이라고 하는 게 적합하다. 이때 양과 음은 절대로 동등한 개념이 아니다. 음이란 양(陽)의 감소(減少)나 없음이지, 음 자체의 독자적인 의미는 없다.

이것은 8체질론에서 생명을 보는 인식이 독특하기 때문이다. 생명이란 불[火]이다. 불은 빛[光], 뜨거움[熱], 힘[力]의 세 요소가 합쳐진 것으로, 불 자체로서는 사람의 눈에 직접적으로 보이지 않는다. 다만 위의 세 가지 요소로서 불[生命]의 존재를 느끼고 알 수 있을 뿐이다.

10

체질의학의 원전

8體質論은 四象人論에서 나왔다. 否定할 수 없는 사실이다.
나는 四象人病證論을 공부하다가 勞心焦思를 발견했다.
東武 公께 크게 한 대 쾅 맞은 기분이었다.

10. 체질의학 원전

「성명론(性命論)」의 구조에 관하여

2013년에 동무 이제마를 탐색한 뛰어난 저작[1]을 내놓았던 정용재 원장[2]이 또 한 번 역작을 출간했다. 바로 『동의수세보원』[3]이다. 이 책은 신축년(辛丑年)[4]에 『東醫壽世保元』이 세상에 나온 이후에, 출간된 관련 서적 중에서 가장 훌륭하고 높은 성취를 이룬 저술이라고 나는 생각한다. 물론 이로써 동무 이제마의 난해함을 모두 극복했다는 뜻은 아니다. 이 책을 딛고 향후에 그가 도달할 경지에 대해서 큰 기대를 품게 한다.

나는 8체질의학에 입문한 후에 사상의학 공부를 시작했다. 시중에 유통되는 여러 자료들과 책을 보았다. 용약(用藥) 면에서는 류주열 선배의 강의록인 『동의사상의학강좌』[5]에서 많은 도움을 받았다.[6] 그런데 『東醫壽世保元』의 전반부에 위치한 논편들[7]에 대해서는 어떤 자료나 책에서도 만족을 얻지 못했다. 그간의 번역은 대개, 동무 공이 한자(漢字)로 제시한 용어(用語)에 겨우 조사(助詞)만을 붙여서 나열하는 방식에 그친 경우가 많다. 그동안 탁월하다고 평가를 받았던 이을호(李乙浩) 선생의 번역[8]조차도 별

---

1) 정용재 『이제마, 인간을 말하다』 정신세계사 2013.
2) 서울시 동대문구 세선부부한의원
3) 정용재 『동의수세보원』 글항아리 2018.
4) 1901년
5) 류주열 『동의사상의학강좌』 대성문화사 1998.
6) 이 책의 '정오표'를 만들어서 대성문화사에 보내기도 했다.
7) 「성명론」 「사단론」 「확충론」 「장부론」
8) 이을호, 홍순용 『사상의학원론』 행림출판사 1977.

감흥이 없었다.[9)]

　　고민을 하던 중에 2007년에 「성명론(性命論)」을 한번 번역해보자고 작심했다. 그리고 책과 자료를 헤치고 끙끙대면서 번역을 끝냈다. 너무 힘들었다. 그래도 번역과 내가 붙인 해설에 만족했다. 하지만 다음 논편으로 더 전진하지 못하고 멈추었다. '8체질론을 더 열심히 공부하다가 보면 또 다른 눈이 열리겠지' 하고 혼자 핑계거리를 만들고 그걸 믿고 미루었다.

　　동료들과 다달이 하는 공부 모임에서 2018년의 텍스트로 정용재 원장의 책을 정했다. 「사상인변증론」, 「광제설」, 「의원론」, 「장부론」을 지나 「성명론」을 읽었다. 올해 다시 「성명론」을 보면서 2007년에 만든 파일을 컴퓨터에서 지웠다. 그건 아주 졸렬하고 부끄러운 작업이었다.[10)] 정용재 원장의 번역과 해설은 훌륭하다. 해박하고 사상의학 전공자답게 원전(原典)에 대한 이해가 깊다.

　　「성명론」의 주인공은 천(天), 인(人), 지(知), 행(行)이다. 그 중에서도 지와 행이다. 그런데 지와 행을 통해서(方法) 도달(目標)하려는 곳이 바로 성(性)과 명(命)이다. 그래서 「성명론」이다. 「성명론」의 구조와 천·인·지·행의 관계를 궁리해 보면서 나는 정용재 원장과 다른 견해를 갖게 되었다.

　　정용재 원장은 「성명론」의 '1조는 천기(天機)의 사분(四分), 2조는 인사(人事)의 사분'이고, 지와 행 또한 사분되어 있으니, 지가 설명되는 7조 앞에는 '기지유사(其知有四)'가, 행이 나오는 9조 앞에는 '기행유사(其行有四)'가 생략된 것이라고 보았다. 이것은 천·인·지·행의 관계와도 연결되고, 「성명론」 전체를 이해하는 방향을 결정하는 중요한 관점이다. 정용재 원장은 천과 인, 그리고 지와 행을 대등한 비교 대상으로 설정하고 지를 천과, 행을 인과 연결시켰다. 그렇게 해서 11조의, "頷臆臍腹行其知也 頭肩腰臀行其行也"를 "함억제복(頷臆臍腹)은 하늘의 지(知)를 행(行)한다. 두견요둔(頭肩腰臀)은 인간의 행(行)을 행한다."고 번역했다.

　　1조부터 10조까지 천·인·지·행이 서술되었고, 11조부터는 이것이 서로 엮이면서 관계가 서술되는데, 11조의 번역에서 정용재 원장은 다른 방향으로 틀어졌다고 나는 판단한다. 나는 천·인·지·행에서 지는 천과 연결되어서는 안 된다고 생각한다.

---

9) 그건 당연하게도 내게 그런 가치를 알아볼 만한 실력과 안목이 없었기 때문이기도 했다.
10) 공부의 재미는, 자신의 오류를 스스로 교정하는 것이기도 하다. 그렇게 성장한다.

지와 행은 인에 한정된 부분이다. 나의 견해를 명확하게 표현하기 위해서 도표를 만들었다. '성명론의 구조와 개관' 이다.

性命論의 構造와 概觀

極	好善之心	天機/大同	觀於天	天
蕩	善聲	天時	聽	耳
大	善色	世會	視	目
廣	善臭	人倫	嗅	鼻
邈	善味	地方	味	口

人	立於人	人事/各立	惡惡之心	克
肺	達	事務	惡聲	修
脾	合	交遇	惡色	成
肝	立	黨與	惡臭	整
腎	定	居處	惡味	治

天人(原論/原則) 知行(各論/實踐)

前 　　 後

人 堯舜
我 不爲堯舜

罷世之心	有	不可(邪心)	有(性)	行其知
驕意	驕心	驕	善策	頷
矜慮	矜心	矜	經綸	臆
伐操	伐心	伐	行檢	臍
夸志	夸心	夸	度量	腹

行其行	有(命)	必無(怠行)	有	罔民之心
頭	識見	奪	擅心	奪利
肩	威儀	侈	侈心	自尊
腰	材幹	懶	懶心	自卑
臀	方略	竊	欲心	竊物

　이 도표에서 핵심적인 부분은 요순(堯舜)과 불위요순(不爲堯舜)으로 구분된 곳이다.[11] 그 부분을 경계로 천·인과 지·행은 인(人)과 아(我)로 나뉜다. 25조에 가이위요순(可以爲堯舜)과 자불위요순(自不爲堯舜)이 나온다. 그리고 29조는 28조에서 지(知)와 우(愚), 현(賢)과 불초(不肖)를 제시한 것에 관한 설명인데, 여기에 '인지(人之)'와 '아지(我之)'의 구분이 나온다. 정용재 원장은 29조의 내용 중에 아자위심(我自爲心)과 아자위신(我自爲身)을 '내 마음과 내 몸이라고 착각한다'고 번역했다.[12] 이목비구(耳目鼻口)와 폐비간신(肺脾肝腎)은 '인지'이고, 함억제복과 두견요둔은 '아지'이다. 이를테면 '인'은 보편론이며 원론이고, '아'는 실천론이며 각론이다.[13]

　사람(人)은 누구나 요순이 될 수 있는 가능성을 지니고 태어난다. 그런 가능성이 이목비구와 폐비간신이다. 참다운 나가 별도로 있고, 착각하는 나가 별도로 있는 것이

---

11) 이 결정적인 아이디어는 이의원의 책에서 얻었다.
　　이의원 『인간, 세상 그리고 체질의학』 삼화출판사 1996.
12) 정용재 『동의수세보원』 p.138 글항아리 2018.
13) 이후에 34조에도 人과 我가 대조적으로 등장한다.

아니다. 요순의 가능성을 방해하는 인자가 있다는 것이다. 그것이 나(我)의 마음(心)과 몸(身)인 함억제복(頷臆臍腹之中)과 두견요둔(頭肩腰臀之下)에 있다. 그곳에는 이상적으로 지(性)와 행(命)이 거해야 하지만, 사람이라면 누구에게나 일어나는 사심(邪心)과 태심(怠心)이 언제든지 방해공작을 한다. 그래서 어리석고(愚) 못난(不肖) 처지에 쉽게 빠진다. 이것을 극복하는 길은 존심(存心)과 수신(修身)이다. 그리하여 지행(知行), 성명(性命), 도덕(道德)에 이르면 요순이 될 수 있다.

「성명론」은 37개의 조문(條文)으로 나눈다. 1조에서 6조까지는 천기와 인사를 이목비구와 폐비간신에 배당하였고, 7조에서 10조까지는 지와 행이 함억제복과 두견요둔에 있다고 하였으며, 11조에서 14조는 천ㆍ인ㆍ지ㆍ행이 대동(大同)과 각립(各立), 그리고 박통(博通)과 독행(獨行)한다고 하고, 15조에서 18조에서는 호선(好善)과 오악(惡惡)으로, 이목비구와 폐비간신이 선악의 준거(準據)임을, 19조에서 22조까지는 사람이 살면서 극복해야할 과제로서 사심(邪心)과 태심(怠心)을 말했다. 이하의 조문에서 그 실천방법으로 존심양성(存心養性)과 수신입명(修身立命)을 말했고 그리하여 요순에 이를 수 있다고 했다.

37조에서는 "存其心者 責其心也"라고 했다. 마음을 늘 꾸짖어서 그릇된 길로 빠지지 않게 해야 한다는 것이다. 이것은 「성명론」의 결론이면서 『東醫壽世保元』을 통한 동무 이제마의 지향이기도 하다. 책심(責心)은 이어지는 논편인 「四端論」의 애노희락(哀怒喜樂)과 연결된다.

동무 이제마는 '요순의 도(道)' 곧 '공맹(孔孟)의 도'만이 천하를 다스리는 정도(正道)라고 말했다.[14] 동무 공은 자신에게 익숙한 유학(儒學)의 용어를 선택해서 『東醫壽世保元』의 전반부에 위치한 논편들을 서술했다. 그것은 거의 『孟子』에 나오는 용어들이다.

'인간에게 체질(體質)의 구분이 있다'는 것이 '참'이라면, 인류가 역사 속에 남겨둔 유산 속에는 다양한 체질의 흔적과 정보가 담겨 있을 것이다. 그 중에서 언어와 문자

---

14) 『東武遺稿』辛巳五月元山港問答
　　"이 글의 대부분은 고종 18년 신사년(1881), 동무 나이 45세에 원산항에서 일본인들과 필담한 내용이다."
　　이창일 『東武遺稿』 p.32 청계 1999. 1.

속에도 체질은 각인(刻印)되어 있을 것이다.

동무 공은 세상과 인간을 네 가지의 구조로 구분하고 그 특징을 파악하려고 했다. 인간을 태소음양인(太少陰陽人)으로 나눌 수 있다고 인식한 순간부터 세상을 떠날 때까지, 치열하고 집요하게 넷으로 나눈 자신의 세계를 구축했다. 그리고 자신에게 익숙했던 전적(典籍) 속에서 자신의 철학을 떠받칠 수 있는 적절하고 정밀한 용어들을 탐색하고 정리했다. 그렇게 선택된 용어들은 '네 가지로 조직된 세상과 사람의 틀' 안에 배치되었다. 그 용어들은 네 가지의 구분 중에 다른 세 곳이 아닌 오직 그 한 자리를 위해 존재하는 용어라고 믿어지는 것들이었다.

『東醫壽世保元』은 최후의 저술이고, 「성명론」, 「사단론」, 「확충론」, 「장부론」은 동무 공의 치열함과 집요함의 결정체다. 태양인(太陽人)은 군더더기를 용납하지 않는다. 정밀하면서도 간략(簡略)함을 추구한다.[15]

19세기 말과 20세기 초, 격동하는 세계정세 속에서 한반도 또한 급격한 변화의 소용돌이 속에 놓여 있었다. 외세의 침탈과 동족 사이의 전쟁을 겪었다. 그동안 이 위대한 학문의 전승(傳承)을 위해 애쓴 이들이 없지는 않았다. 하지만 그 어떤 가치보다 '살아남는 것'이 우선인 시대를 지나야 했다. 그렇게 유학자 이제마는, 전후(戰後)에 한글이 익숙한 세대와 단절되었다.

한의학 공부를 한 사람들도 「성명론」을 펼쳐서 보다가 이렇게 말한다. 이 용어들은 왜 이렇게 난해한가. 이런 철학적 의미들을 다 이해해야 하는가. 이것은 억지로 넷으로 짜 맞춘 것이 아닌가. 이것은 환자 치료에 적용할 수 있도록 실용적인가. 이것에 공감하고 써먹을 수 있는가.

천기는 사람이 태어나는(四象人으로 구분되는) 환경조건의 다름을, 인사는 사람들이 맡아서(四象人이 저마다) 해야 할 일의 다름을 표현한 것이다. 그런 '다름'이 『東醫壽世保元』의 기본이라고 동무 공이 모두(冒頭)에서 천명(闡明)하고 있다. 「성명론」에서는 이 것만 기억해 두자. 그런 다음에는 너무 네 가지 구조에 몰두할 필요는 없다.

---

15) 이것은 애플의 디자이너 조너선 아이브가 추구했던 디자인 철학인 '단순하고 쉽게'와도 통한다. "뺄 수 있는 모든 것을 생략해서 더 이상 뺄 것이 없는 상태" 말이다.

■■■■ 「사단론(四端論)」 10조에 관하여

8체질론을 공부하는 사람이 왜 『東醫壽世保元』을 들먹이느냐고 의아해하는 분이 있을지도 모르겠다. 8체질론은 사상인론(四象人論)에서(於) 나왔다. 그리고 『東醫壽世保元』은 한반도에서 나온 모든 체질이론의 원전(原典)이다. 또 체질론 공부는 지인(知人)이 기본이다. 그래서 『東醫壽世保元』을 궁구(窮究)할 수밖에 없다.

정용재 원장은 자신의 책에서, 설계자로서 동무(東武) 공(公)의 문제를 지적했다.[16] 과연 동무 공에게 어떤 문제가 있었던 것일까? 나의 이번 글은 여기에서 출발했다.

정용재 원장은, 동무 공의 '성정론은 성(性)과 정(情)에 대한 긍정의 바탕에서 출발한다' 고 생각하는데, 「사단론」 10조에서 동무 공은 '성에 대한 긍정과는 달리 정에 대한 부정에서 인간의 발생을 그려놓았다' 는 것이다. 그래서 이후에 '모든 주석가는 성이 순동(順動)이요, 정이 역동(逆動)' 이라고 해석하게 되었다는 것이다.

그러면서 동무 공은 "태양인의 노정(怒情)으로 선천의 간소(肝小)를 말해선 안 되었다. 노정의 삭간(削肝)은 명백히 노정의 역동이다! 어떻게 노정의 역동이 생명의 창시와 더불어 발생할 수 있단 말인가!"하면서 동무 공이 인간을 나면서부터 병리적인 상태로 만들어버렸다고 정용재 원장은 판단했다. 「사단론」 10조로 인해서 희노애락(喜怒哀樂)에 관한 논의가 엉켜버렸기 때문에 '노정의 삭간(削肝)' 부분이 동무 공의 패착(敗着)[17]이라고 지적했다.

그러니까 정용재 원장의 생각은 '폐비간신(肺脾肝腎)의 형성 전에 희노애락이 있다' 는 것이고, 태양인의 애성(哀性)과 노정이 폐대간소(肺大肝小)의 원인이라고 본 것이다. 또 「사단론」 10조는 생리를 말하고 있다는 것이다. 그래서 삭간을 일으키는 노정[18]이 태양인에게 폐대간소의 선천(先天)을 형성한다는 원리가 불만이라는 것이다.

---

16) 정용재 『동의수세보원』 글항아리 2018. 1. 8. p.232, 233
　　 나도 책을 통해서 동무 공이 틀린 부분을 지적한 적이 있다.
　　 이강재 『개념8체질』 행림서원 2017. 12. 7. p.36
17) 바둑에서, 그곳에 돌을 놓았기 때문에 결과적으로 그 판에서 지게 된 아주 나쁜 수.
18) 전국 한의과대학의 사상의학 교재인 『사상의학』에서는 "태양인의 노정이 촉급한 것은 역동지기로 폭발(暴發)하는 것이므로 역상(逆傷)의 원리에 의하여 간을 더욱 삭하게 한다."고 하였으므로 이것 자체로는 '생리' 라고 하기 어렵다.
　　 송일병 외 『四象醫學』 집문당 1997. p.82

「사단론」 10조는 「사단론」 중에서 가장 중요한 조문이라고 생각한다. 왜냐하면 『東醫壽世保元』 전체로 보아도 애노희락(哀怒喜樂)이 처음 등장하는 조문이고, 이른바 '사상인 장국(臟局)의 형성 원리'[19]가 등장하기 때문이다. 10조에서 태양인 부분을 소개한다.

「四端論」 10條의 太陽人 부분
2-10
太陽人 哀性遠散而怒情促急 哀性遠散則氣注肺而肺益盛 怒情促急則氣激肝而肝益削 太陽之臟局 所以成形於肺大肝小也

이 내용이 생리인지 병리인지 먼저 따지는 것은 적절하지 않다. 10조의 논점은 따로 있다. '폐비간신의 형성 전에 희노애락이 있다'는 인식이다. 그리고 10조에 대한 기존의 인식과 개념은 다음과 같은 공통점이 있다. : 1) 「사단론」 10조는 사상인 장국의 형성 원리이다. 2) 장국은 장리(臟理)와 동일한 의미로 본다. 3) 애노희락이 폐비간신에 앞선다. 4) 이 조문에서 태양인의 경우에 폐대간소가 결과이다.

조문의 내용 중에 '哀性遠散而怒情促急' 부분을 「확충론」 1조에서 애성은 청(聽)이라고 하고, 노정은 노(怒)라고 설명하였다. 「확충론」 1조의 설명은 단지 여기까지이다. 「사단론」 10조에서 이하에 나오는 '哀性遠散則~於肺大肝小也'에 대한 설명은 없다. 이것을 잊지 말자.

'폐비간신의 형성 전에 희노애락이 있다'는 개념과 관련하여 주목할 부분은, '太陽之臟局 所以成形於肺大肝小也' 여기이다. 기존 번역은 이렇다.

「四端論」 10條 '太陽之臟局' 사상학계의 기존 번역
太陽之臟局 所以成形於肺大肝小也
1) 太陽人의 臟局이 肺大肝小로 모양을 이루는 까닭이다.
2) 太陽人의 臟局이 肺大肝小하게 形成되는 이유이다.[20]

---

19) 『사상의학』에서는 "성정의 작용이 사상인의 장부대소에 미치는 영향"이라고 하였다.
20) 이런 번역은 1999년 이후에 《초본권》의 내용이 학계에 적극적으로 알려지면서 더 공고해졌다.
　《草本卷》原人 1-11 太陽人 부분

즉, '太陽之臟局'의 앞에 나오는 내용으로 인한 결과가 '肺大肝小' 라는 것이다. 나는 반대로 본다. 나는 조문 내용의 진행에서 '肺大肝小' 가 '애노희락' 에 앞선다고 생각한다. '肺大肝小' 가 결과가 아니라는 말이다. 나의 번역을 소개한다.

「四端論」 10條 '太陽之臟局' 이강재 번역

太陽之臟局 所以成形於肺大肝小也

1) 太陽人의 臟局은 肺大肝小에서 모양을 이룬 까닭이다.

2) 太陽人의 臟局은 肺大肝小로부터 形局을 이룬 까닭이다.

나의 번역이 기존 번역과 다른 것은 '어(於)'를 다른 의미로 보았기 때문이다. 전치사 어(於)는 여러 가지 용법이 있다. 기존 번역이 기착점의 의미로 본 것이라면, 나는 원인으로 본 것이다. 그래서 '폐대간소에서(폐대간소로부터)' 라고 번역했다. 지금까지 출간된 『東醫壽世保元』 관련 서적을 모두 검토하지는 않았지만 사상학계의 연구자들은 어(於)를 그다지 중요하게 여기지는 않았다. 내가 번역한 2)번처럼 '太陽人의 臟局은 肺大肝小로부터 形局을 이룬 까닭이다' 라고 번역하면 장국의 개념을 보다 명확하게 설정해야 한다는 과제가 생긴다.

전치사 於의 용법

대상	원인	장소	기착점	시간
~에게	~때문에 ~에서	~에서	~에서 ~으로	~에서
수동	도치	비교	목적어 앞에	
~에게		~보다	~대하여	

太陽人 哀性闊散而怒情促急 哀性闊散則氣注肺而肺益壯 怒情促急則氣激肝而肝益削 太陽人 肺實肝虛者 此之故也

이 내용으로 보면 '태양인이 폐실간허(肺實肝虛)한 것은 이 때문이다' 로 아무 문제없이 전후 관계가 명쾌하게 드러나기 때문이다. 즉 폐실간허가 결과가 되는 것이다. 그리고 연구자들은 폐실간허와 폐대간소를 동등하게 본 것이다. 그런데 《草本卷》은 완결된 저작이 아니다. 이를테면 동무 공의 메모(memo) 모음집이다. 자신의 생각을 범주 별로 적어 둔 것이다. 이 생각은 언제든지 바뀔 수 있다. 또 생각은 머릿속에 있으므로 메모지에 생각의 전부를 적어두지 않아도 무방하다. 그리고 위에 나온 폐실간허가 폐대간소의 음양지변화(陰陽之變化)일 수도 있다.

장국의 뜻을 제대로 알려면 국(局)의 의미를 먼저 정해야 한다.『東醫壽世保元』에서 국의 용례를 보면, 국은 관할 범위. 범주의 부위, 판국, 형국 등의 뜻이 있다. 판국이란 '일이 벌어진 사태의 형편이나 국면'을 뜻한다. 그렇다면 장국은 장의 판국이 된다. '太陽人의 肺大肝小한 범위에서 펼쳐진 형편의 局面'이란 뜻이다. 형(形)자는『東醫壽世保元』에서 「사단론」 10조에 처음 등장한다. 형의 용례도 표에 있다. 성형은 '모양을 이루다'이다. 그런데 앞의 장국과 연관하여 형을 형국(形局)으로 볼 수도 있다.

局의 용례

臟局	脾局 腎局 胃局 大腸局	全局
臟의 판국		전체의 판국
表局	哀局	器局
	哀性	

形의 용례

成形	形證	形勢
모양을 이룸	모양과 증	모양과 기세
體形	外形	形容
몸의 모양	외부로 표출되는 모양	생긴 모양

「사단론」에 나오는 내용을 기초로 이야기를 엮어 보았다. 사람은 장(臟)의 이치(理致)를 받았다. 장의 이치는 넷이 있는데 그것은 각각 다르다. 폐(肺)는 대(大)하고 간(肝)은 소(小)한 사람을 태양인(太陽人)이라 한다. 태소음양인 장(臟)의 판국이 길고 짧음은 네 가지의 다름 중에 크게 하나가 같으니 그것은 천리(天理)의 변화이다. 또 태소음양인의 장국 단장(短長)은 음양(陰陽)의 변화이다. 천품(天稟)으로 이미 정해진 것은 진실로 가히 논할 바가 없고,[21] 천품으로 이미 정해진 것 외에 또한 단장이 있다. 천품을 온전하게 하지 못하는 것은 인사(人事)의 수불수(修不修)이다. 이로 인해 명(命)을 기울게 할 수 있으니 반드시 조심해야만 한다.

폐대간소가 천품이다. 그런 사람이 태양인이다. 폐대간소는 천품이므로 폐대간소의 이유를 논할 수는 없다. 동무 공은 그 원리조차도 모른다. 폐대간소한 상태에서 음

---

21) 「사단론」 23조 "天稟之已定固無可論"

양의 변화(拮抗)에 의해 단장이 생긴다. 큰 것은 길어지고 작은 것은 짧아진다는 것이다. 그렇게 천품에서 변화가 발생한 상태나 상황이 장의 판국이다. 천품으로 정해진 것 외에 단장의 변화로 천품을 온전하게 하지 못하는 것은 후천적인 인사의 문제라는 것이다.

애노희락이 폐비간신에 앞선다면 그에 관한 규정이 「사단론」 1조 앞에 나왔어야 한다. 천품 앞에 서는 규정은 없었다. 폐대간소한 태양인은 폐대간소한 특성으로 인해 애성이 원산하고 노정이 촉급하게 된다. 그런 상태에서 애성원산한 즉 폐는 더욱 성하고, 노정촉급한 즉 간은 더욱 깎인다. 익성(益盛)과 익삭(益削)이 바로 단장의 변화이다. 이것을 《草本卷》에서는 폐실간허라고 했다. 이런 내용의 진행이 태양인 장의 판국이 폐대간소에서 형국을 이룬 까닭이다.

「사단론」에서 동무 공에게 문제는 없다. 그 판에서 실패하지도 않았다. 공의 생각을 잘못 읽고 엉뚱하게 짚은 후학이 자신의 책에서 경솔하게 지적한 것이 기실 패착이다. 안타깝게도 여러 독자들의 내장을 갈라버릴(以刀割臟) 수도 있겠다.

■ 노심초사(勞心焦思)

자연계에 있는 동식물의 라이프 사이클은 생존(生存)과 번식(繁殖), 이 두 가지가 전부이다. 먹이를 섭취해서 살아남아야 하고, 후세(後世)를 생산해야 한다.

오로지 인간만이 이 두 가지에 더해서 욕심(慾心)이 있다. 인류 역사 속의 수많은 현인(賢人)들이 욕심을 자제해야 한다고 충고했다. 바로 인간으로서 욕심을 절제하고 살기가 무척 어렵다는 말과 같다. 그리고 그 출발은 아마도 애초에 현인들의 반성문이었을 것이다.[22] 더 먹기 위해서, 쾌락을 위해서, 많이 갖기 위해서, 높은 자리에 가기 위해서, 빛나 보이기 위해서, 남을 굴복시키기 위해서.

2018년에 사상인(四象人) 병증론(病證論)을 공부하다가 노심초사를 발견했다.

노심초사(勞心焦思)라는 사자성어(四字成語)를 구성한 한자의 기본적인 의미대로 읽어 보면 '마음으로 힘쓰고 생각을 태우는 것'이다. 국립국어원 표준국어대사전에서 뜻을 찾아보면, '몹시 마음을 쓰며 애를 태움'이라고 나온다. 애는 '초조(焦燥)한 마음

22) 이런 의미에서 나는 『동의수세보원』이 동무 이제마의 거대한 반성문(反省文)이라고 생각한다.

속'이라고 풀었다. 그러니 노심초사는, 생각(思)에 사로잡혀 속으로 몹시 마음(心)을 써서(勞) 마치 심장(心)이 마르고 타들어가게(焦) 하는 것이다.

(1) 出典

노심초사의 출전은 노심과 초사가 각각 다르다.

노심(勞心)은 『孟子』 「藤文公上」에 나온다.[23] 여기에서 노심은 노력(勞力)과 대구를 이루고 있다. 마음을 쓰는 사람은 힘을 쓰는 사람을 다스리고, 힘을 쓰는 사람은 마음을 쓰는 사람을 먹여 살리는 것으로, 사회가 그렇게 분업(分業)하는 것이 세상의 보편적인 원리라고 말한 것이다. 이때의 노심은 '고민을 많이 한다'라기보다는 육체노동에 상대되는 정신노동으로 보는 것이 합당하다.

초사(焦思)는 『史記』 「越王句踐世家」에 나온다.[24] 초사(焦思)는 고신(苦身)과 묶여 있는데, 와신상담(臥薪嘗膽)이란 고사성어에서 상담(嘗膽)이 유래한 문장에 함께 들어 있는 구절이다. 월왕 구천이 자신의 몸을 일부러 불편하게 하고, 쓸개를 맛보면서 복수할 의지를 불태우는 태도로, 생각을 치열하게 한다는 뜻이었다.

그러니 노심과 초사가 각각 시작될 때는 그리 부정적인 의미를 갖지는 않았다.

(2) 病證論

『동의수세보원』의 병증론에 노심초사는 네 번 등장한다. 소음인편에 한 번, 소양인편에 한 번, 태음인편에는 두 번 나온다.[25]

---

23) 故曰 或勞心或勞力 勞心者治人 勞力者治於人 治於人者食人 治人者食於人 天下之通義也

혹 마음을 수고롭게 하기도 하고, 힘을 수고롭게 하기도 하는데, 마음을 수고롭게 하는 자는 남을 다스리고, 힘을 수고롭게 하는 자는 남에게 다스림을 당한다.

남에게 다스림을 받는 사람은 남을 먹여주고, 남을 다스리는 사람은 다른 사람에게서 얻어먹는 것이 세상에 통하는 보편적인 원리이다.

24) 吳旣赦越 越王句踐反國 乃苦身焦思 置膽於坐 坐臥卽仰膽 飮食亦嘗膽也

오나라가 이미 월나라의 구천을 풀어주자 월왕 구천이 나라로 돌아와서, 이에 몸을 수고롭게 하고 속을 태우면서, 앉아 있는 자리 옆에 쓸개를 놓아두고 앉거나 누우면 쓸개를 바라보았으며 먹거나 마실 때 또한 쓸개를 맛보았다.

25) 이하의 『東醫壽世保元』 인용문 번역은 정용재의 『동의수세보원』을 참고했다.

1) 소음인 표열병론(少陰人 腎受熱表熱病論)

> 嘗治少陰人十一歲兒 汗多亡陽病 此兒勞心焦思 素證有時以泄瀉爲憂 而每飯
> 時汗流滿面矣

일찍이 소음인 11세 아이의 땀이 많이 나는 망양병을 치료한 적이 있다. 이 아이는
늘 노심초사했고, 평소의 증상이 때때로 설사하는 것이 걱정이었고, 매번 밥을 먹을
때마다 땀이 흘러 얼굴을 뒤덮었다.

이 아이는 평소 노심초사하는 경향이 있었다. 노심초사는 이 아이의 성격적인 특성
이라는 것이다. 소음인이므로 이 아이의 노심초사는 불안정지심(不安定之心)과 연관되
어 선택과 결정의 과정에서 주로 표출되었을 것이다.

2) 소양인 이열병론(少陽人 胃受熱裡熱病論)

> 平心靜思 則陽氣上升輕淸 而充足於頭面四肢也 此元氣也 淸陽也 勞心焦思
> 則陽氣下陷重濁 而鬱熱於頭面四肢也 此火氣也 耗陽也

마음이 평안하고 생각이 안정되면 양기가 경청하여 상승해서 머리와 얼굴 그리고
손발에 충만해진다. 이것은 원기이고 맑은 양기다. 그런데 마음이 고단하고 생각이
초조하면 양기가 중탁하여 하함해서 머리와 손발에 열이 쌓인다. 이것은 화기이고 양
기가 소모되는 것이다.

노심초사는 원기인 맑은 양기의 상승을 방해해서 양기가 중탁해지고 화기(火氣)가
만들어진다. 노심초사는 평심정사(平心靜思)와 대구를 이루고 있다. 두면사지(頭面四肢)
에 열(熱)이 울(鬱)하는 원인이다.

3) 태음인 표한병론(太陰人 胃脘受寒表寒病論)

> 太陰人病 寒厥六七日 而不發熱不汗出則死也 寒厥二三日 而發熱汗出則輕證
> 也 寒厥四五日 而發熱得微汗於額上者 此之謂長感病 其病爲重證也 此證原委勞

心焦思之餘胃脘衰弱 而表局虛薄不勝寒 而外被寒邪所圍

태음인의 한궐[26]이 6, 7일 지속되면서 발열이 생기지 않고 땀도 나지 않으면 죽는다. 한궐이 2, 3일 지속되다 발열과 땀이 나면 경증이다. 한궐이 4, 5일 지속되다 발열하면서 이마 위에 약간 땀이 나면 이것을 장감병이라 부른다. 중증이다. 이 병증은 원래 노심초사 끝에 위완이 약해지면서 표국이 얇어져 한사를 이기지 못하고 포위된 것이다. 노심초사가 위완수한(胃脘受寒)의 원인이다. 그래서 장감병(長感病)이 발생한 것이다.

4) 태음인 이열병론(太陰人 肝受熱裏熱病論)

凡太陰人 勞心焦思屢謀不成者 或有久泄久痢 或淋病小便不利 食後痞滿 腿脚無力病 皆浮腫之漸 已爲重險病 而此時已浮腫論 而蕩滌慾火恭敬其心 用藥治之可也

무릇 태음인이 노심초사하고 계속해서 일이 뜻대로 되지 않으면 만성 설사나 이질이 생기기도 하고 임질이나, 소변불리, 또는 식후비만, 퇴각무력병이 생기기도 한다. 이 모든 것이 다 부종으로 진행하는 이미 중험한 상태의 병들이다. 이때부터 부종의 범주로 다루어야 한다. 욕화를 씻어내고 마음을 공경히 하며 용약하고 치료해야 한다.

태음인이 노심초사하면서 도모하는 일이 계속 성사되지 않으면, 만성설사, 이질, 임질, 소변불리, 식후비만, 퇴각무력병이 생긴다. 노심초사하면서 도모하는 일이 계속 성사되지 않으면 욕화(慾火)가 생기는 것이다. 이것이 중험한 병증인 부종으로 진행하는 제반 증상들을 유발한다.

소음인 표열병론에서 노심초사는 한다망양병을 가진 11세 아이의 평소 성격적인 특징을 설명하는 것이었고, 소양인 이열병론에서는 노심초사가 울열(火氣)을 만들어 모양(耗陽)이 된다고 하였다. 태음인의 표한병증과 이열병증에서 모두 노심초사가 구

---

26) 이때 한궐(寒厥)은 궐냉(厥冷)이 아니고, 오한(惡寒)만 있고 발열(發熱)은 없는 상태를 의미한다.

체적인 병증과 질병을 유발하는 원인으로 지목되었다.

(3) 慾火

부모가 자식을 위해서 노심초사한다. 애국하는 인사가 조국(祖國)의 안위를 위해서 노심초사한다. 이런 용례도 있긴 하지만, 자신에게 잘못된 결과가 초래될 것을 알고 있으면서 일부러 노심초사하는 사람은 없다. 스스로 알아차리지 못한 채 노심초사하고 있는 것이다.

노심초사에 어울리는 특정한 체질이 있다고 단정하는 것은 위험하다. 하지만 나는 노심초사해 본 사람만이 노심초사의 진정한 의미를 알 수 있다고 생각한다. 노심초사는 평소 걱정이 많고 심장이 잘 흥분되는 성향으로 자주 조급해지는 사람에게 어울리는 말이다. 마음이 차분하고 촉촉한 사람은 쉽게 조급해지지 않는다. 그러니 그런 사람에게는 노심초사라는 표현이 적합하지 않다고 판단한다.

노심초사는 감수성이 풍부한 목음체질에게서 잘 일어날 수 있다. 감수성이 풍부하므로 사소한 걱정거리가 생겨도 그냥 넘기지를 못한다. 그리고 걱정의 크기를 실제보다 더 부풀리기도 한다. 그래서 자꾸 더 마음이 쓰인다.(勞心) 그리고 노심이 반복되고 지속되면 결국엔 마음을 졸이게 된다. 애를 태우는 것이다.(焦思)

1992년에 처음 개원을 준비하던 때다. 서른 살이었다. 사회 경험도 많지 않았다. 개원을 위해 준비한 자금이 넉넉하지 않아서 인수가가 낮게 나온 한의원을 골라서 보고 있었다. 무식한 사람이 용감하다고 개원하여 실패할 위험성에 대해서는 별 생각이 없었다. 오히려 연세 많은 노련한 원장님과 인수 협상을 하는 과정에서 신경을 많이 썼다. 개원 전부터 두 달 정도 밥맛을 잃었다. 그랬더니 어느 날 아침에 머리카락이 듬뿍 빠져버린 것을 보았다. 족히 100가닥도 넘었다. 그런 날이 지속되었다. 당시 내 탈모는 노심초사에 이은 욕화(慾火)의 발생과 영양섭취 불량이 결합된 결과일 것이다.

『임상 8체질의학 Ⅲ』를 만들 때다. 책을 어떤 형식으로 만들어야 할지 걱정과 고민을 계속 하다가, 2017년과 2018년 연말연초에 하루 휴가를 더 내고, 3일간 먹고 자는 시간을 빼고 온전히 원고작업에 집중했다. 출판사에 원고를 넘긴 후에 바로 독감에 걸렸다. 침을 계속 맞는데도 체질침이 내 몸에 먹히지를 않았다. 원고 작업하면서 병과 싸울 힘까지 다 소모해버렸던 것이다. 꼬박 앓을 수밖에 없었다. 노심초사하면 몸을 지탱하는 면역체계가 흔들려서 체질적으로 취약한 곳으로 먼저 틈이 생긴다. 그렇게 되면 그 상황을 노리고 외부에서 사기(邪氣)가 침범한다. 위에 태음인 표한병론에서 나온 것과 같이 목음체질에서 취약한 부분인 위완(胃脘)이 수한(受寒)한 것이다.

평소 노심초사하는 성향의 사람이, 경험 축적의 결과로든 수련과 수행의 깨달음을 통해서든 노심초사가 몸에 악영향을 준다는 것을 인지하고, 노심초사가 지속되는 정도나 심도(深度)를 조절할 수 있을 것이다. 노심초사하게 되려는 순간 스스로 그것을 타파하고 벗어날 수 있는 판단과 결단력을 갖출 수 있다면, 그가 진실로 강건(剛健)하다고 평가할 수 있을 것이다.

부록

민족의학신문 수록자료 목록

구분	제목	호수	발행일
1	체질침 3단방의 성립	888	2013. 1. 31.
2	'기준 5단방' 처방 구성 원리	889	2013. 2. 7.
3	체질침에서 병근 개념이 도출된 과정(1)	1128	2018. 2. 1.
4	체질침에서 병근 개념이 도출된 과정(2)	1129	2018. 2. 8.
5	8체질배열도의 이해	1130	2018. 2. 22.
6	1965년 국제침구학회의 위상	1132	2018. 3. 8.
7	성격으로 체질을 알 수 있다 없다	1134	2018. 3. 22.
8	일도쾌차, 신화가 되다	1136	2018. 4. 5.
9	사상의약보급회에서 사상의학회로	1138	2018. 4. 19.
10	눈병은 상징이다	1141	2018. 5. 10.
11	『8체질건강법』의 오해	1142	2018. 5. 17.
12	도심다방 위 4층	1144	2018. 6. 7.
13	「62 논문」의 정체	1146	2018. 6. 21.
14	「성명론」의 구조에 관하여	1148	2018. 7. 5.
15	「사단론」의 10조에 관하여	1150	2018. 7. 19.
16	「2차 논문」의 모순	1152	2018. 8. 9.
17	목하청도(Haruto Kinoshita)의 기록	1154	2018. 8. 23.
18	1963년 체질침 치험례 분석	1156	2018. 9. 6.
19	선생의 우려	1158	2018. 9. 20.
20	여구가 Smoking Gun	1160	2018. 10. 11.
21	견비통의 체질침 자료	1162	2018. 10. 25.
22	견비통의 체질침 처방	1164	2018. 11. 8.
23	오십견의 단계별 감별	1166	2018. 11. 22.
24	오십견의 체질침 처방	1168	2018. 12. 13.
25	2001년에	1170	2018. 12. 27.
26	Dreagon fire	1172	2019. 1. 10.
27	리메이크	1174	2019. 1. 24.

구분	제목	호수	발행일
28	「체질과 침」에 관하여	1176	2019. 2. 14.
29	토음체질은 희소한가	1178	2019. 2. 28.
30	권도원 한의사가 되다	1180	2019. 3. 14.
31	Dr. Large U. Kim	1182	2019. 3. 28.
32	허공을 향해 검 휘두르기	1184	2019. 4. 11.
33	식도염은 어떻게	1186	2019. 4. 25.
34	체제전복적인 내용	1188	2019. 5. 9.
35	수륙수만리를 헤맨	1191	2019. 6. 6.
36	명운	1193	2019. 6. 20.
37	고혈압이 생리	1195	2019. 7. 4.
38	7 September, 1962	1197	2019. 7. 18.
39	체질침 처방과 알파벳 기호	1199	2019. 8. 1.
40	체질침에 원리가 없다니	1201	2019. 8. 22.
41	노심초사	1203	2019. 9. 5.
42	권도원이라는 종교	1205	2019. 9. 26.

참고 문헌 및 자료

■ 논문

• Dowon Gwon, 「The Constitutional Acupuncture」 1962. 9. 7.
• Dowon Kuan, 「A Study of Constitution-Acupuncture」 1965. 10.
• Dowon Kuan, 「Studies on Constitution-Acupuncture Therapy」 『中央醫學』 1973. 9.
• 권도원, 「체질침 치료에 관한 연구」 『明大논문집』 1974. 1.
• 염태환, 「토상인 제2병태의 임상학적 관찰」 경희대학교 대학원 1968.
• 김정선, 「목상인 제2병태의 임상통계적 연구」 경희대학교 대학원 1969.
• 李基太, 「本態性高血壓의 체질적 분포에 관한 조사연구」 경희대학교 대학원 1970.
• 정우열, 「한의학 100년 약사」 『대한의사학회지』 제8권 2호 1999. 12.
• 정유옹, 「사암침법의 발전과 해외 전파 과정 연구」 경희대학교 대학원 2013.

■ 서적

• 柳谷素靈, 『鍼灸醫術の門』 (제2판) 醫道の日本社 1956. 4.
• 李在元, 『陰陽五行鍼灸提要』 1958. 12.
• 李在元, 『舍岩陰陽五行鍼灸秘訣』 1958. 12.
• 李在元, 『陰陽五行鍼灸論』
• 本間祥白, 『鍼灸補瀉要穴之圖 說明書』 (제7판) 醫道の日本社 1959.
• 日本鍼灸治療學會, 『國際鍼灸學會誌』 醫道の日本社 1966. 6. 20.
• 張一宇, 『五行鍼灸治療의 新研究』 東洋綜合通信大學敎育部 1967.
• 廉泰煥 · 朴性洙, 『現代漢方講座』 대한한방의학회 1971.
• 趙世衡, 『東醫새臨床處方集』 壽文社 1971. 11.
• 本間祥白, 『鍼灸經絡治療講話』 (제9판) 醫道の日本社 1972. (初版 1949년)
• 한국동서의학연구회, 『한국동서의학연구회 1세기 기념 논문집』 1975. 5.
• 이을호 · 홍순용, 『사상의학원론』 행림출판사 1977.
• 崔信浩, 『漢文講話』 玄岩社 1977. 8.
• 張介賓, 『類經圖翼』 人民衛生出版社 1980. 4.
• 김형묵 譯, 『정형외과 임상검사』 고려의학 1989. 6. 30.
• 李濟馬, 『東醫壽世保元』 여강출판사 1992. 4. 20.
• 김용옥, 『너와 나의 한의학』 통나무 1993. 5.
• 이명복, 『체질을 알면 건강이 보인다』 대광출판사, 1993. 7. 8.

- 김용옥, 『기옹은 이렇게 말했다-醫山問答』 통나무 1994. 1.
- 심 영, 『팔상체질침』 동의과학원 1995. 2.
- 8체질의학회, 『8체질건강법』 고려원 1996. 10.
- 송일병 외, 『四象醫學』 집문당 1997.
- 이창일, 『東武遺稿』 청계 1999. 1.
- 김형태, 『동의수세보원 강의』 정담 1999. 5. 29.
- 이정찬, 『사상의학론』 木과 土 2001. 5.
- 趙晃晟, 『사상의학의 원리와 방제』 집문당 2002.
- 유영익, 『젊은 날의 이승만』 연세대학교 출판부 2002.
- 朴性植, 『東醫壽世保元 四象草本卷』 집문당 2003. 2. 20.
- 신광순, 『신광순 원장의 오십견 완치법』 느낌이 있는 책 2005. 2.
- 『서울지도』 서울역사박물관 2006. 12. 20.
- 주석원, 『8체질의학의 원리』 통나무 2007. 7.
- 윤용섭, 『동의수세보원 改錯』 북갤러리 2008. 11. 15.
- 최경규, 『8체질』 엘림 2009. 1.
- 이강재, 『학습 8체질의학』 행림서원 2009. 11.
- 김창근, 『권도원 박사의 8체질의학』 디자인랩 2010. 11.
- 『명동:공간의 형성과 변화』 서울역사박물관 2011. 12.
- 정용재, 『이제마, 인간을 말하다』 정신세계사 2013.
- 이강재, 『학습 8체질의학 Ⅱ』 행림서원 2013. 10.
- 최중립, 『통증사냥법』 군자출판사 2014. 6. 2.
- 이강재, 『체질맥진』 행림서원, 2017. 4.
- 정용재, 『동의수세보원』 글항아리 2018. 1. 8.

■ 정기간행물(기고)
- 『醫林』 26호, 1961. / 30호 1962.
- 권도원, 체질침 치험례 『대한한의학회보』 7호 1963. 11.
- 권도원, 體質과 鍼 『醫林』 第45號 1964. 9. 30.
- 『大韓漢醫學會報』 16호(1965. 7.), 21호(1965. 12.)
- 『醫林』 제44호, 제46호, 제47호, 제51호, 제52호
- 裴元植, 國際鍼灸學會의 참관기 『醫林』 52호 1965. 12.
- 『醫林』 60, 61號 1967.
- 『漢醫學』 제33호 대한한의학회 1971. 9. 15.
- 木下晴都, 韓國의 鍼灸 『日本鍼灸治療學會誌』 21권 1호 1972. 1. 15.
- 伊藤瑞凰 外 [柳谷素靈先生의 業績] 日鍼灸誌 27卷 1號 昭和53. 5. 15.
- 체질의학, 식사법과 치료법 『韓國自然健康學會誌』 제1집, 1993. 4. 20.

- 8체질을 압시다 『빛과 소금』 113호 1994. 8.
- 사상체질진단법 및 사상침 기초이론 『한약협보』 1994. 8. 30.
- 『과학사상』 1999년 가을호 범양사
- 『빛과 소금』 제177호 두란노서원 1999. 12.
- 이상락, 소설가 이상락의 이 사람의 삶 『新東亞』 2000년 8월호
- 견비통에 사용되는 처방 검토 『step by step』 (제1호) Onestep8.com 2001. 5. 14.
- 『미래한국』 〈357호〉 2009. 11. 18.
- 『미래한국』 〈363호〉 2010. 2. 17.

■ 신문기사
- 의성 이제마 선생의 120회 탄일을 맞아 『동아일보』 1956. 4. 13.
- 사상의학회 발족 『동아일보』 1957. 4. 28.
- 부서 임원 등 선정 『동아일보』 1957. 5. 3.
- 인간과 사상 『동아일보』 1958. 5. 7.
- 사상의학의 창시자 『동아일보』 1959. 4. 26.
- 于仁平, 國際鍼灸學會大會를 보고 『동아일보』 1962. 11. 22.
- 국제적으로 유대를 갖는 침구 『동아일보』 1965. 11. 27.
- 名醫를 찾아 한국땅에 『경향신문』 1966. 1. 22.
- 鍼術 그 神秘의 베일 『경향신문』 1972. 6. 8.
- 개인기증문고 공개 내일 국립중앙도서관 『한겨레신문』 1989. 5. 28.
- 해부학자서 「늦깎이 한의」로 『동아일보』 1993. 6. 27.
- 경산한의과대학 개교 6주년 기념식 『미주 한국일보』 2000. 10. 12.
- 임일규, 한의학 개척자 6 金定濟 『한의신문』 2006. 6. 27.
- 김현수, 한의신문 소개 『전문신문협회보』 제229호 2008. 9. 10.
- 김남일, 1973년 서울에서 世界鍼灸學術大會가 개최되기까지 『한의신문』 2008. 12. 29.
- 8체질의학 '체질침 고단방' 처방 구성 원리 밝혔다 『민족의학신문』 제887호 2013. 1. 24.
- 이강재, 체질침 3단방의 성립 『민족의학신문』 제888호 2013. 1. 31.
- 이강재, '기준 5단방' 처방 구성 원리 『민족의학신문』 제889호 2013. 2. 7.
- 권도원. 8체질 치료에 관하여 『민족의학신문』 제892호 2013. 3. 7.
- 자유화 25년, 해외여행 어제와 오늘 『중앙일보』 2014. 1. 3.
- 김지용, 어깨 충돌 증후군 『민족의학신문』 제977호 2014. 12. 11.
- 침술로 고질병인 위장병을 고친 서울대 의대 교수 『프리미엄조선』 2015. 9. 16.
- 이강재, 일도쾌차 신화가 되다 『민족의학신문』 제1136호 2018. 4. 5.
- 이강재, 눈병은 象徵이다 『민족의학신문』 제1141호 2018. 5. 10.
- 이강재, 선생의 우려 『민족의학신문』 제1158호 2018. 9. 20.
- 『민족의학신문』 제1164호 2018. 11. 8.

■ 녹취록
- [기독한의사회 강의 녹취록] 1992. 5.
- 대한기독한의사회 초청 강의 [권도원 선생 강의 제2강 녹취록] 1992. 5. 9.
- 김용옥 [도올 선생 동의수세보원 강론 6회] 도올서원 1994. 2. 19.
- 도올서원 초청 강의 [권도원 선생 강의 녹취록] 1994. 2. 19.
- 청년한의사회 초청 강의 [배철환 강의 녹취록] 1995. 12.
- [상지대학교 강연 녹취록] 상지대학교 중앙도서관 세미나실 1999. 6. 10.
- [권도원 선생 화리 강의 녹취록] 신라호텔 일식집 정오 1999. 10. 21.
- 동의대 한의 강연 [권도원 선생 강연 녹취록] 1999. 12. 16.
- 新紀會 강의 [권도원 선생 강의 녹취록] 2001. 3. 3.
- [연세대학교 강연 녹취록] 2002. 5. 16. 오후 2-4시 연세대학교 새천년관
- [권우준 강의 녹취록] 2013. 3. 10.
- 2014년 스승의 날 행사 [권우준 강의 녹취록] 2014. 5. 10.
- 2015년 ECM day 행사 [권우준 강의 녹취록] 2015. 10. 24.
- 2016년 스승의 날 행사 [권우준 강의 녹취록] 2016. 5. 15.
- [권우준 강의 녹취록] 2018. 10. 21.

■ 인터넷 자료
- 국사편찬위원회 한국사데이터베이스 한국근현대인물자료
- http://kobeemf.com/2018/08/14/post-13930/
- https://www.toyoshinkyu.ac.jp/sorei/
- http://premium.chosun.com/site/data/html_dir/2015/09/15/2015091502413.html
- 국립국어원 표준국어대사전 https://stdict.korean.go.kr/main/main.do
- 고사성어백과사전 http://www.subkorea.com/xe/gosa/33807
- 크리스천투데이 2007. 1. 9.
- http://www.christiantoday.co.kr/view.htm?id=182122
- 교수신문 / 권도원 이사장, 명지대에 발전기금 쾌척 / 2009. 6. 15.(월)
- http://www.kyosu.net/news/articleView.html?idxno=18478
- https://ko.wikipedia.org/wiki/김용옥

■ 방송 및 동영상 자료
- EBS 명의, 오십견과 손목터널증후군 (296회) 2013. 2. 22.
- [의학채널 비온뒤] 이상훈 원장 강의 동영상 2015. 2. 22.
- KBS 생로병사의 비밀, 어깨 통증 (655회) 2018. 7. 18.

■ 기타

- 1950년 6.25 직전의 서울 전경 사진
- [최병일 임상특강 노트] 1971.
- Missionary John Baik, 금양인을 중심으로 한 5단계 처방 연구_2
- [김영태 강의 정리] 1997. 4.
- [Missionary John Baik 자료] (1998)
- 李璟城 [檢索本 東武 李濟馬 先生 全體 原文資料] 2000. 4. 24.
- [Peter Soh 자료] (2000)
- [부산 자료] (2000)
- [8체질의학] 신기회 정리 제본 (2001)
- 권우준, 8체질적 眼目 「Onestep8.com 회원게시판」 2001. 8. 29.
- [Peter Yoon 자료] (?)
- [부산 고단방 자료] (2009)
- 사단법인 대한한의사협회 회원명부(1976)
- 사단법인 대한한의사협회 회원명부(1980)
- 사단법인 대한한의사협회 회원명부(1984)
- 사단법인 대한한의사협회 회원명부(1986)

찾아보기

참고문헌 및 자료

「1차 논문」 78, 132, 236, 266
2차 논문 66, 130, 133, 134, 135, 150, 196,
    210, 222, 236, 267, 273
「62 논문」 62, 64, 78, 132, 192, 266
「8체질의학에서 체질맥도의 성립에 관한 궁리」
    104
「The Constitutional Acupuncture」 70, 71
「明大 논문」 135, 210, 267
「四端論」 280
「사단론」 281, 282
「사암침법의 발전과 해외전파과정 연구」 95
「성명론(性命論)」 209, 278, 281
「영양학회 논문」 133
「장부론」 281
「함산사촌동의수세보원갑오구본(咸山沙村東醫壽
    世保元甲午舊本)」 54
「화리(火理)」 65, 185, 201, 221, 222
『8체질건강법』 24, 28, 171, 243
『8체질의학의 원리』 198
『8체질이 뭐지? 내 체질은 뭘까?』 228
『8체질』 225
『개념8체질』 230

시대를 따라 떠나는 체질침 여행

초판 1쇄 인쇄 2019년 10월 18일
초판 1쇄 발행 2019년 10월 20일

지은이   이강재
펴낸이   이정옥

펴낸곳   杏林書院 [1923년 창립]

주소   서울시 은평구 수색로 340, 202호
전화   02) 375-8571
팩스   02) 375-8573
e-mail : haenglim46@hanmail.net

등록번호 제25100-2015-000103호

ISBN 979-11-89061-05-0 93510

값 27,000원